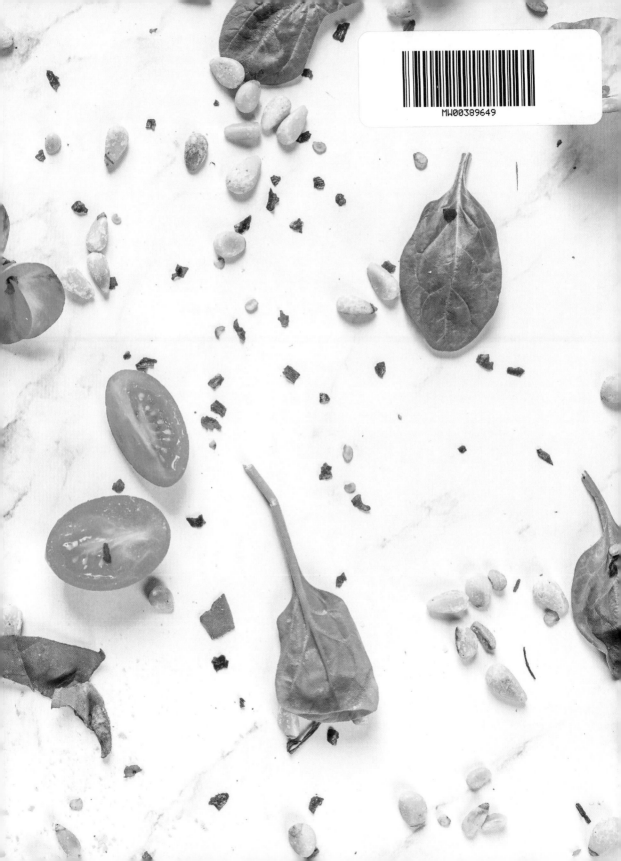

MW00389649

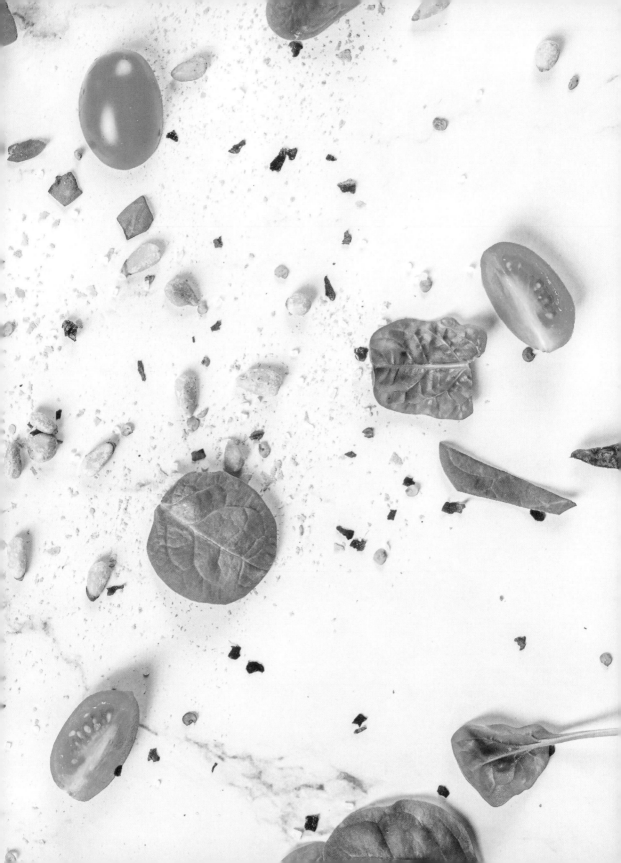

La revolución de la diabetes tipo 2

Recetario y guía completa para

el control de la diabetes tipo 2

DIANA LICALZI, MS, RD, CDCES Y JOSE TEJERO

Dedicación

A las millones de personas que luchan contra la prediabetes y la diabetes tipo 2.

Y a nuestra maravillosa comunidad, les agradecemos su apoyo inquebrantable, sus invaluables opiniones y la confianza depositada en nosotros, todo lo cual hizo posible este libro.

Copyright 2023 Diana Licalzi y Jose Tejero
Publicado por Blue Star Press
PO Box 8835, Bend, OR, 97708
contact@bluestarpress.com
www.bluestarpress.com

Fotografía por Roberto Álvarez

ISBN: 9781958803622

Impreso en Colombia

10 9 8 7 6 5 4 3 2 1

DESCARGO DE RESPONSABILIDAD:
Este libro es para fines informativos y educativos. La información presentada en este documento no ha sido evaluada por la Administración de Alimentos y Medicamentos de los Estados Unidos, y no tiene la intención de diagnosticar, tratar, curar o prevenir ninguna enfermedad. Consulte a su proveedor de atención médica antes de comenzar o modificar cualquier dieta, ejercicio o programa de atención médica.

Introducción 5

Parte 1: Dieta y nutrición 11

Capítulo 1: Conceptos básicos sobre la diabetes 13

Capítulo 2: Alcanzar la remisión de la diabetes con una
dieta a base de plantas (en su mayoría) 25

Parte 2: El plan de alimentación 35

Capítulo 3: Preparación para el plan de alimentación y las
recetas 37

Capítulo 4: Preguntas frecuentes acerca del
plan de alimentación 51

Capítulo 5: El plan de alimentación 63

Capítulo 6: Más allá de las cuatro semanas 93

Parte 3: Las recetas 103

Desayuno 105

Sopas, sándwiches y ensaladas 129

Platos principales 157

Meriendas 187

Postres 201

Salsas, dips y aderezos 219

Apéndice: Nuestras marcas favoritas 248

Referencias 251

Prólogo

Abrir y hojear las páginas de un nuevo recetario siempre es emocionante. Las coloridas imágenes de las deliciosas comidas prácticamente saltan de las páginas, estimulan tu apetito y capturan tu interés. Tu entusiasmo aumenta a medida que lees los ingredientes, algunos que ya conoces y otros nuevos, y mientras hojeas las recetas, vas eligiendo las que deseas probar primero.

Este recetario seguramente tendrá este efecto en ti . Al leer este libro, te darás cuenta de que no es un simple libro de cocina. También es una herramienta para ayudarte a transformar la diabetes tipo 2, una receta a la vez. El diseño intencional y la selección de recetas en este libro despertarán tus papilas gustativas y te ayudarán en tu camino hacia un estilo de vida más saludable.

Diana Licalzi, dietista registrada y especialista certificada en educación y cuidado de la diabetes, y José Tejero, fisiólogo del ejercicio, son verdaderos apasionados en el tema de la diabetes. Ellos han creado este libro de cocina como una fuente completa de ayuda para quienes tienen resistencia a la insulina y diabetes tipo 2. ¿Sabías que es posible revertir el rumbo de la diabetes tipo 2 y ponerla en remisión? Sí, lo has entendido bien, ¡remisión! Con este libro de cocina, podrás unirte a esta revolución contra la diabetes tipo 2.

La diabetes tipo 2 se origina a partir de la resistencia gradual a la insulina, algo que puede estar ocurriendo durante muchos años antes de que los niveles de azúcar en la sangre empiecen a subir. Lo que comemos desempeña un papel importante en su desarrollo, especialmente cuando consumimos regularmente alimentos con mucho azúcar, grasas poco saludables, poca fibra y muchos carbohidratos procesados.

Es esencial entender que no es una sola comida lo que causa esta enfermedad, sino más bien el patrón constante de elecciones poco saludables a lo largo del tiempo. Ninguna comida en particular te enfermará instantáneamente. No obstante, el hábito constante de comer de manera poco saludable contribuye a la resistencia a la insulina, lo que eventualmente puede llevar a desarrollar una enfermedad como la diabetes tipo 2. Por lo tanto, saber qué alimentos y comidas saludables pueden revertir este proceso es clave para que una persona pueda corregir los problemas en su organismo que están relacionados con su enfermedad. Sorprendentemente, esta información crucial a menudo se pasa por alto cuando se habla sobre el diagnóstico de diabetes tipo 2.

Diana y José comparten su conocimiento de manera apasionada, y creen firmemente que el conocimiento es poder. Ellos promueven enfoques respaldados por la evidencia para cambiar primero el estilo de vida, para prevenir o revertir la diabetes. Además, ellos empoderan a muchas personas para que utilicen la nutrición de manera efectiva, abordando la causa subyacente de la resistencia a la insulina. Como resultado, han acumulado numerosos relatos de personas que han logrado poner su diabetes en remisión gracias a sus consejos.

Visita sus redes sociales y toma tu tiempo para ver su increíble contenido. Te aseguro que aprenderás por horas ya que sus recomendaciones son relevantes, accesibles, inspiradoras y respaldadas por evidencia. Eliminan la incertidumbre y preparan a cada individuo para tener éxito en el manejo de la diabetes tipo 2. ¿Quieres conocer meriendas ricas en proteínas a base de plantas? Diana tiene lo que necesitas. ¿Te preguntas por qué la fibra es importante para controlar el azúcar en sangre? José te lo explica de manera fácil y completa. ¿Quieres ver algunas comidas deliciosas? ¡Encontrarás tantos ejemplos que querrás guardar en tus favoritos!

Con este libro de cocina, Diana y José están brindando otro recurso valioso para aquellos que desean usar los alimentos como una forma para mejorar su salud. Este libro innovador no solo explica de manera sencilla la complicada fisiología de la resistencia a la insulina, sino que también ofrece recetas deliciosas y nutritivas que te darán las herramientas para combatir la resistencia a la insulina en cada plato saludable que prepares. Y aquí está la gran sorpresa: ¡comer bien y disfrutar de la comida no son incompatibles!

Estoy emocionada por compartir este libro de cocina con mis pacientes que buscan transformar su diabetes tipo 2. Estoy segura de que sus recetas se convertirán en una parte fundamental de mis clases de cocina. Entonces, ¿por qué esperar más? ¡Vamos a empezar!

Sandra Indacochea Sobel, médico endocrinóloga
Especialista en medicina del estilo de vida
Especialista en medicina de la obesidad
Fundadora y CEO de Summon Health

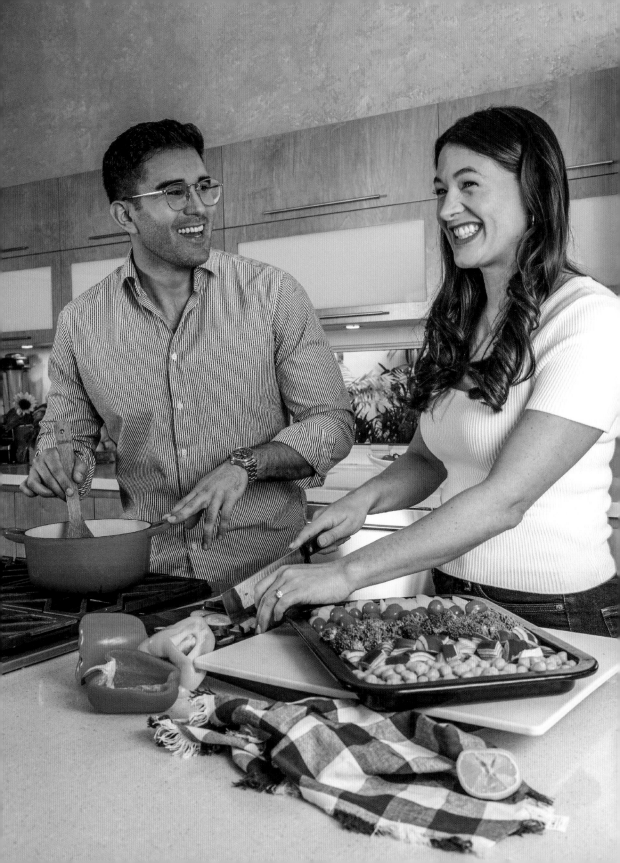

Introducción

Si tienes este libro, es probable que te hayan diagnosticado diabetes tipo 2 recientemente o que hayas estado lidiando con esta condición durante un tiempo. No estás solo. La diabetes tipo 2 afecta a una cantidad impresionante de personas en todo el mundo, con 537 millones de casos y se espera que aumente a 643 millones para el año 2030. En los Estados Unidos, más de un tercio de la población tiene prediabetes o diabetes tipo 2, lo que la convierte en una de las principales causas de muerte y la principal causa de problemas como insuficiencia renal, amputaciones de extremidades y ceguera en adultos. Aunque la diabetes puede ser una preocupación seria que puede cambiar la vida, es importante saber que hacer algunos ajustes en la alimentación y el estilo de vida puede tener el potencial de revertir la resistencia a la insulina (la principal causa de la diabetes tipo 2), poner la diabetes en remisión y mantenerla bajo control. Y eso es exactamente nuestro objetivo con este libro.

Quiénes Somos

Somos Diana y José, dos apasionados expertos en diabetes con más de doce años de experiencia combinada en este campo.

Diana es dietista registrada y especialista certificada en educación y cuidado de la diabetes, con una maestría en ciencias y políticas de nutrición. Su camino hacia el mundo de la diabetes comenzó en Puerto Rico, donde creció y presenció cómo muchos de sus familiares luchaban contra esta enfermedad. Al descubrir que tenía una fuerte predisposición genética a desarrollar diabetes tipo 2, Diana se dedicó al estudio de la nutrición y su relación con la diabetes. Además de su maestría en la Escuela de Nutrición Tufts Friedman, Diana obtuvo una certificación en dietética en Simmons College y completó una pasantía clínica en UC San Diego Health. Trabajó en diversos entornos de atención médica, incluyendo el Boston Medical Center, Labcorp e InsideTracker. Al colaborar con endocrinólogos, dietistas y otros profesionales de la diabetes, Diana se convirtió en Especialista Certificada en Educación y Atención de la Diabetes (CDCES). Su experiencia en el sistema de atención médica la llevó a fundar su propia práctica privada, donde se dedica a brindar atención personalizada a personas con diabetes tipo 2, un grupo que a menudo se siente desatendido.

Por su parte, José es fisiólogo del ejercicio y obtuvo su licenciatura en ciencias del ejercicio en la Universidad de Maryland. Inicialmente, tenía la intención de convertirse en médico y tomó cursos de premedicina. Trabajó junto a dos médicos que utilizaban la nutrición basada en plantas para tratar enfermedades crónicas, incluida la diabetes tipo 2. Observó cómo los pacientes lograban revertir condiciones metabólicas simplemente cambiando su dieta a una basada en plantas. José quedó asombrado al ver cómo la hemoglobina glicosilada de un paciente disminuyó de un 16% a un 7% en menos de tres meses. Sin embargo, se dio cuenta de que la mayoría de los pacientes no adoptaban cambios en el estilo de vida debido a las limitaciones de tiempo en las visitas médicas convencionales. Esto lo llevó a cambiar su enfoque profesional y convertirse en fisiólogo del ejercicio, centrándose en el papel del ejercicio y el estilo de vida en el control de las enfermedades. A pesar de este cambio, su interés en la nutrición basada en plantas persistió, y trabajó en Mastering Diabetes, donde adquirió un mayor conocimiento sobre cómo utilizar el ejercicio y una dieta predominantemente basada en plantas para tratar la diabetes.

A lo largo de los años, José ha canalizado su pasión por el ejercicio hacia el entrenamiento de resistencia aeróbica, completando varios medios maratones, maratones completos, triatlones y dos triatlones Ironman. En 2019, Diana y José se conocieron en las redes sociales y se dieron cuenta de que compartían una misión y objetivos similares: alentar a las personas con diabetes tipo 2 a utilizar la dieta, el ejercicio y otros cambios en el estilo de vida para combatir la enfermedad. Así nació "Type 2 Diabetes Revolution". Juntos han ayudado a miles de personas a transformar sus vidas, revirtiendo la resistencia a la insulina y poniendo la diabetes en remisión.

Cómo podemos ayudarte

Si has buscado en Google "cómo tratar la diabetes tipo 2", probablemente te hayas encontrado con una gran cantidad de información contradictoria. Tal vez hayas leído que los carbohidratos son perjudiciales para la diabetes y que una dieta baja en carbohidratos es la solución, o que la grasa es el problema y que una dieta baja en grasas es la solución. Lamentablemente, estos diferentes enfoques pueden ser confusos y a veces contradictorios, lo que dificulta la creación de un plan de acción claro. Además, dado que la diabetes tipo 2 es una enfermedad compleja y multifactorial, con fuertes vínculos con la nutrición y el estilo de vida, es fácil malinterpretarla.

A pesar de que los médicos están bien capacitados para recetar medicamentos para tratar los síntomas de la diabetes, a menudo no brindan asesoramiento sobre las herramientas dietéticas y de estilo de vida disponibles para abordar la causa subyacente de la enfermedad: la resistencia a la insulina. Esto no debería sorprendernos, ya que un estudio publicado en la Revista de la Asociación de Colegios Médicos Estadounidenses (AAMC) reveló que los estudiantes de medicina reciben menos de veinte horas de educación nutricional en sus cuatro años de escuela de medicina, y el tiempo promedio de consulta de un paciente con un médico en Estados Unidos es de apenas veinte minutos.

Escuchar que tendrás que lidiar con la diabetes el resto de tu vida puede ser abrumador y frustrante. Pero, ¿qué pasaría si te dijéramos que no tiene que ser así? A lo largo de nuestras carreras, hemos trabajado con personas de todo tipo que padecen diabetes tipo 2. Y hemos descubierto que, si estás dispuesto a esforzarte, puedes alcanzar una vida libre de diabetes.

Tomemos el caso de Sarah como ejemplo. Después de recibir el diagnóstico de diabetes tipo 2, se sintió impotente. Tenía una hemoglobina glicosilada (una medida de azúcar en la sangre) del 10,8%, sobrepeso, niveles altos de triglicéridos y pérdida de cabello. Entonces, hizo lo que mucha gente piensa que es la solución: dejó de consumir carbohidratos y se centró en una dieta de carne y vegetales. Sin embargo, después de algunos meses, no se sentía mejor y sus síntomas empeoraron. Fue entonces cuando nos encontró y conoció nuestro método. Después de solo dos semanas siguiendo nuestras recomendaciones, comenzó a ver mejoras en sus niveles de azúcar en la sangre. En unos pocos meses, su médico quedó asombrado cuando vio sus nuevos resultados de análisis de sangre.

Aquí hay un fragmento del testimonio de Sarah:

"Mi médico no podía creer mis resultados. Mis niveles de glucosa en la sangre estaban por encima de 300, y ahora están entre 80 y 90. Mi médico dijo: 'Ya no puedo decir que tienes diabetes'. Mi A1c bajó del 10,8% al 5,5%. Además de eso, mis triglicéridos disminuyeron de 324 a 65 mg/dL. He perdido 25,3 libras, mi cabello dejó de caerse y las ojeras alrededor de mis ojos desaparecieron. Mi vida entera cambió desde que comencé su programa".

Sarah es sólo un ejemplo de las muchas personas a las que hemos tenido la oportunidad de ayudar. Tú también puedes lograr resultados similares a los de Sarah. Pero antes de sumergirte en nuestras recetas y plan de alimentación, tómate unos minutos en el siguiente capítulo para leer sobre la diabetes tipo 2 y por qué nuestro método funciona tan bien para ponerla en remisión y mantenerla bajo control.

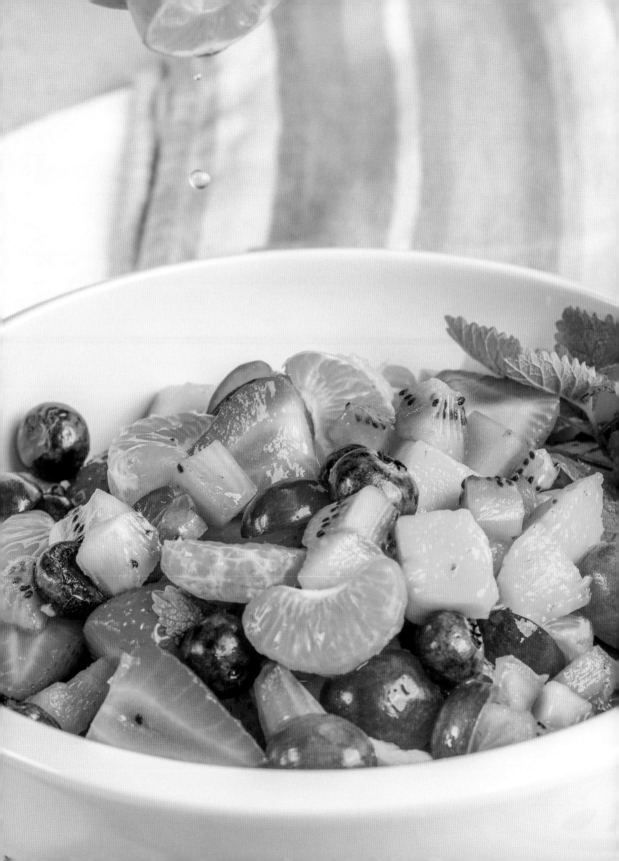

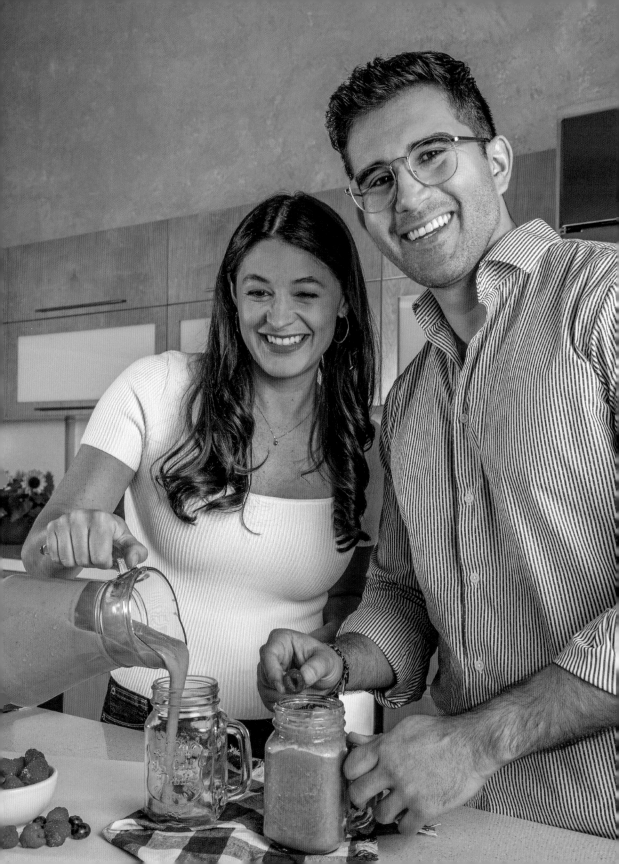

Parte 1:
Dieta y nutrición

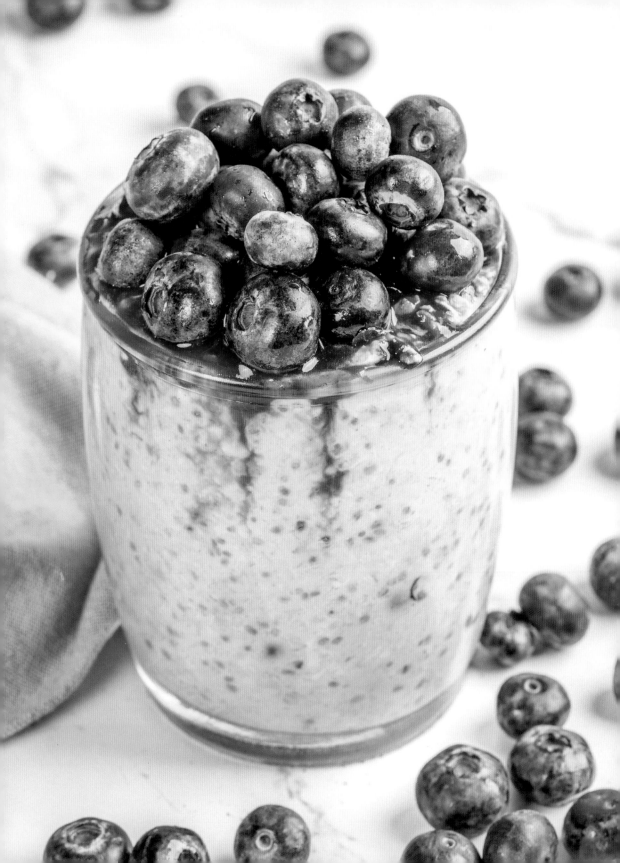

CAPÍTULO 1

Conceptos básicos
sobre la diabetes

Empecemos desde el principio. En este capítulo, vamos a hablar de los conceptos fundamentales de la diabetes, cómo evoluciona y por qué algunas personas tienen más probabilidades de desarrollarla que otras. Creemos que comprender esta información es el primer paso importante para revertir la diabetes. Al finalizar este capítulo, tendrás un conocimiento más sólido sobre la diabetes y te sentirás seguro en tu comprensión de esta condición.

Diabetes tipo 1 vs. diabetes tipo 2

La diabetes mellitus (DM) es un conjunto de condiciones en las cuales el cuerpo no maneja la glucosa en la sangre (o azúcar en la sangre) de manera normal. Esto puede deberse a la falta de producción de insulina o a una respuesta inadecuada a ella. La diabetes tiene diferentes tipos, pero los principales son el tipo 1 y el tipo 2.

La diabetes tipo 1 (DT1) es una condición autoinmune en la que el cuerpo ataca y destruye la mayoría de las células que producen insulina en el páncreas. La insulina es la hormona que regula los niveles de azúcar en la sangre. Sin suficiente insulina, el azúcar en la sangre aumenta por encima de lo normal, por lo que las personas con diabetes tipo 1 necesitan inyectarse insulina para controlar sus niveles de azúcar en la sangre. La diabetes tipo 1 representa un pequeño porcentaje de todos los casos de diabetes, alrededor del 5 al 10%.

La diabetes tipo 2 (DT2), por otro lado, se conoce a menudo como diabetes resistente a la insulina y constituye la mayoría de los casos de diabetes, aproximadamente del 90 al 95%. En la diabetes tipo 2, las células no responden adecuadamente a la insulina. El páncreas responde a esto produciendo aún más insulina. Si esta situación persiste, el páncreas puede trabajar en exceso, dañarse de manera permanente y dejar de producir suficiente insulina o incluso ninguna. En este punto, pueden ser necesarias las inyecciones de insulina.

Diagnóstico

La diabetes, incluida la etapa de prediabetes, se puede detectar mediante varias pruebas que se describen a continuación. Si existe la sospecha de diabetes, se realizará una segunda prueba para confirmar el diagnóstico.

Criterios de diagnóstico de la diabetes

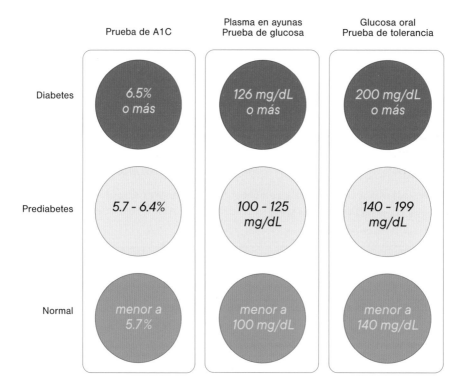

	Prueba de A1C	Plasma en ayunas Prueba de glucosa	Glucosa oral Prueba de tolerancia
Diabetes	6.5% o más	126 mg/dL o más	200 mg/dL o más
Prediabetes	5.7 - 6.4%	100 - 125 mg/dL	140 - 199 mg/dL
Normal	menor a 5.7%	menor a 100 mg/dL	menor a 140 mg/dL

Hemoglobina glicosilada (HbA1C por su siglas en inglés)

La prueba de A1C, también conocida como prueba de hemoglobina glicosilada o HbA1c, proporciona un promedio de tus niveles de azúcar en sangre durante los últimos dos o tres meses. La ventaja de esta prueba es que no necesitas estar en ayunas.

La diabetes tipo 2 se diagnostica cuando tu A1C es igual o superior al 6.5%.

Glucosa en la sangre en ayunas (FPG por su siglas en inglés)

Esta prueba mide tus niveles de azúcar en sangre después de un ayuno de al menos ocho horas. Es un sencillo análisis de sangre que se realiza de preferencia por la mañana, antes de desayunar.

La diabetes tipo 2 se diagnostica cuando tu nivel de glucosa en sangre en ayunas es igual o superior a 126 mg/dL.

Prueba oral de tolerancia a la glucosa (OGTT por sus siglas en inglés)

Esta es una prueba que dura dos horas y verifica tus niveles de azúcar en la sangre antes y dos horas después de beber un jarabe que contiene 2,6 onzas (75 gramos) de azúcar. Esta prueba muestra cómo tu cuerpo procesa el azúcar y es la más común para el diagnóstico de la diabetes gestacional.

La diabetes tipo 2 se diagnostica cuando tu nivel de glucosa en sangre después de las dos horas es igual o superior a 200 mg/dL.

Prueba aleatoria (o casual) de glucosa en la sangre

La prueba aleatoria de glucosa en la sangre se utiliza para verificar tus niveles de azúcar en la sangre en cualquier momento del día, especialmente cuando síntomas graves de diabetes están presentes.

La diabetes tipo 2 se diagnostica cuando tu nivel de glucosa en la sangre es igual o superior a 200 mg/dL.

Cómo funcionan la glucosa y la insulina en el cuerpo

Para entender cómo se desarrolla la diabetes tipo 2, necesitamos comprender el funcionamiento de la glucosa y la insulina.

La glucosa es una molécula esencial, fundamental para la vida. Es un azúcar simple (también conocido como monosacárido y un tipo de carbohidrato) que nuestro cuerpo utiliza como fuente de energía para alimentar nuestro cerebro, músculos y otros órganos. Sin embargo, al igual que cualquier otro elemento en nuestro cuerpo, la glucosa debe mantenerse en equilibrio, en lo que se conoce como homeostasis. En otras palabras, para que funcione correctamente, la cantidad de glucosa en nuestro cuerpo debe ser la adecuada, ni demasiado alta ni demasiado baja, y para lograrlo, la insulina es una de las hormonas que desempeña un papel fundamental.

Cuando consumimos alimentos que contienen carbohidratos (sin importar su tipo), nuestro cuerpo los transforma en glucosa. Cuando la glucosa entra en la sangre, el páncreas recibe una señal para liberar la insulina. Para que te hagas una idea, la insulina actúa como una "llave" que abre "puertas" o canales de glucosa presentes en la superficie de nuestras células. Al abrir estos canales, la insulina permite que la glucosa abandone la sangre y entre en nuestras células.

¿Cómo funciona la insulina?

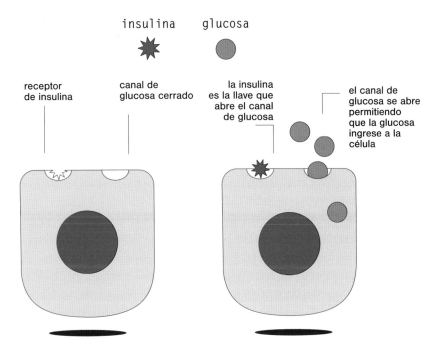

insulina   glucosa

receptor de insulina

canal de glucosa cerrado

la insulina es la llave que abre el canal de glucosa

el canal de glucosa se abre permitiendo que la glucosa ingrese a la célula

Una vez que la glucosa ingresa en nuestras células, se utiliza inmediatamente como fuente de energía o se almacena para su uso futuro en forma de glucógeno. A medida que este proceso continúa, los niveles de glucosa en la sangre vuelven a su rango normal. Este sistema de "control y equilibrio" hormonal mantiene la glucosa en sangre bajo control.

En la diabetes tipo 2, este sistema se ve afectado, lo que provoca hiperglucemia o niveles elevados de glucosa en la sangre. Vamos a entender por qué.

Cómo la resistencia a la insulina conduce
a la diabetes tipo 2

La resistencia a la insulina, que sucede cuando las células no responden adecuadamente a la insulina, es una de las principales causas de la diabetes tipo 2.

Aunque la causa exacta de la resistencia a la insulina aún no se comprende por completo, investigaciones recientes sugieren que el exceso constante de energía en el cuerpo, generalmente debido a comer en exceso, desempeña un papel fundamental.

Desde una perspectiva evolutiva, nuestros cuerpos no están diseñados para desperdiciar energía. Cualquier alimento que consumimos se usa inmediatamente o se almacena como grasa para usar más adelante.
El problema es que nuestros cuerpos tienen un límite en la cantidad de grasa que pueden almacenar, ya que las células grasas son limitadas. Cuando estas células alcanzan su capacidad, se agrandan y provocan una respuesta inflamatoria. Esta respuesta obstaculiza la función de la insulina como "llave", lo que finalmente resulta en menos puertas abiertas y más glucosa atrapada en la sangre.

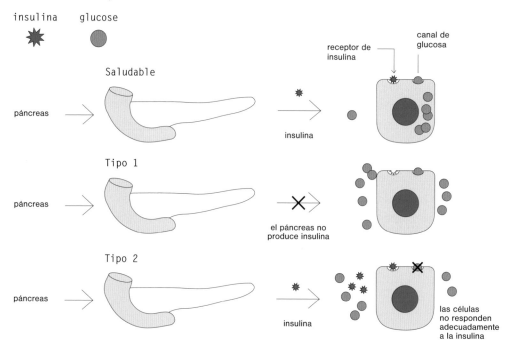

Los científicos también están explorando cómo las grasas saturadas pueden estar relacionadas con la resistencia a la insulina. La investigación sugiere que reemplazar las grasas saturadas con fuentes de grasas insaturadas puede mejorar significativamente la sensibilidad a la insulina (te proporcionaremos más detalles sobre esto en el capítulo 2).

Con el tiempo, si no se toman medidas para detener y revertir la resistencia a la insulina, los niveles de azúcar en la sangre continuarán aumentando, llegarán a la etapa de la prediabetes y, finalmente, a la diabetes tipo 2. En la actualidad, 96 millones de estadounidenses (más de uno de cada tres) tienen prediabetes, pero sorprendentemente, más del 80% de estas personas no lo saben. La prediabetes es una condición sigilosa; no presenta muchos signos ni síntomas, y puede pasar desapercibida durante meses o incluso años. Si no se trata, muchas personas con prediabetes terminarán desarrollando diabetes tipo 2, que actualmente afecta a entre 33 y 35 millones de estadounidenses.

La buena noticia es que puedes prevenir que la prediabetes se convierta en diabetes tipo 2 a través de la pérdida de peso y la actividad física. El emblemático Estudio de Prevención de la Diabetes del año 2002 demostró que cuando las personas lograban una reducción del 7% en su peso corporal y se comprometían a hacer al menos 150 minutos de actividad física a la semana, ¡reducían su riesgo de desarrollar diabetes tipo 2 en un 58%!

Sin embargo, si no se realizan cambios en el estilo de vida, la diabetes empeora. A medida que el páncreas nota que los niveles de azúcar en la sangre siguen siendo altos, produce más insulina (más "llaves") en un intento de abrir más "puertas" en las células para que el azúcar en sangre vuelva a la normalidad. A medida que este proceso se repite, el páncreas se sobrecarga y las células beta, encargadas de producir insulina, mueren. Esto conduce a una disminución en la producción natural de insulina y provoca la necesidad de inyecciones de insulina para controlar los niveles de glucosa en la sangre.

Factores de riesgo para la prediabetes y la diabetes tipo 2

La diabetes tipo 2 es una condición compleja en la que varios factores pueden influir en su desarrollo. Sin embargo, el exceso de grasa corporal, especialmente en la zona abdominal, es uno de los factores de riesgo más significativos y suele llevar a cierto grado de resistencia a la insulina. Otros factores comunes de riesgo para la diabetes tipo 2 incluyen:

- Tener prediabetes.
- Ser mayor de 45 años.
- Tener un pariente cercano con diabetes tipo 2.
- Haber experimentado diabetes gestacional.
- Pertenecer a ciertos grupos étnicos, como afroamericanos, hispanos o latinos, isleños del Pacífico, indios americanos o nativos de Alaska.

A pesar de que la diabetes tipo 2 parece tener una conexión con los antecedentes familiares, especialmente con padres o hermanos, la genética subyacente aún no se comprende del todo. Como dice una analogía popular del Dr. Caldwell Esselstyn, "la genética carga la pistola, pero el estilo de vida aprieta el gatillo". Incluso si tienes antecedentes familiares de diabetes tipo 2, todavía puedes prevenir su desarrollo mediante decisiones de estilo de vida. No sólo heredamos genes de nuestros padres, sino también hábitos alimenticios y patrones de ejercicio. Esto hace que sea difícil determinar si la herencia de la diabetes tipo 2 se debe más a los genes o a los comportamientos aprendidos.

Complicaciones a largo plazo de la diabetes tipo 2

Si no se trata durante un período prolongado, la diabetes tipo 2 puede provocar complicaciones de salud a largo plazo, como enfermedades cardíacas, enfermedad renal crónica y daño neurológico. No mencionamos esto para asustar o intimidar, sino para que seas consciente de las complicaciones reales y potencialmente graves a largo plazo de la diabetes tipo 2. La buena noticia es que al cambiar tu dieta y estilo de vida, puede reducir de manera significativa el riesgo de enfrentar estas complicaciones.

Enfermedad cardíaca:

Con el tiempo, los niveles elevados de azúcar en la sangre pueden dañar los vasos sanguíneos y nervios del corazón. Esto aumenta significativamente el riesgo de enfermedad cardíaca y accidentes cerebrovasculares en personas con diabetes. De hecho, más del 65% de las personas con diabetes tipo 2 fallecen debido a complicaciones cardiovasculares.

Enfermedad renal crónica:

La diabetes puede dañar los vasos sanguíneos de los riñones, lo que disminuye su funcionamiento adecuado. Como resultado, más del 30% de las personas con diabetes desarrollarán enfermedad renal. De hecho, la diabetes es la principal causa de enfermedad renal en los Estados Unidos.

Daño neurológico:

Los altos niveles crónicos de azúcar en sangre pueden dañar el sistema nervioso. Esto puede causar neuropatía periférica diabética, que afecta a casi la mitad de las personas con diabetes y provoca dolor y entumecimiento en las extremidades. Además, más del 30% de las personas con diabetes experimentan neuropatía autonómica, un daño nervioso que afecta a los órganos internos y puede no mostrar síntomas notables hasta que el daño es grave.

Problemas en los pies:

La diabetes puede reducir el flujo sanguíneo a los pies, dificultando la sanación de heridas y aumentando el riesgo de amputaciones. De hecho, la diabetes es una de las principales causas de amputaciones en los Estados Unidos. Es crucial examinar y cuidar sus pies regularmente.

Pérdida de la visión:

La retinopatía diabética, un daño ocular relacionado con la diabetes, es la causa principal de ceguera en adultos en edad laboral. Niveles elevados de azúcar en sangre pueden dañar los vasos sanguíneos de la retina, lo que conduce a la visión borrosa.

Revertir o poner en remisión la diabetes tipo 2

Los estudios científicos sugieren que muchas personas con diabetes tipo 2 pueden alcanzar niveles normales de azúcar en la sangre al adoptar intervenciones dietéticas que resultan en pérdida de peso. Varios estudios, como Counterpoint, Counterbalance y DiRECT, han demostrado cómo las dietas bajas en calorías y la pérdida de peso pueden poner la diabetes en remisión.

La Asociación Americana de Diabetes (ADA) menciona que diversos patrones de alimentación, como la dieta Mediterránea, la dieta baja en carbohidratos, y la dieta basada en plantas, han demostrado ser efectivas para personas con diabetes tipo 2. Mantener la diabetes tipo 2 en remisión depende de la pérdida de peso a largo plazo y las dietas extremadamente restrictivas suelen ser difíciles de mantener durante un tiempo indefinido, lo que a menudo resulta en la recuperación de peso y la reincidencia de la diabetes.

En el siguiente capítulo, hablaremos sobre el patrón dietético que nosotros recomendamos, (independientemente de si necesita perder peso o no) y que ha ayudado a miles de nuestros clientes a poner la diabetes tipo 2 en remisión y mantenerla allí.

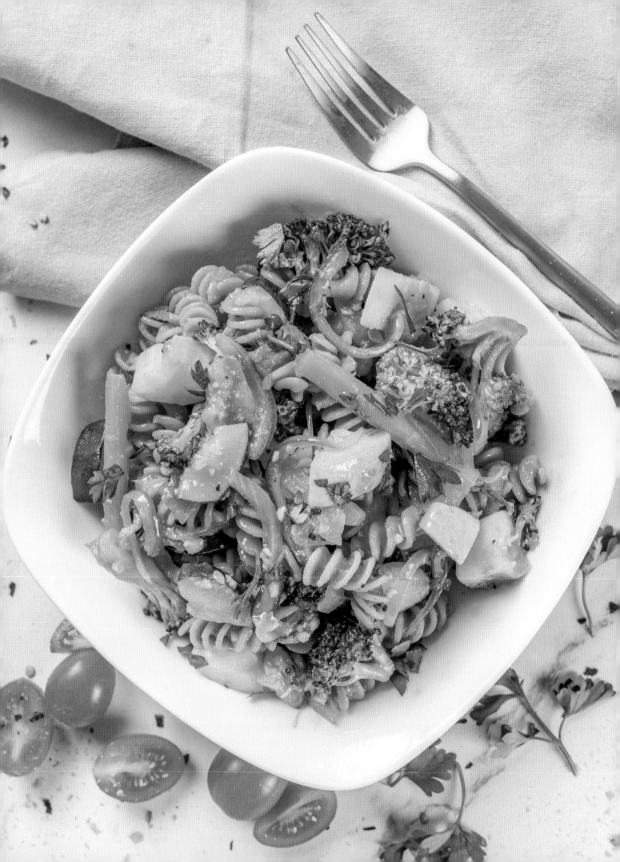

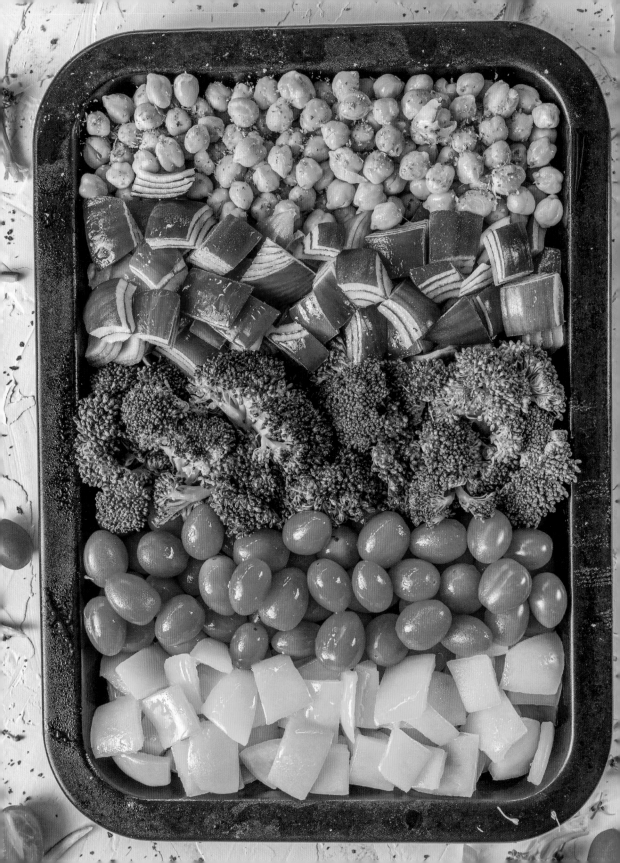

CAPÍTULO 2

Alcanzar la remisión de la diabetes con una dieta (en su mayoría) a base de plantas

Por lo general, la palabra "dieta" se asocia con un enfoque drástico en la elección de alimentos, y que está dirigido a la pérdida de peso. Esto implica a menudo la restricción de alimento y, la privación o el conteo de calorías. Aunque estas "dietas" pueden llevar a cierta pérdida de peso inicial, frecuentemente son difíciles de mantener a largo plazo, lo que suele dar lugar a la recuperación del peso, seguida de una nueva dieta, creando un ciclo conocido como "dieta yoyo".

En contraste, nuestro enfoque se aleja de las modas y tendencias de dietas extremas con paradas y arranques. En lugar de ello, proponemos un enfoque que proporciona un marco dietético para mantener una buena salud a lo largo de toda la vida. Este enfoque se basa en un "patrón dietético 80/20". El 80% de su dieta se compone de alimentos ricos en nutrientes, mientras que el 20% restante ofrece flexibilidad para incluir opciones más densas en calorías.

Densidad nutricional vs. densidad calórica

Los estadounidenses a menudo comen demasiadas calorías de alimentos que no son saludables. Esto se debe a que los alimentos ultraprocesados y de origen animal han llegado a ser muy fáciles de conseguir y además son sabrosos. Los alimentos ultraprocesados están llenos de azúcar, sal, grasa y aditivos artificiales. Son ricos en calorías, lo que significa que tienen muchas calorías pero no aportan muchos nutrientes. Algunos ejemplos de alimentos ultraprocesados son los cereales de desayuno, las papas fritas, los helados, las carnes procesadas como las salchichas, las bebidas azucaradas y las delicias de panadería como los muffins y los pasteles.

Los alimentos de origen animal también se han vuelto muy comunes. Aunque son una buena fuente de proteínas, contienen mucha grasa saturada y no tienen fibra. Comer estos alimentos con frecuencia puede hacer que consumas demasiadas calorías, y provocar aumento de peso, lo que conlleva al desarrollo de la resistencia a la insulina.

Por otro lado, los alimentos ricos en nutrientes son aquellos que están llenos de vitaminas, minerales y antioxidantes, y no tienen muchas calorías, ya que no tienen azúcares añadidos o grandes cantidades de grasas saturadas. Como estos alimentos no tienen tantas calorías, puedes comer más de ellos, y eso te ayuda a sentirte lleno durante más tiempo. Ejemplos de alimentos ricos en nutrientes incluyen frutas, verduras, granos enteros, legumbres, frutos secos y semillas.

Densidad calórica vs. densidad nutricional

800 calorías

800 calorías

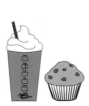

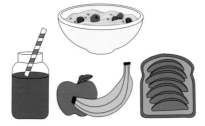

La mayoría de los alimentos buenos para la salud se pueden agrupar en cinco categorías principales: frutas, verduras, legumbres (como frijoles, lentejas y guisantes), granos enteros, nueces y semillas. Si alrededor del 80% de lo que comes proviene de estos alimentos naturales y basados en plantas, construirás una base sólida para una vida larga y saludable.

¿Sabías que las personas que viven más tiempo suelen tener una forma de comer similar al enfoque 80/20? En 2004, el explorador Dan Buettner se unió a National Geographic y al Instituto Nacional del Envejecimiento para investigar a nivel mundial los secretos de la longevidad. Usando datos y estadísticas, encontraron cinco áreas llamadas "Zonas Azules" donde vivían más centenarios, personas que superan los 100 años.
Lo sorprendente es que no solo viven vidas largas, sino que también tenían menos enfermedades crónicas como diabetes, enfermedades del corazón, obesidad, cáncer o demencia. Lo que tenían en común en todas estas áreas era su dieta, la cual se basaba en alimentos enteros y naturales, con poca carne y una dieta diaria de frutas, verduras, granos enteros y legumbres.

Los hallazgos de Dan Buettner concuerdan con la evidencia científica. Las dietas basadas en plantas no solo promueven la longevidad, sino que también pueden reducir el riesgo de diabetes, además de tratar y mitigar sus complicaciones. Cada vez hay más investigaciones y organizaciones que respaldan esta idea.

Por ejemplo, en 2023, la Asociación Americana de Diabetes reconoció que una dieta basada en plantas es una forma efectiva de tratar la diabetes tipo 2. La Asociación Americana del Corazón, en su guía dietética de 2021 para mejorar la salud cardiovascular, recomendó que la mayoría de nuestras proteínas provengan de alimentos vegetales. Esto es importante ya que las personas con diabetes tipo 2 tienen un mayor riesgo de enfermedad cardíaca. En 2020, la Asociación Americana de Endocrinología Clínica animó a los médicos a recomendar una dieta rica en carbohidratos saludables y baja en grasas saturadas a sus pacientes con diabetes tipo 2. Además, en 2021, el Colegio Americano de Medicina del Estilo de Vida llegó a un acuerdo en que para revertir la diabetes tipo 2 a largo plazo, las personas deberían enfocarse en cambiar su patrón alimenticio, como la dieta mediterránea, DASH o una basada en alimentos integrales y de origen vegetal, en lugar de centrarse en nutrientes específicos como bajas en carbohidratos, bajas en grasas y ricas en proteínas.

Los elementos clave de una dieta basada en plantas para la diabetes tipo 2

¿Por qué funciona tan bien una dieta basada en plantas y alimentos naturales para vivir más tiempo y reducir el riesgo de diabetes y otras enfermedades crónicas? Exploremos algunos de los elementos esenciales.

Abundante en nutrientes: alta en fibra y antioxidantes

Las dietas basadas en plantas están llenas de fibra y antioxidantes, que han demostrado mejorar el control de los niveles de azúcar en la sangre y la sensibilidad a la insulina. La fibra es un tipo de carbohidrato que se encuentra únicamente en alimentos vegetales y no se digiere ni se absorbe. Esto ralentiza la absorción de azúcar de los alimentos, evitando picos de azúcar en la sangre después de comer. Los últimos estudios demuestran que la fibra mejora la HbA1c, el azúcar en la sangre en ayunas, la insulina en ayunas y la resistencia a la insulina. Además, la fibra promueve la saciedad y se relaciona con la pérdida de peso, reduciendo así la resistencia a la insulina. A medida que la fibra viaja por nuestro sistema digestivo y llega al intestino grueso, alimenta a las bacterias intestinales, que liberan ácidos grasos de cadena corta (AGCC) a medida que la descomponen, y estos AGCC mejoran la respuesta a la glucosa, la señalización de la insulina, la sensibilidad a la insulina y la función del páncreas. Por último, la fibra también se asocia con la disminución de marcadores de inflamación, lo que puede mejorar la resistencia a la insulina.

Es lamentable que solo el 7% de los estadounidenses cumplan con las recomendaciones diarias de fibra de 25 gramos al día para las mujeres y 38 gramos al día para los hombres. La fibra se encuentra en todos los alimentos basados en plantas, por lo que optar por una dieta en su mayoría basada en plantas puede ayudarte a alcanzar tus necesidades de fibra.

Los antioxidantes son compuestos presentes en los alimentos que ayudan a proteger nuestras células. Se ha demostrado que los alimentos ricos en antioxidantes reducen la absorción de glucosa en el torrente sanguíneo, estimulan la liberación de insulina y mejoran la absorción de glucosa en las células. Los alimentos basados en plantas, especialmente frutas y verduras, son fuentes ricas de antioxidantes. Sin embargo, los antioxidantes se absorben mejor cuando se consumen a través de alimentos naturales, y no se ha demostrado que los suplementos antioxidantes previenen enfermedades.

Bajo en grasas saturadas

Existen dos tipos principales de grasas en la dieta: las insaturadas y las saturadas. Las grasas saturadas se relacionan con la resistencia a la insulina y un mayor riesgo de diabetes tipo 2, en un proceso llamado lipotoxicidad. El consumo excesivo de grasas saturadas se acumula en el hígado y los músculos, órganos que no están diseñados para almacenar grasa. La lipotoxicidad afecta la señalización de la insulina, que es responsable de abrir las "puertas" o canales de glucosa en las células. Con la lipotoxicidad, menos glucosa entra en las células y más se queda en la sangre. En contraste, las grasas insaturadas pueden mejorar el control de azúcar en sangre, especialmente cuando reemplazan a las grasas saturadas en la dieta. Las grasas saturadas se encuentran principalmente en alimentos de origen animal (como carne) y en aceites de coco y palma. Por lo tanto, una dieta más centrada en plantas es naturalmente baja en grasas saturadas.

Ayuda a mantener un peso corporal saludable

Por último, una dieta basada en plantas fomenta la pérdida de peso y grasa, lo cual es importante, ya que el exceso de peso y grasa son dos de los principales factores que contribuyen a la resistencia a la insulina. Por otro lado, carnes, granos refinados y azúcares añadidos se han relacionado con el aumento de peso y resistencia a la insulina. La disponibilidad y el sabor de estos alimentos pueden fomentar el consumo excesivo, lo que provoca el aumento de peso. Una dieta centrada en alimentos naturales y basada en plantas no solo excluye productos animales, sino que también limita el consumo de granos refinados y azúcares añadidos. De ambas maneras, los alimentos basados en plantas te pueden ayudar a perder peso y mejorar tu sensibilidad a la insulina.

Mejorando tu tolerancia a los carbohidratos

Sabemos lo que estas pensando en este momento: "¡Pero algunos de estos alimentos basados en plantas hacen que mis niveles de azúcar se disparen!" Y tienes razón, algunos pueden, pero no significa que estos alimentos sean perjudiciales para ti. Esto ocurre porque tus células no pueden responder de manera eficaz a la insulina. Un ligero aumento de azúcar en sangre después de comer es normal, pero cuando ese aumento es muy alto, es un indicio de resistencia a la insulina.

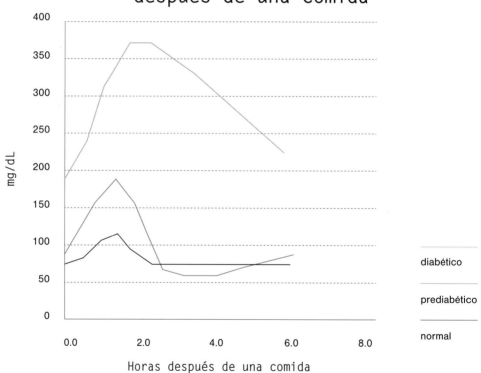

Niveles de glucosa en sangre después de una comida

mg/dL

Horas después de una comida

diabético

prediabético

normal

Sin embargo, evitar todos los carbohidratos no es la solución. Al adoptar un patrón de alimentación basado en plantas, centrado en alimentos integrales y ricos en nutrientes, es probable que puedas recuperar tu sensibilidad a la insulina con el tiempo y mejorar la tolerancia de tu cuerpo a los carbohidratos. Este es el camino para lograr la remisión de la diabetes. Si normalmente no mides tus niveles de azúcar en la sangre después de comer, puedes utilizar tus niveles de glucosa en ayunas como indicadores de tu sensibilidad a la insulina. Aquí tienes lo que Charlie, un miembro de nuestro programa, tiene que decir sobre su capacidad para volver a tolerar los carbohidratos:

"No puedo expresar lo contento que estoy de poder volver a comer frutas. ¡Ahora puedo disfrutar de bananas y melocotones nuevamente! ¡Es toda una delicia! La dosis de mi medicamento ha sido reducida a la mitad, mi insulina también se ha reducido a la mitad y he bajado alrededor de 13 libras desde el inicio del programa. El programa realmente me abrió los ojos a la alimentación a base de plantas. Me encanta el programa, y se lo he recomendado a varias personas."

Si estás tomando medicamentos para disminuir la glucosa, consulta con tu médico antes de cambiar tu dieta.

Dieta vegana vs. dieta a base de plantas
y alimentos integrales

Es importante destacar que no estamos recomendando una dieta estrictamente vegana o vegetariana, sino más bien una dieta rica en nutrientes y alimentos integrales, principalmente basada en alimentos de origen vegetal (aproximadamente un 80%), permitiendo al mismo tiempo el consumo de productos animales y alimentos procesados en menor medida (un 20%). Muchas personas consideran que las dietas veganas y vegetarianas son muy restrictivas o inflexibles. Entendemos este punto, por lo que hemos asignado un 20% para otros alimentos, en caso de que decidas incluirlos. Recuerda que ser vegano no siempre implica ser más saludable, ya que una dieta vegana aún permite alimentos como papas fritas, galletas OREO, alternativas de carne y bebidas altamente azucaradas.

Ahora bien, podrías preguntarte por qué todos nuestros planes de alimentación y recetas son completamente a base de plantas si no recomendamos una dieta estrictamente vegana. Hay dos razones para esto:

1. La mayoría de las personas ya saben cómo incorporar carne y lácteos en sus comidas, pero menos personas saben cómo preparar comidas basadas en plantas que sean deliciosas y satisfactorias, y que realmente deseen comer. Un enfoque de alimentación basado en plantas ofrece una variedad ilimitada de sabores, texturas y perfiles de sabor, y nos entusiasma ayudarte a descubrir la alegría de cocinar y comer a base de plantas.

2. Creemos que adoptar una dieta completamente basada en plantas es la forma más rápida de revertir la resistencia a la insulina, recuperar el control de los niveles de azúcar en la sangre y minimizar el riesgo de complicaciones relacionadas con la diabetes. Por esta razón, recomendamos comenzar con un plan de alimentación de cuatro semanas que sea completamente a base de plantas. Al finalizar estas cuatro semanas, si decides introducir productos de origen animal, te mostraremos la mejor manera de hacerlo en el Capítulo 6: Más Allá de las Cuatro Semanas. Si prefieres no seguir un plan de alimentación completamente basado en plantas o no puedes hacerlo, entonces te recomendamos centrarte en alimentos de origen animal magros, como pescado, mariscos, claras de huevo y yogurt bajo en grasa. Sin embargo, cuanto más te adhieras a una dieta 100% basada en plantas, mayores serán las probabilidades de obtener mejores resultados.

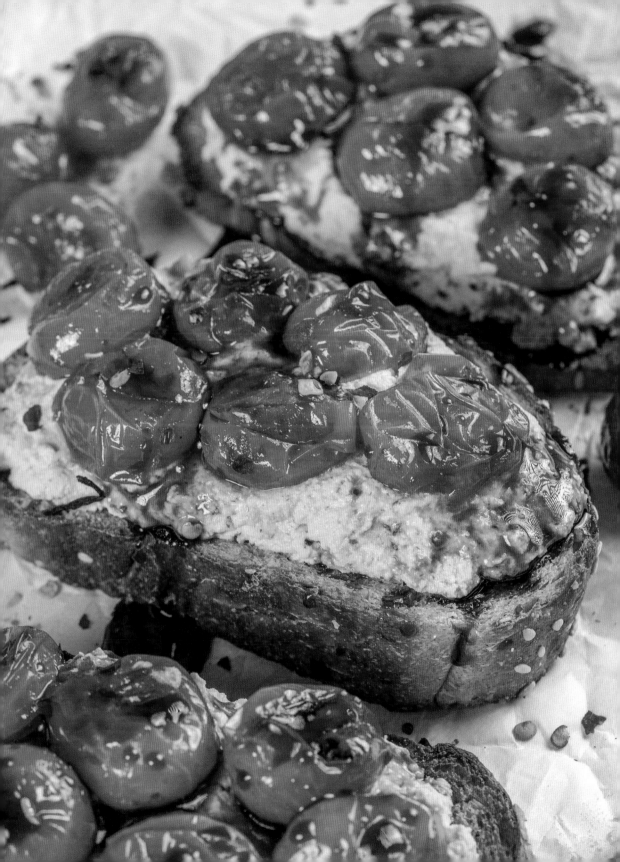

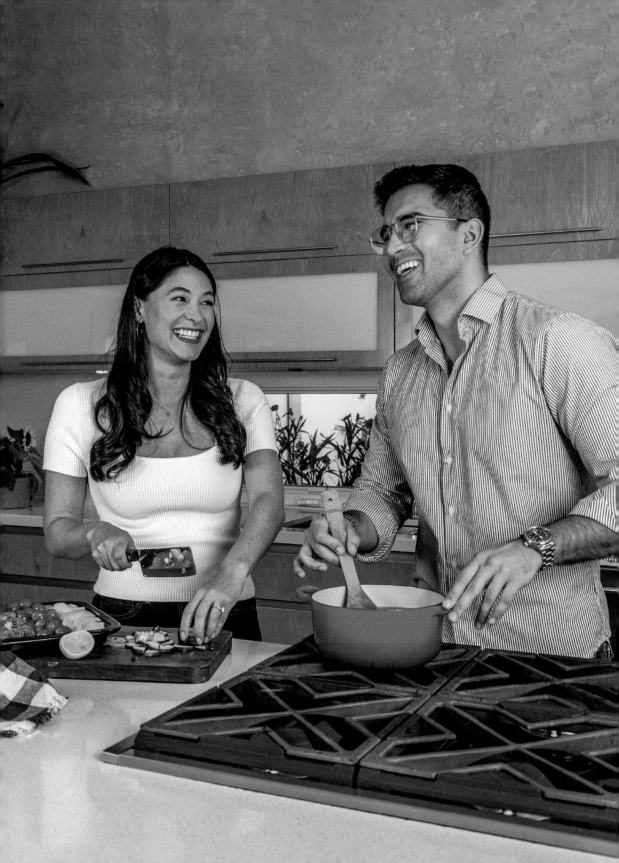

Parte 2:
El plan de
alimentación

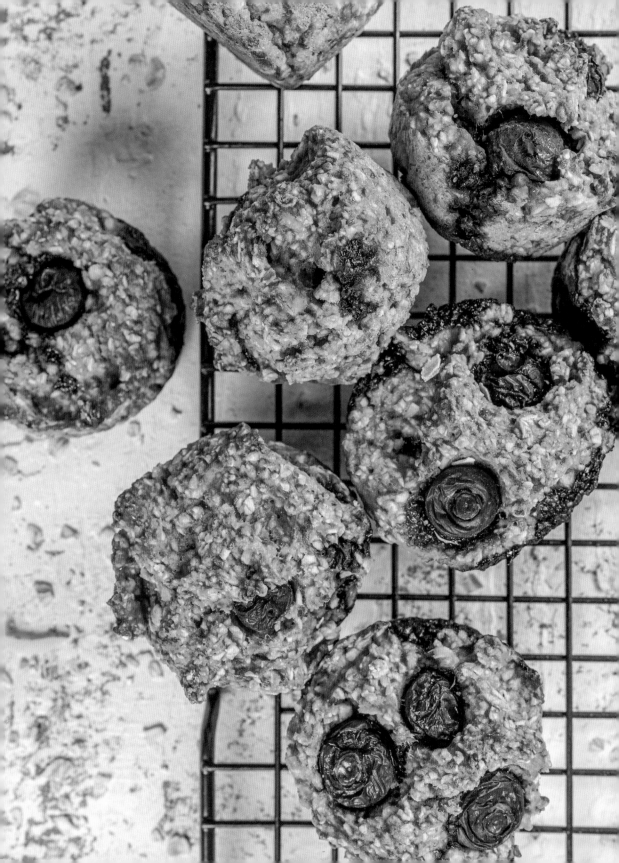

CAPÍTULO 3

Preparación para el plan de alimentación y las recetas

Para reiterar, nuestro plan de alimentación es completamente a base de plantas, ya que creemos que es la forma más rápida de revertir la resistencia a la insulina, recuperar el control de tus niveles de azúcar en la sangre y prevenir complicaciones de la diabetes a largo plazo. Pronto, podrás disfrutar de carbohidratos ricos en fibra sin experimentar picos anormalmente altos de azúcar en la sangre. No te sientas presionado para adoptar este plan de alimentación rápidamente. Siempre es mejor comenzar haciendo cambios en tu dieta con los que te sientas cómodo. Si te sientes intimidado o abrumado al principio con este plan de alimentación, recuerda que aún obtendrás beneficios al incorporar más comidas a base de plantas en tu dieta.

Si estás listo para sumergirte en este plan de alimentación y probar una dieta basada en plantas durante cuatro semanas, nos emociona ayudarte a empezar. Tómate un momento para leer los dos capítulos siguientes, los cuales te proporcionarán toda la información que necesitas para tener éxito. Cada semana del plan de alimentación incluye una lista de compras, opciones de meriendas y postres, y orientación sobre cómo preparar tus comidas para la próxima semana.

Aunque nos encantaría adaptarnos a las preferencias dietéticas de todos, es imposible hacerlo. Sin embargo, hacemos todo lo posible para proporcionar opciones sin gluten y sugerencias para sustituir ingredientes para los alérgenos principales en los Estados Unidos (como nueces, maní, trigo y soja) siempre que sea posible. Muchos ingredientes son fáciles de sustituir, así que siéntete libre de ser creativo con los alimentos que prefieras.

¿Cómo funciona?

El plan de alimentación de cada semana incluye una lista completa de compras, una lista de tareas para preparar las comidas con anticipación y un menú semanal completo de desayunos, almuerzos y cenas, que puedes hacer con las recetas de este libro. También ofrecemos sugerencias de meriendas y postres. El plan de alimentación está estructurado asumiendo que comprarás y prepararás algunas comidas durante el fin de semana, pero esto puede ajustarse para adaptarse a tu estilo de vida. Si no te apetece una comida en particular, siéntete libre de cambiarla por otra. Todas las comidas son completamente intercambiables.

Ilimitados: vegetales sin almidón

Sí, lo leíste correctamente: en este plan, ¡no hay límite para la cantidad de vegetales sin almidón! Los vegetales sin almidón son un ejemplo perfecto de alimentos ricos en nutrientes; son bajos en carbohidratos y calorías, pero están repletos de vitaminas, minerales y fibra. Son el alimento ideal para ayudarte a llenarte mientras mantienes tu nivel de azúcar en la sangre bajo control. De hecho, cuantos más de estos alimentos puedas incluir en tus comidas diarias, mejor será para tu salud en general. Así que, si quieres más espinaca en una comida o zanahorias en tu merienda, ¡adelante!

Le presentamos una lista de vegetales comunes sin almidón:

- Alcachofas
- Espárragos
- Maíz tierno
- Brotes de bambú
- Brotes de soja
- Remolachas
- Coles de bruselas
- Brócoli
- Col (verde, col china)
- Zanahorias
- Coliflor
- Apio
- Chayote
- Pepino
- Daikón
- Berenjenas
- Judías verdes (judías verdes, judías italianas/runner, judías de vaina amarilla)
- Vegetales (berza, col rizada, mostaza, nabo)
- Palmitos
- Jícama
- Colinabo
- Puerros
- Hongos
- Quimbombó
- Cebollas
- Pimientos
- Rábanos
- Rutabagas
- Hojas verdes para ensaladas (achicoria, endibia, escarola, lechuga, lechuga romana, espinaca, rúcula, achicoria roja, berros)
- Brotes
- Calabaza (cushaw, summer, crookneck, espagueti, calabacín)
- Guisantes dulces
- Acelgas
- Tomates
- Nabos
- Castañas de agua
- Habichuela larga

Información nutricional de las recetas

En cada receta, se señala la cantidad de calorías, las grasas, los carbohidratos, la fibra, las proteínas y la Proporción de carbohidratos a fibra. Esta información nutricional fue calculada para cada receta exactamente como está escrita, sin ingredientes adicionales ni intercambios, incluidos los ingredientes opcionales. Por supuesto, la información puede cambiar según los productos que uses; por ejemplo, una leche no láctea puede tener más proteínas y menos grasa que otra. Pero la información nutricional que se señala aquí servirá como una guía básica. Probamos nuestras recetas con leche de soja sin azúcar de Silk, yogurt de leche de almendras sin azúcar ni sabor de Kite Hill, proteína de vainilla en polvo de Sunwarrior, mantequilla de maní cremosa de Kirkland y chips de chocolate negro para hornear de Lily. Estas son marcas que se encuentran en su mayoría en los Estados Unidos.

Proporción de carbohidratos a fibra

Como recordarás del capítulo 2, la fibra es un tipo de carbohidrato que el cuerpo no digiere ni absorbe y ralentiza la absorción de azúcar en el torrente sanguíneo. Por lo tanto, cuanta más fibra haya en los carbohidratos que consumes, mejor control tendrás sobre el azúcar en la sangre. Un informe de la Escuela de Salud Pública de Harvard recomienda usar la regla de proporción 10:1 para elegir productos a base de granos, que establece que, por cada 10 gramos de carbohidratos, debe haber al menos 1 gramo de fibra. Aplicamos este principio a nuestras recetas y mantuvimos la mayoría de nuestras recetas por debajo de una proporción de 6:1. Puedes calcular fácilmente la Proporción de carbohidratos a fibra de cualquier alimento simplemente dividiendo los carbohidratos entre la fibra, en la información nutricional proporcionada aquí. En la mayoría de los casos, redondeamos al número entero más cercano. Por lo tanto, puedes estar seguro de que, aunque estás comiendo más carbohidratos con este patrón dietético, también estás consumiendo mucha fibra.

Aumentar las calorías en el plan de alimentación

La ingesta de calorías diaria recomendada depende de distintos factores, como la edad, el sexo, la altura, el peso y el nivel de actividad. Pero generalmente, la mayoría de las mujeres necesitan de 1,600 a 2,400 calorías por día para mantener su peso, mientras que la mayoría de los hombres necesitan de 2,000 a 3,000 calorías. Comer menos de la ingesta calórica recomendada conduce a la pérdida de peso.

No podemos coincidir con los requisitos de calorías para todos en un solo plan de alimentación, así que deja que tus señales de hambre y saciedad te guíen en este viaje. Si una comida no te llena del todo, es una señal de que es posible que necesites otra porción. O si notas que tienes hambre entre comidas, ¡come una merienda! Los planes de alimentación en el capítulo 5 solo incluyen desayuno, almuerzo y cena, pero siéntete libre de incorporar meriendas y postres como mejor te parezca. Puedes elegir entre las recetas de meriendas y postres nutricionalmente equilibrados de este libro, o aprovechar los vegetales sin almidón ilimitados permitidos en este plan de alimentación para cualquier refrigerio entre comidas. No deberías sentir hambre con este plan de alimentación. Si la sientes, es una señal de que no estás comiendo lo suficiente.

Consejos para tener éxito

Mentalidad y motivación

La mentalidad es crucial al comenzar un nuevo plan de alimentación. Comprender tu razón de hacer esto es una poderosa fuente de motivación. Antes de empezar, toma una hoja de papel y anota las razones por las que te embarcas en este plan de alimentación y programa dietético.

Aquí tienes un ejemplo de una "razón de hacer esto":

"Quiero perder 15 libras y reducir mi HbA1c en un 1 a 2% en los próximos tres o cuatro meses para disminuir mi necesidad de medicamentos, prevenir complicaciones de la diabetes y aumentar mi calidad de vida. Quiero estar presente en la vida de mis hijos y nietos, disfrutar del tiempo en familia sin preocupaciones de salud."

Una vez que hayas escrito tú "razón de hacer esto", colócalo en un lugar donde lo veas varias veces al día, como en el espejo del baño, detrás de la puerta de tu casa o en el refrigerador. Esto te servirá de motivación y te ayudará a recordar por qué has comenzado este viaje, especialmente cuando enfrentes desafíos.

Preparación de comidas con anticipación

Preparar y cocinar comidas en casa ahorra tiempo, dinero y calorías. Las comidas típicas de restaurantes suelen tener más calorías, grasas, carbohidratos refinados y sodio que las comidas caseras. Sin embargo, para muchos de nosotros, encontrar tiempo para cocinar en casa todos los días puede ser complicado. La preparación de comidas con anticipación no solo facilita la cocina durante la semana, sino que también puede mejorar directamente la salud de tu diabetes. Un estudio descubrió que después de completar un programa de preparación de comidas con anticipación, los participantes con diabetes tipo 2 experimentaron mejoras en el control de la alimentación, el peso corporal, los niveles de HbA1c y la presión arterial. La preparación de comidas con anticipación funciona y será esencial para tu éxito con el plan de alimentación. Cada semana, te proporcionaremos consejos sobre qué preparar con anticipación durante el fin de semana para ahorrarte tiempo en la cocina durante la semana.

Abastecer tu cocina con elementos esenciales

Llenar tu despensa, nevera y congelador con ingredientes saludables y adecuados para la diabetes hará que la preparación de las comidas sea mucho más sencilla. A continuación, te presentamos algunos de los alimentos básicos que debes tener en tu despensa, nevera y congelador para ayudarte a lo largo de todo el plan de alimentación. También hemos destacado nuestros utensilios y electrodomésticos favoritos, que necesitarás para preparar muchas de las recetas de este libro.

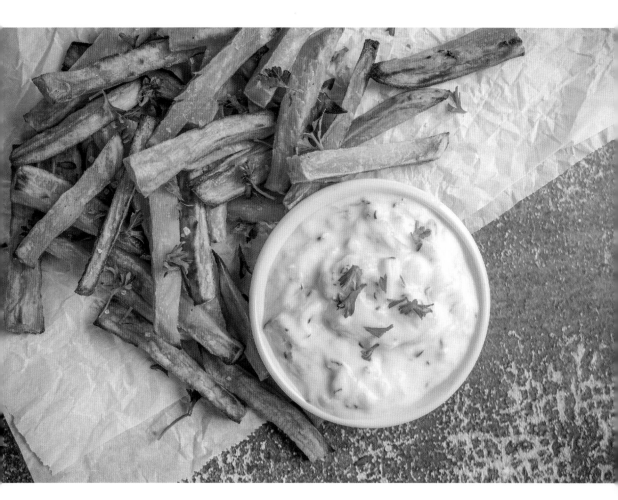

Alimentos para tu despensa:

Frijoles y otros alimentos enlatados/embotellados:

- Frijoles negros (enlatados y/o secos)
- Jugo de limón/lima embotellado
- Garbanzos (enlatados y/o secos)
- Leche de coco ligera
- Tomates en cubos
- Frijoles rojos (enlatados y/o secos)
- Lentejas (enlatadas y/o secas)
- Salsa para pasta
- Frijoles pintos (enlatados y/o secos)
- Salsa
- Pasta de tomate
- Salsa de tomate
- Frijoles blancos (enlatados y/o secos)

Cereales integrales y pastas:

- Arroz integral
- Fideos de arroz integral
- Pasta de garbanzos
- Farro
- Pasta de lentejas
- Mijo
- Avena (cortada en acero y en hojuelas)
- Quinua
- Pasta de trigo integral

Nueces y semillas:

- Almendras
- Castaña de pará
- Anacardos
- Semillas de chía
- Linaza molida (también llamada harina de lino)
- Semillas de cáñamo (también llamadas corazones de cáñamo
- Mantequilla de maní, almendras o semillas de girasol
- Piñones
- Semillas de calabaza
- Semillas de girasol
- Tahini
- Nueces

Hierbas y especias secas:

- Hojas de laurel
- Cayena
- Chile en polvo
- Curry en polvo
- Orégano seco
- Menta seca
- Jengibre
- Canela molida

- Comino molido
- Garam masala
- Ajo en polvo
- Cúrcuma molida
- Cebolla en polvo
- Pimentón
- Hojuelas de pimiento rojo
- Sal y pimienta

Vinagres y condimentos:

- Vinagre de sidra de manzana
- Vinagre balsámico
- Mostaza
  (amarilla y Dijon)

- Aceite de oliva en aerosol
  para cocinar
- Vinagre de arroz
- Tamari, salsa de soja
  con menos sodio,

Otros:

- Cacao en polvo
- Dátiles
- Edulcorante de fruta de monje
- Chispas de chocolate
  sin azúcar añadida
- Levadura nutricional

- Maíz para palomitas
- Proteína en polvo
- Hojas de papel de arroz
- Leche vegetal de larga duración
- Extracto de vainilla
- Caldo vegetal

Alimentos para su refrigerador:

- Fruta fresca
- Vegetales frescos
- Hummus
- Yogur de origen vegetal
- Pesto

- Aderezos para ensaladas
- Tempeh
- Tofu
- Mayonesa vegana

Alimentos para su congelador:

- Bananas (pelar y congelar bananas maduras)
- Bayas
- Arroz de coliflor
- Edamame

- Guisantes
- Espinacas y/o col rizada
- Vegetales salteados
- Fresas
- Hamburguesas vegetarianas

Utensilios y electrodomésticos de utilidad:

- Licuadora de alta potencia: ideal para mezclar lotes más grandes de alimentos como salsas, batidos, helados y sorbetes
- Procesador de alimentos: ayuda con la preparación de alimentos al cortar en trozos, picar, mezclar y licuar
- Instant Pot®, u otra olla eléctrica multiusos: le permite preparar granos, frijoles y otros alimentos rápidamente
- Freidora de aire: excelente manera de "freír" alimentos sin de aceite
- Prensa de tofu: no es esencial, pero es útil para eliminar el exceso de líquido del tofu; consulte "cómo presionar el tofu" en la página 49
- Recipientes para almacenar alimentos: preferiblemente de vidrio, no de plástico; ideal para sobrantes y preparación de comidas con anticipación
- Frascos de cristal: use diferentes tamaños para "overnight oats" o avena nocturna, ensaladas, sopas, batidos y otros alimentos para llevar
- Cortadora de vegetales: no es esencial, pero ayuda a ahorrar tiempo al picar los vegetales
- Bolsas con cierre hermético reutilizables: ahorre dinero en bolsas de plástico tradicionales; ideal para guardar meriendas para llevar
- Cucharas y tazas medidoras
- Espiralizador: ideal para hacer fideos con vegetales (fideos de calabacín, fideos de batata, etc.)
- Cuchillos de chef de buena calidad
- Tapete de silicona para hornear: ayuda a hornear sin usar aceite

Cocinando con tofu

Como leerás en el capítulo 4: Preguntas frecuentes sobre el plan de alimentación, la soya es un excelente sustituto de la carne y brinda una gran cantidad de beneficios para la salud. Ofrecemos varias formas de incluir el tofu, que está hecho de soja, en tu dieta, incluso en sopas, tacos, salsas y más.

Así que, si descubres que el tofu no te encanta en una receta, no permitas que eso te impida probarlo en otra.

Las personas a menudo evitan el tofu porque no saben cómo cocinarlo, pero no renuncies a este alimento saludable. La preparación es clave. Se agrega agua al tofu durante el proceso de envasado para evitar que se seque. Extraer esa agua antes de cocinarlo evita que quede empapado y permite que absorba otros sabores.

Para obtener los mejores resultados, siga los pasos a continuación para prensar el tofu antes de usarlo en una receta.

1) Envuelve el tofu en una capa de toallas de papel o un paño de cocina limpio.

2) Coloca peso, como un libro o una lata grande de alimentos, sobre el tofu para exprimir el agua.

3) Deja reposar el tofu durante al menos treinta minutos. El peso exprimirá gradual y efectivamente la humedad del bloque de tofu, donde será absorbida por las toallas de papel o el paño de cocina.

4) Si las toallas de papel o el paño de cocina se saturan por completo, es posible que debas cambiarlos por otros nuevos y continuar prensando hasta que ya no absorban humedad.

Cómo prensar tofu

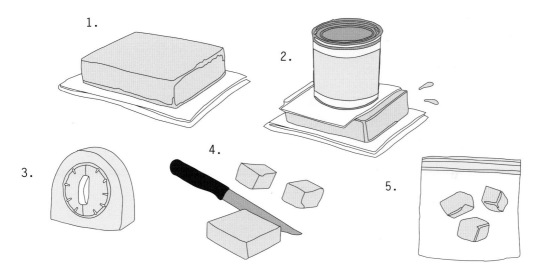

1.

2.

3.

4.

5.

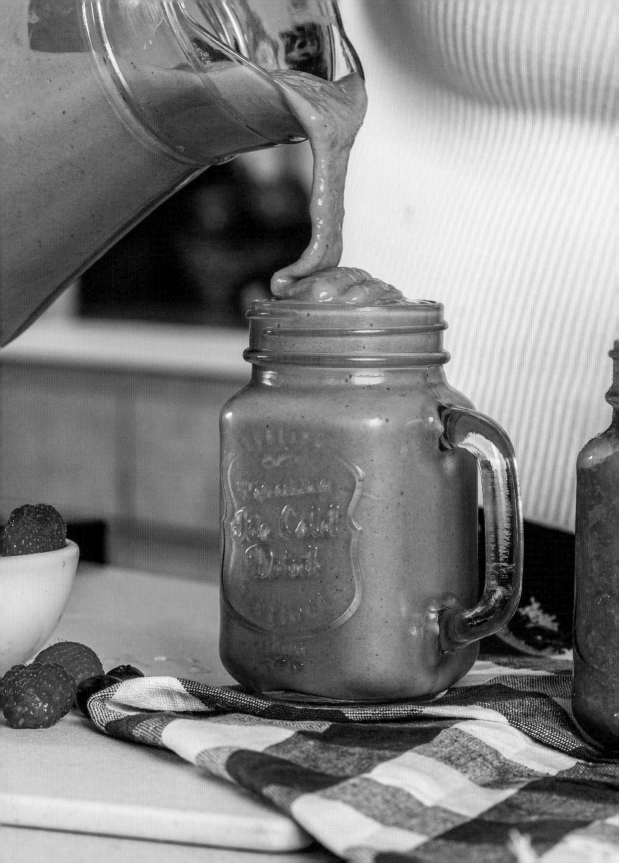

CAPÍTULO 4

Preguntas frecuentes
sobre el plan de alimentación

En este capítulo, respondemos las preguntas más comunes que nuestros clientes nos hacen al iniciar un plan de alimentación a base de plantas para el tratamiento de la diabetes.

¿Qué puedo beber durante el plan de alimentación?

Agua y bebidas sin azúcar

Es esencial mantener una adecuada hidratación a medida que incorpora más alimentos ricos en fibra y de origen vegetal en su dieta. La fibra necesita agua para su digestión, por lo que beber suficiente agua es fundamental para mantener evacuaciones regulares y prevenir la hinchazón abdominal.

En promedio, se recomienda consumir de nueve a trece tazas de agua al día, siendo una taza equivalente a 8 onzas. Las personas físicamente activas o que viven en climas cálidos pueden necesitar aún más agua. Si te resulta difícil alcanzar estos niveles, puedes probar infusiones de hierbas, aguas con gas sin azúcar añadido o agua infusionada con hierbas y frutas. Además de mantenernos hidratados, esto también puede ayudarnos a sentirnos saciados. En ocasiones, confundimos la sed con el hambre. Así que, la próxima vez que sientas hambre, antes de recurrir a una merienda, prueba beber un vaso grande de agua, luego espera unos minutos y evalúa cómo te sientes.

Café y té

¡Tanto el café como el té son permitidos y recomendados en este plan de alimentación! Algunas personas pueden experimentar un ligero aumento en los niveles de azúcar en la sangre después de consumir café (incluso café negro); sin embargo, en general, las pruebas indican que el café puede reducir el riesgo de diabetes tipo 2. No obstante, si no bebes café o prefieres evitarlo, no es necesario que comiences a consumirlo ahora. Si disfrutas del café y/o el té, presta atención a los ingredientes que agregas a tu taza. Te recomendamos usar leche o sustitutos de crema sin azúcar y evitar añadir azúcar. Ten en cuenta que las cremas lácteas, como la "half-and-half", suelen ser ricas en grasas saturadas. Puedes consultar el apéndice (página 248) para ver nuestras opciones preferidas de sustitutos de crema.

Leches vegetales

Las leches vegetales son una opción genial en lugar de la leche normal. En varias de nuestras recetas, verás que se menciona "leche vegetal". Nosotros, en general, preferimos la leche de soja, ya que tiene más proteínas y agrega una textura cremosa a las recetas. Entonces, cuando calculemos la información nutricional para recetas con leche, usaremos la de soja. Aunque, siéntete libre de usar tu leche vegetal favorita, como almendra, avena, coco o la que más te guste. La mayoría de las leches vegetales funcionan bien en estas recetas, pero te recomendamos que optes por las versiones sin azúcar.

Bebidas a evitar

Te sugerimos que elimines todas las bebidas azucaradas de tu dieta a medida que te adentras en este estilo de vida saludable. Esto incluye refrescos, jugos con azúcar añadida, bebidas deportivas, té y café dulces, y bebidas energéticas. Si tienes la costumbre de tomar estas bebidas, puedes probar sus versiones dietéticas, que suelen tener menos calorías y azúcar. Por ejemplo, una lata de Coca-Cola tiene un montón de azúcar, mientras que una versión light tiene poco o nada de azúcar. También es buena idea evitar los jugos y los batidos comprados en tiendas, ya que suelen tener muy poca o ninguna fibra. Para una opción más saludable, puedes probar una de nuestras recetas de batidos en la página 116.

¿Qué edulcorantes puedo usar en el plan de alimentación?

Dátiles y otras frutas

La dulzura en tus comidas idealmente debería provenir de alimentos con azúcares naturales, no de azúcares añadidos. Los azúcares añadidos son esos que no están naturalmente presentes en los alimentos, sino que se les agregan durante el proceso de fabricación. Si revisas la etiqueta de ingredientes de muchos productos de tienda, es posible que encuentres azúcar añadida bajo nombres como dextrosa, jarabe de arroz integral, jarabe de maíz de alta fructosa, y otros. Incluso edulcorantes naturales como la miel, néctar de agave, jarabe de arce, azúcar de coco y melaza se consideran fuentes de azúcar añadido, a pesar de ser menos procesados y posiblemente aportar algo de valor nutricional.

La Asociación Americana del Corazón (AHA) recomienda limitar el azúcar añadido a 6 cucharaditas (24 gramos) al día para mujeres y 9 cucharaditas (36 gramos) para hombres. Reducir los azúcares añadidos es importante por varias razones. Primero, son lo que llamamos "calorías vacías", ya que proporcionan muy poco valor nutricional. Los azúcares añadidos desplazan alimentos más ricos en nutrientes o contribuyen a un aumento general en la ingesta de calorías, lo que puede llevar al aumento de peso. Además, tanto los azúcares añadidos como los granos refinados hacen que los niveles de azúcar en sangre suban más que con las frutas, verduras y granos enteros, todos los cuales contienen fibra.

En nuestras recetas, evitamos el azúcar añadido y preferimos ingredientes naturalmente dulces como frutas, dátiles y el edulcorante natural llamado fruta de monje. Dado que las frutas ofrecen innumerables beneficios para la salud, nos gusta usarlas como fuente de dulzura siempre que sea posible. Tal vez notes que usamos dátiles en algunas de nuestras recetas. Estos son frutos naturalmente dulces llenos de nutrientes, incluyendo antioxidantes, fibra y micronutrientes como potasio y vitamina B6. Optamos por los dátiles como edulcorante en muchos de nuestros postres para que puedas disfrutar de su dulzura y al mismo tiempo aprovechar sus beneficios nutricionales.

Sustitutos del azúcar

Los sustitutos del azúcar, o edulcorantes no nutritivos, son comunes para darle un toque dulce a los alimentos o bebidas sin añadir muchas o ninguna caloría. Estos edulcorantes se dividen en dos categorías: artificiales y naturales. Algunos ejemplos de edulcorantes artificiales y sus nombres comerciales son el aspartamo (como Equal), sacarina (como Sweet'N Low) y sucralosa (como Splenda), y como sugiere su nombre, se fabrican a través de procesos químicos. En cuanto a los edulcorantes naturales, tenemos el extracto de hoja de stevia (como Stevia in the Raw) y el extracto de fruta de monje (como Splenda Monk Fruit). Sin embargo, es importante mencionar que a menudo se mezclan estos edulcorantes naturales con edulcorantes químicos, en particular el eritritol.

El uso inteligente de los edulcorantes no nutritivos puede ayudar a reducir la ingesta de azúcar añadida, lo que a su vez puede contribuir a mantener un peso saludable, lo que a su vez puede reducir el riesgo de enfermedades crónicas como la diabetes. En general, parece haber consenso en que disfrutar ocasionalmente de estos edulcorantes está bien. Hemos probado algunas de nuestras recetas con edulcorante de fruta de monje (que a menudo se mezcla con eritritol, un edulcorante químico) y hemos encontrado que tiene un sabor delicioso sin dejar un regusto desagradable, que a veces ocurre con la stevia. Para saber cuáles son nuestras marcas favoritas de fruta de monje, puedes consultar el apéndice en la página 249. Si prefieres evitar los edulcorantes no nutritivos, siéntete libre de usar el edulcorante de tu elección. En la tabla a continuación, te mostramos cómo convertir la fruta monje a otros edulcorantes.

1 cucharada Splenda Monk Fruit = 1 cucharada de miel, néctar de agave o jarabe de arce.

1 cucharada de Splenda Monk Fruit = ½ cucharadita de Truvia.

1 cucharada de Splenda Monk Fruit = $\frac{1}{16}$ cucharadita de Stevia pura.

¿Estos carbohidratos aumentarán mi azúcar en la sangre?

Es normal tener dudas acerca de incorporar alimentos ricos en carbohidratos en tu dieta, y entendemos por qué. Puede que una banana haga que tus niveles de azúcar en la sangre suban bruscamente, o que la avena te genere un aumento inmediato de la glucosa. Aunque una dieta basada en plantas tiene el potencial de revertir la resistencia a la insulina, la reintroducción repentina de carbohidratos en tu dieta podría ocasionar picos no deseados en tus niveles de azúcar en la sangre. Pero ten la seguridad de que hemos creado estos planes de alimentación teniendo esto en cuenta. Hemos equilibrado cuidadosamente la Proporción de carbohidratos a fibra en cada receta.

Además, una vez que te hayas comprometido con un patrón de alimentación basado en plantas, alimentos enteros y ricos en nutrientes, deberías preocuparte menos por los aumentos temporales en tus niveles de azúcar en sangre después de las comidas. Con el tiempo, a veces en cuestión de días, esos picos disminuirán a medida que recuperes tu sensibilidad a la insulina. Un signo claro de que la resistencia a la insulina se está revirtiendo y que estás en camino a la remisión de la diabetes es cuando tu tolerancia a los carbohidratos mejora y comienzas a ver aumentos de azúcar en sangre dentro de los valores normales después de comer.

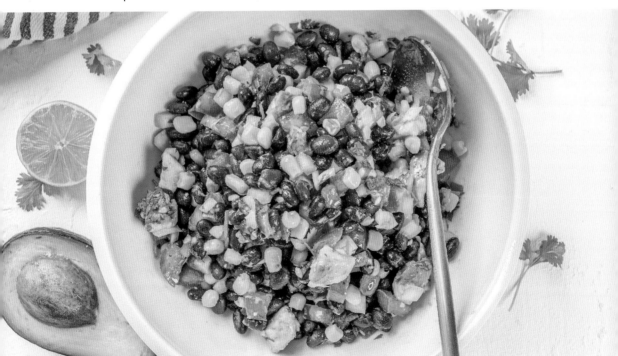

¿Cómo puedo reducir los picos de azúcar en la sangre después de comer?

Si actualmente experimentas niveles elevados de azúcar en la sangre después de las comidas, o si notas picos después de consumir algunas de las recetas en los planes de alimentación, te brindamos dos consejos que pueden ayudarte.

1. Llena tu plato con vegetales sin almidón:
Los vegetales, especialmente los que son bajos en almidón, son muy buenos para agregar volumen a tus comidas sin provocar un aumento brusco de azúcar en la sangre. Estos vegetales tienen menos carbohidratos que sus contrapartes almidonadas, pero están repletos de vitaminas, minerales y fibra. Dado que son nutritivos y bajos en calorías, ¡puedes servirte generosamente! Echa un vistazo al Capítulo 3 (página 39) para encontrar una lista de vegetales comunes bajos en almidón.

2. Da un paseo de 10 a 20 minutos después de comer:
Nuestros músculos usan glucosa como fuente de energía, lo que significa que si experimentas un aumento en el azúcar en la sangre después de comer, una de las mejores maneras de reducirlo es activando tus músculos. Después de comer, la glucosa se libera en el torrente sanguíneo, lo que hace que el azúcar en la sangre suba. Pero cuando haces ejercicio o mueves tus músculos poco después de comer, tus músculos absorben esa glucosa y la eliminan del torrente sanguíneo. Cualquier tipo de movimiento durante al menos 15 a 20 minutos después de una comida es efectivo: caminar, bailar, andar en bicicleta, hacer las tareas domésticas, subir escaleras, o cualquier otra actividad que ponga a tus músculos en acción. Cuanto más tiempo te muevas, mejor será el efecto sobre el azúcar en la sangre. Además de reducir los picos de azúcar en la sangre, moverte después de comer puede ayudar en la digestión y mejorar la sensibilidad a la insulina.

¿Es recomendable consumir soja?

¡Por supuesto! A menudo, la soja recibe una mala reputación debido a la cobertura mediática sensacionalista y a los titulares llamativos. Esto se debe en parte a que la soja contiene un compuesto llamado fitoestrógeno. Debido a que el fitoestrógeno tiene una estructura similar al estrógeno, la gente tiende a pensar que podría tener efectos similares (los niveles altos de estrógeno pueden afectar la reproducción). Sin embargo, investigaciones extensas han demostrado que el fitoestrógeno no actúa de la misma manera que el estrógeno. De hecho, la soja se ha asociado con un menor riesgo de cáncer de próstata, gastrointestinal y de mama, entre otros tipos. El consumo de soja también se relaciona con un menor riesgo de diabetes tipo 2 y puede ayudar a prevenir la osteoporosis o la pérdida de densidad ósea. Además, reemplazar las proteínas animales con soja puede mejorar el colesterol y el peso corporal.

Te alentamos a incorporar la soja en tu dieta, ya que es un excelente sustituto de la carne y conlleva numerosos beneficios para la salud. La soja se encuentra en productos como tofu, edamame, leche de soja, tempeh, salsa de soja y miso. Si probaste el tofu anteriormente y no te convenció, te recomendamos que le des otra oportunidad. Consulta la página 48 para obtener consejos sobre cómo usar el tofu en nuestras recetas.

¿Qué hacer si los frijoles me causan gases?

Los frijoles son una excelente fuente de fibra que beneficia a tu microbioma intestinal y ayuda a controlar el azúcar en la sangre. Algunas de las moléculas de los frijoles, como la rafinosa y los oligosacáridos, llegan al intestino grueso sin ser digeridas. Estos compuestos sirven de alimento para nuestras bacterias intestinales beneficiosas y, a medida que las bacterias los descomponen en un proceso llamado fermentación, se produce gas. La buena noticia es que, al comer frijoles de manera regular, tu cuerpo se acostumbrará a ellos y disminuirán los gases. ¡Así que no dudes en disfrutarlos regularmente! Además, aquí tienes cinco cosas que puedes hacer para evitar que los frijoles te causen gases:

1) Ve despacio: Introduce los frijoles en tu dieta gradualmente, comenzando con solo unas pocas cucharadas y aumentando la cantidad con el tiempo.

2) Enjuágalos bien: Si utilizas frijoles secos, asegúrate de remojarlos y enjuagarlos de manera adecuada antes de cocinarlos.

3) Cocínalos hasta que estén muy tiernos: La cocción completa de los frijoles ayudará a que sean más fáciles de digerir.

4) Come lentamente y mastica bien: Al ingerir tus alimentos de forma pausada y masticarlos adecuadamente, reduces la cantidad de aire que tragas y minimizas la producción de gases.

5) Suplementos prebióticos o enzimas digestivas: Si, a pesar de estos consejos, sigues experimentando gases, puedes probar tomar un suplemento prebiótico o enzimas digestivas hasta que tu cuerpo se vuelva más tolerante a los frijoles.

¿Debo preocuparme por la sal/sodio?

El sodio, el componente principal de la sal de mesa, es un mineral esencial que necesitamos obtener a través de nuestra alimentación. Sin embargo, en promedio, los estadounidenses tienden a consumir mucho más sodio de lo necesario, lo que puede resultar en presión arterial alta o hipertensión, un factor de riesgo importante en enfermedades cardíacas y accidentes cerebrovasculares.

A menudo, asociamos el sodio únicamente con la sal, pero en realidad se añade a muchos alimentos de los que quizás no estés al tanto. Estas son las diez principales fuentes de sodio en la dieta:

- Panes y bollos
- Pizza
- Sándwiches
- Embutidos y carnes curadas (como fiambres)
- Sopas
- Burritos y tacos
- Aperitivos salados como papas fritas, palomitas de maíz y galletas saladas
- Pollo (a menudo se inyecta con sodio como parte del proceso de procesamiento de carne de aves)
- Queso
- Huevos

La Asociación Americana del Corazón recomienda mantener la ingesta de sodio entre 1,500 y 2,300 miligramos al día, lo cual es especialmente importante para las personas con diabetes, ya que ya enfrentan un alto riesgo de desarrollar enfermedades cardíacas.

Una dieta basada en alimentos integrales de origen vegetal suele contener mucho menos sodio que la dieta promedio en Estados Unidos. Notarás que hemos incluido sal en nuestras recetas para darles sabor. Si te preocupa la cantidad de sodio en tu dieta, simplemente puedes reducir la cantidad de sal utilizada en la receta o incluso eliminarla por completo, sustituyéndola por otras especias y hierbas para dar sabor (consulta nuestras alternativas de sal favoritas en el apéndice, página 249).

¿Cuál es el papel del aceite en estas recetas?

La mayoría de los aceites, a excepción del aceite de coco y de palma, contienen grasas saludables, conocidas como grasas insaturadas, que son beneficiosas para la salud del corazón y la sensibilidad a la insulina. Sin embargo, los aceites, en general, son densos en calorías, ya que provienen de alimentos enteros (por ejemplo, el aceite de aguacate se extrae del aguacate, y el aceite de oliva proviene de las aceitunas).

Para comprender la diferencia nutricional, comparemos el aceite con el alimento original. Mientras que media taza de aceitunas aporta 86 calorías, 8 gramos de grasa, 2 gramos de fibra y 1 gramo de proteína, la misma cantidad de aceite de oliva contiene casi 1,000 calorías, más de 100 gramos de grasa y carece de proteínas y fibra.

Puedes ver que el aceite de oliva contiene significativamente más grasa y calorías que las aceitunas.

Aceite de oliva vs. aceitunas

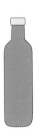

Aceite de oliva	Aceitunas
0.5 taza	0.5 taza
955 calorías	86 calorías
108g de grasa	8g de grasa
0g carbohidratos	4g carbohidratos
0g de fibra	2g de fibra
0g de proteína	1g de proteína

Para aumentar al máximo el valor nutricional de nuestras comidas, nuestras recetas incluyen poco o ningún aceite, prefiriendo en su lugar fuentes de grasas de alimentos enteros siempre que sea posible. Si decides emplear aceite para sofreír o asar, te recomendamos el uso de aceite de oliva en aerosol para cocinar, ya que esto te permitirá controlar la cantidad de calorías. Sin embargo, ten en cuenta que la etiqueta de "cero calorías" en los aerosoles para cocinar puede ser un poco engañosa. ¿Cómo es esto posible? La Administración de Alimentos y Medicamentos permite que las compañías de alimentos declaren "cero calorías" si una porción contiene menos de cinco calorías. La mayoría de los aerosoles para cocinar tienen dos calorías por porción, y el tamaño de una porción se mide en un aerosol que dura un cuarto de segundo. No obstante, la mayoría de las personas utilizan el aerosol durante aproximadamente cuatro segundos, lo que equivale a unas 16 porciones, resultando en un total de 32 calorías.

Aquí tienes algunas maneras sencillas de reducir la cantidad de aceite en la preparación de tus comidas:

- Para sofreír: Emplea aceite de oliva en aerosol para cocinar, una sartén antiadherente, o utiliza agua o caldo de vegetales añadiendo una cucharada a la vez, y sigue revolviendo la comida para evitar que se queme.

- Para hornear: Sustituye el aceite por puré de bananas, puré de manzana sin azúcar o un huevo de lino. Estas alternativas también enriquecerán tus horneados con más nutrientes y fibra.

- Para asar y cocinar al vapor: Utiliza aceite de oliva en aerosol para cocinar o simplemente omite el aceite y confía en las hierbas y especias para dar sabor. Los tapetes de silicona para hornear son excelentes para asar, ya que no requieren aceite y facilitan la limpieza.

- Para salsas: Prepara un puré de frijoles con vegetales y añade agua o leche de almendras para lograr la textura deseada.

- Para aderezos: Mezcla nueces y semillas enteras en un procesador de alimentos para obtener un aderezo cremoso y lleno de nutrientes.

¿Cómo mi presupuesto afectará el plan de alimentación?

Un concepto errado acerca de las dietas a base de plantas es que son caras, pero esto no podría estar más lejos de la realidad. En comparación con la dieta típica en los Estados Unidos, una dieta a base de plantas puede reducir sus costos de alimentación en más de un 30%. Desafortunadamente, los alimentos envasados más saludables y mínimamente procesados (como el pan integral, cereales, galletas saladas, etc.) suelen ser más costosos que sus contrapartes más procesadas, pero esto está más que compensado por los ahorros que notará al no comprar productos de origen animal. Si bien los productos alimenticios individuales enumerados en el apéndice pueden ser más caros, sus gastos en alimentos en general serán más bajos con este patrón dietético.

¿Qué sucede si tengo alergias alimentarias, no consumo gluten o tengo una agenda ocupada?

En cada receta, encontrarás una variedad de consejos útiles. Siempre ofrecemos opciones libres de gluten y sugerencias para la sustitución de ingredientes para los principales alérgenos en los Estados Unidos (que incluyen nueces de árbol, maní, trigo y soja). También sabemos que la mayoría de las personas llevan vidas ocupadas y no siempre pueden dedicar mucho tiempo a cocinar, por lo que, con ciertas recetas, verás consejos para ahorrar tiempo en la cocina. (Y, por supuesto, preparar comidas con anticipación el fin de semana también puede ayudarte a ahorrar tiempo.) También puedes leer las notas de cada receta para saber por qué elegimos determinados ingredientes y cómo pueden mejorar tu nivel de azúcar en la sangre.

¿Necesito seguir el plan de alimentación sin excepciones?

¡Para nada! Siempre comienza haciendo cambios con los que te sientas cómodo. Hacer un cambio en la dieta, sin importar cuál sea, no tiene por qué ser una renovación exhaustiva. Incluso si no sigues el plan al pie de la letra, aún obtendrás enormes beneficios para la salud al incorporar más comidas a base de plantas en tu dieta.

Si deseas comenzar despacio, prueba con los lunes libres de carne, que ofrece una manera manejable de agregar más comidas a base de plantas a su dieta. Eliminar los productos de origen animal un día a la semana hace que la transición sea más realizable. Si un día entero es demasiado abrumador, comienza con una o dos comidas al día y continúa a partir de allí. Sigue agregando comidas y días sin carne para avanzar hacia una dieta mayormente a base de plantas.

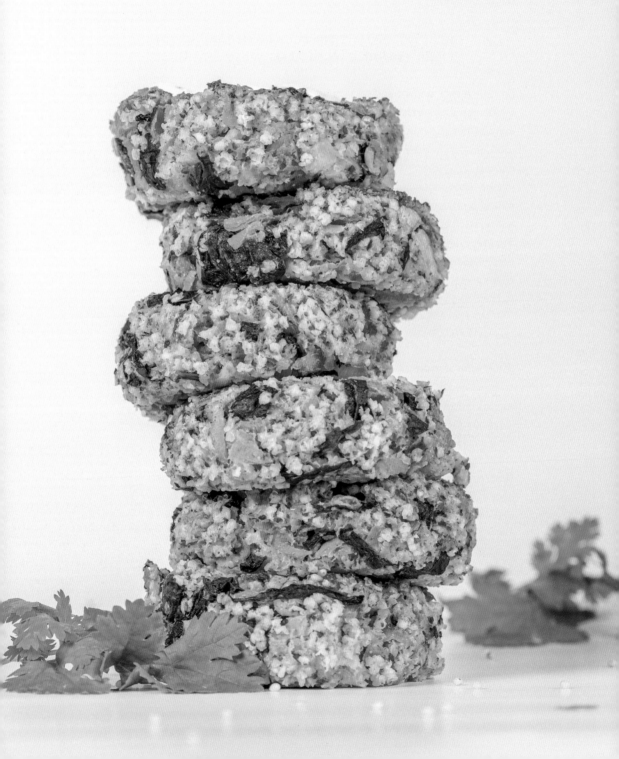

CAPÍTULO 5

El plan de alimentación

¡Bienvenido al plan de alimentación! Nuestros planes de alimentación fueron diseñados para una sola persona, por lo que, si los estás siguiendo solo, sigue las recetas tal como están escritas (a menos que se indique lo contrario). Por ejemplo, los Garbanzos de una Sartén con Arcoíris de Vegetales es una porción para 2 personas, pero al preparar la receta completa, te servirá como almuerzo para el día siguiente. La Sopa De Col Rizada Con Frijoles Blancos Y Limón es una porción para 6 personas, pero al hacer la receta completa, podrás congelar el sobrante y usarlo la siguiente semana (ahorrándote tiempo en la cocina). Para algunas comidas, hemos indicado cocinar "½ lote" (la mitad de la receta), para que no tengas demasiadas sobras. Si planeas alimentar a más de uno, puedes aumentar fácilmente las cantidades de las recetas, pero también tendrás que aumentar las cantidades en la lista de compras.

No te sorprendas por tener que cocinar mucho, sin embargo, hemos configurado los planes de alimentación y las secciones de preparación de comidas para minimizar el tiempo que pasas en la cocina. Por ejemplo, las porciones adicionales que cocines en la cena servirán como almuerzo al día siguiente. Sin embargo, recuerda que necesitarás muchos recipientes para almacenar alimentos y bolsas Ziploc o bolsas reutilizables para almacenar tus alimentos.

Si eres nuevo en la cocina, no te sientas intimidado. Estas recetas son fáciles de seguir y, a medida que te familiarices con el picado y otras actividades de preparación de comidas con anticipación, el tiempo que pasas en la cocina disminuirá. Además, la lista de compras de la Semana 1 es larga porque incluye artículos básicos que se usan durante el programa de cuatro semanas; es posible que ya tengas muchos de estos (especias, mantequillas de nueces, etc.) a la mano.

Los planes de alimentación solo incluyen desayuno, almuerzo y cena, así que incorpora meriendas y postres como mejor te parezca. No todos disfrutan comer meriendas, y no todos prefieren el postre por las noches. Tú decides si comerlos, y cuando comerlos.

Si desayunas temprano y te da hambre a media mañana, come una merienda. Si prefieres comer una merienda o algo dulce después de la cena, ¡también está bien! Hemos hecho que los planes de alimentación sean flexibles para que puedas adaptarlos a tu nivel de hambre y horario.

Para minimizar el desperdicio de alimentos, también ofrecemos ideas para usar los ingredientes sobrantes en meriendas, guarniciones y complementos de recetas. Adicionalmente, ofrecemos opciones de postres para tu elección. Nuestras listas de compras y planes de alimentación están configuradas para que compres y prepares las comidas con anticipación durante el fin de semana; sin embargo, siéntete libre de preparar comidas cualquier día que se adapte a tu horario. Ten en cuenta que los ingredientes para la cena de cada domingo han sido incluidos en la lista de ingredientes para la semana siguiente, por lo que cuando compres alimentos y prepares la comida durante el fin de semana, tendrás ingredientes frescos para la preparación de la cena de ese domingo.

Semana 1

¡Bienvenido a la semana 1 del plan de alimentación! Estás en camino de ver mejoras en tu nivel de azúcar en la sangre mientras disfrutas de los carbohidratos. Si te sientes cómodo haciéndolo, haz un seguimiento diario de tu azúcar en la sangre en ayunas (o al menos un par de veces a la semana) para medir tu progreso. Una vez que hayas recolectado de 20 a 30 puntos de datos, es probable que puedas identificar un patrón. Una evolución descendente refleja que tu arduo trabajo está dando resultados.

Esta semana contendrá comidas con una proporción más baja de carbohidratos a fibra para ayudar a minimizar los picos de azúcar en la sangre, a medida que comienzas este nuevo patrón dietético. Recuerda que si experimentas picos después de comer, la mejor manera de disminuirlos es a través de 20 minutos de ejercicio ligero, como caminar alrededor de la manzana, andar en bicicleta, bailar u ordenar la casa. Cuanto más tiempo te muevas, mayor será su efecto sobre el azúcar en la sangre. Para cada receta en el plan de alimentación, sigue la receta como lo indica el libro de cocina, a menos que se indique lo contrario.

Lista de compras

Frutas

- 12 onzas de bayas (1½ tazas), adquiere más para meriendas, si lo deseas
- 4 piezas de fruta de tu elección, adquiere más para meriendas, si lo deseas
- 1 aguacate mediano
- 2 manzanas
- 1 lima
- 1 limón

Vegetales

- Espinacas tiernas (4 tazas) u hojas verdes oscuro de tu elección
- Brócoli (2 tazas)
- 3 zanahorias
- 1 coliflor
- Apio
- 1 envase grande de tomates cherry (2 tazas)
- 3 bulbos de ajo
- 1 manojo de cebolletas
- Col rizada (1 taza)
- Col morada (1 taza)
- 1 lechuga romana
- 2 pimientos rojos
- 2 pimientos amarillos
- 2 tomates pera
- 1 cebolla morada
- 2 cebollas amarillas
- 2 calabacines (o 1 paquete de "zoodles" prefabricados)

Granos enteros

- Tortillas de maíz (4 tortillas)
- Pan integral
- Arroz integral

Proteínas

- 2 paquetes (14 onzas) de tofu, extra firme
- 2 latas (15 onzas) de garbanzos
- 1 lata (15 onzas) de frijoles blancos
- 1 lata (15 onzas) de frijoles pintos
- 1 bolsa (16 onzas) de lentejas verdes o marrones secas
- 1 bolsa (16 onzas) de lentejas rojas secas
- Proteína en polvo
- Hummus (si preparas hummus casero sin aceite, busca los ingredientes en la página 226)

Alimentos enlatados y en cajas

- 1 lata (15 onzas) de leche de coco light
- 1 lata (6 onzas) de pasta de tomate
- 1 cartón (32 onzas) de caldo de vegetales

Nueces, semillas y especias

- Mantequilla de nueces o semillas
- Nueces
- Anacardos
- Semillas de chía
- Sal
- Pimienta negra
- Cayena
- Chile en polvo
- Canela
- Comino
- Curry en polvo
- Garam masala
- Ajo en polvo
- Cebolla en polvo
- Orégano seco
- Hojuelas de pimiento rojo

Condimentos

- Vinagre balsámico
- Alcaparras
- Salsa de soja baja en sodio, tamari o aminos de coco
- Mayonesa vegana
- Levadura nutricional
- Extracto de vainilla
- Edulcorante de fruta de monje

Productos no lácteos

- Leche vegetal (a base de plantas) de tu elección, natural y sin azúcar
- Yogur vegetal (a base de plantas) de tu elección, natural y sin azúcar

Congelados

- Guisantes congelados

Preparación de comidas con anticipación

- Prepara y divide 3 lotes de Pudín Cremoso de Semillas de Chía.
- Prepara un lote de la Vinagreta Balsámica Cremosa.
  - *Para el Frasco De Ensalada Para Mezclar Y Combinar y los Garbanzos de una Sartén con Arcoíris de Vegetales*
- Prepara 3-4 tazas de arroz integral cocido (la opción más barata) o compra algunas bolsas de arroz integral precocido (opción más rápida).
  - *Para el Frasco de Ensalada para Mezclar y Combinar, las Lentejas al Curry (si lo deseas) y el Arroz Frito Pastoso con Vegetales*
- Corta la mitad de la coliflor en floretes y procesa la otra mitad para hacer arroz de coliflor.
  - *Para las Lentejas al Curry (floretes) y el Arroz Frito Pastoso con Vegetales (arroz de coliflor)*
- Corta las zanahorias en cubos.
  - *Para La Salsa De Lentejas "Sin Carne" y Arroz Frito Pastoso con Vegetales*
- Corta las cebollas blancas en cubos.
  - *Para distintas comidas*
- Corta el col en tiras.
  - *Para el Frasco De Ensalada Para Mezclar y Combinar y el Arroz Frito Pastoso con Vegetales*
- Corta el brócoli en floretes (o cómpralo precortado), corta un pimiento amarillo y corta la cebolla morada en cubos.
  - *Para los Garbanzos de una Sartén con Arcoíris de Vegetales*
- Usa el esperilizador para hacer fideos de calabacín (o compra los fideos de calabacín pre-hechos).
  - *Para la Salsa De Lentejas "Sin Carne"*
- Rebana los pimientos amarillos y rojos.
  - *Para las Fajitas De Frijoles Pintos*

	Lunes	Martes	Miércoles
Desayuno	Pudín Cremoso de Semillas de Chía (página 108)	Tostadas de Aguacate Cargadas de Proteínas (página 107)	Pudín Cremoso de Semillas de Chía
Almuerzo	Frasco de Ensalada para Mezclar Y Combinar (página 70)	Lentejas al Curry con Col Rizada y Coliflor + ½ taza de arroz integral, si lo deseas	Arroz Frito Pastoso con Vegetales
Cena	½ lote de Lentejas al Curry con Col Rizada y Coliflor (página 158)+ ½ taza de arroz integral, si lo deseas	Arroz Frito Pastoso con Vegetales (página 161)	Garbanzos de una Sartén con Arcoíris Vegetales (página 1 + 1 lote de Vinagre Balsámica Cremos

Jueves	Viernes	Sábado	Domingo
stadas de Aguacate rgadas de Proteínas	Pudín Cremoso de Semillas de Chía	Revoltillo de Vegetales y Tofu (página 114) + 1 porción de fruta + 1-2 rebanadas de pan integral	Revoltillo de Vegetales y Tofu + 1 porción de fruta + 1-2 rebanadas de pan integral
Garbanzos de una Sartén con Arcoíris de Vegetales	Salsa De Lentejas "Sin Carne"+ Fideos de calabacín	Rollitos de Lechuga con Toona de Garbanzos (página 139)	Rollitos de Lechuga con Toona de Garbanzos
Salsa De Lentejas "Sin Carne" Fideos de calabacín (página 220)	Fajitas De Frijoles Pintos (página 172)	Fajitas De Frijoles Pintos	

Frasco de ensalada para mezclar y combinar

Usa los ingredientes sobrantes de la preparación de la comida para hacer el almuerzo del lunes:

- Arroz integral (~½ taza)
- Sobrantes de frijoles blancos y frijoles pintos (~¾-1 taza)
- Vegetales sobrantes como tomates cherry, brócoli, repollo, col rizada/ espinaca y aguacate
- Usa la Vinagreta Balsámica Cremosa (página 244) como aderezo

Meriendas

- Usa el apio adicional para comer con mantequilla de maní.
- Usa las sobras de brócoli, pimientos y apio para comer con hummus.
- Combina la fruta adicional y ¼ taza de nueces.
- Combina el yogur sobrante con fruta, mantequilla de nueces y ½ porción de proteína en polvo, si lo deseas

Utiliza los sobrantes

- Acompaña los vegetales extra con la Vinagreta Balsámica Cremosa para hacer ensaladas como contornos para sus platillos.
- Usa lechuga romana, aguacate, tomates y col rallada para acompañar tus tacos. Usa las hojas de la lechuga romana como "tortillas" adicionales.
- Usa col rizada, espinacas y lechuga romana para añadir más vegetales a cualquier comida.
- Usa col rizada, espinacas y lechuga romana para añadir más vegetales a cualquier comida.
- Usa leche de coco sobrante en el café o té.
- Añade rodajas de lima y limón al agua.

Postres, si lo deseas (no incluidos en la lista de compras)

- Pudín de Chocolate de Chía (página 208)
- Melocotones a la Plancha con Canela (página 213)
- Fresas Cubiertas de Chocolate (página 217)

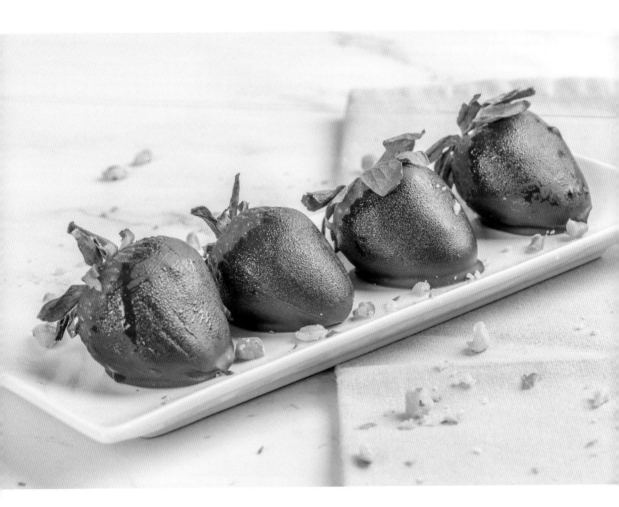

Semana 2

¡Bienvenido a la semana 2 del plan de alimentación! Esperamos que hayas disfrutado de la semana 1 y que no haya sido demasiado abrumadora. Cocinar y preparar las comidas con anticipación se vuelve más fácil cada semana. Es posible que algunas personas ya noten una disminución en el azúcar en la sangre a este punto. Si todavía no te ha sucedido, o has visto lecturas por encima de tus valores iniciales, todas estas son respuestas normales. Recuerda que estás trabajando activamente para revertir la causa principal, la resistencia a la insulina, y en algunas personas, toma más tiempo que en otras. Algunas personas incluso pueden ver un aumento inicial antes de que comience a disminuir, pero no te desanimes. La mejor manera de tener éxito es mantenerse comprometido y motivado.

Para la preparación con anticipación de esta semana, saca tu licuadora de alta velocidad o procesador de alimentos, porque prepararás muchos aderezos y salsas. La buena noticia es que es rápido y fácil de hacer.

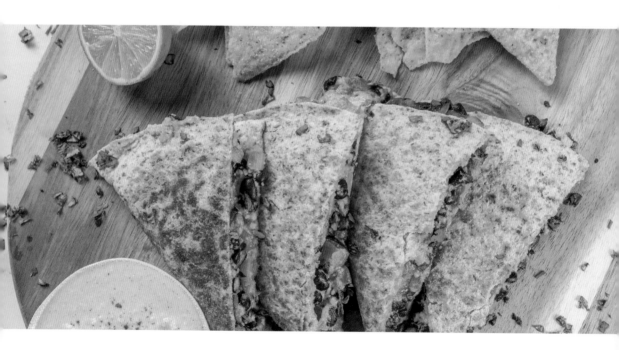

Lista de compras

Frutas

- 3 aguacates (dos maduros, uno verde)
- 5 piezas de fruta fresca de tu elección, más para meriendas, si lo deseas
- 1 limón
- 1 lima

Vegetales

- 1–2 bolsas de espinacas tiernas (5½ tazas)
- Albahaca (¼ taza)
- Brócoli (1 unidad)
- 2 zanahorias
- Apio
- Cilantro (⅓ taza)
- 3 bulbos de ajo
- 1 pieza de jengibre del tamaño de tu pulgar
- Col rizada (4 tazas)
- Champiñones (1 taza)
- Perejil (2 tazas)
- 3 pimientos rojos
- 1 bolsa de lechuga romana (3 unidades de lechuga)
- 3 tomates
- 1 cebolla blanca
- 3 cebollas amarillas

Granos enteros

- 1 lata (15 onzas) de maíz (o 1 bolsa de maíz congelado)
- Pan integral
- Tortillas de trigo integral
- Quinua
- Avena cortada en acero

Proteínas

- 3 latas (15 onzas) de frijoles blancos, de cualquier tipo
- 3 latas (15 onzas) de garbanzos
- 2 latas (15 onzas) de frijoles negros
- 1 paquete (8 onzas) de tempeh
- 1 paquete (14 onzas) de tofu, extra firme

Alimentos enlatados y en cajas

- 2 cartones (32 onzas) de caldo
  de vegetales

Nueces, semillas y especias

- Semillas de lino/linaza molidas
- Castaña de pará (o almendras)
- Anacardos
- Tahini
- Pimentón
- Cúrcuma molida
- Eneldo seco
- Perejil seco

Condimentos

- Vinagre de sidra de manzana
- Mostaza Dijon

Congelados

- 1 bolsa de arándanos congelados (2 tazas)

Productos no lácteos

- 2 cartones de leche vegetal de
  tu elección, natural y sin azúcar

Sobrantes que quizá ya tengas a la mano

- Lentejas marrones
- Alcaparras
- Semillas de chía
- Salsa de soja baja en sodio,
  tamari o aminos de coco
- Levadura nutricional
- Extracto de vainilla
- Edulcorante de fruta de monje
- Proteína en polvo

Preparación de comidas con anticipación

- Cocina la Sopa De Col Rizada Con Frijoles Blancos Y Limón; divide y congela el sobrante.
- Prepara Avena Cortada en Acero de Arándanos y Copitas de "Huevo" Sin Huevo.
- Prepara Salsa De "Queso" Para Nachos De Anacardos, Aderezo César De Tahini y Aderezo Green Goddess.
- Prepara Cobertura de "Queso" de Nueces y 2 lotes de Garbanzos Crujientes (de cualquier manera)
  - *Para la Ensalada César De Garbanzos y para merendar (2ª tanda de Garbanzos Crujientes)*
- Corta las cebollas en cubos
  - *Múltiples comidas*
- Corta el brócoli en floretes (o cómprelo precortado).
  - *Para el Tempeh Teriyaki y Brócoli*
- Corta el pimiento rojo en cubos
  - *Para las Copitas de "Huevo" Sin Huevo y Quesadillas de Frijoles Negros*
- Pica la lechuga romana (deje algunas hojas enteras para la Ensalada de Frijoles Negros y Maíz)
  - *Para la Ensalada "César" de Garbanzos*

	Domingo	Lunes	Martes	Miércoles
Desayuno		Preparación de comidas Avena Cortada en Acero de Arándanos (página 110)	3 Copitas de "Huevo" Sin Huevo (página 119) + 1 porción de fruta + 1-2 rebanadas de pan integral	Preparación d comidas Aven Cortada en Ace de Arándanos
Almuerzo		Sopa de Col Rizada con Frijoles Blancos y Limón + 1-2 rebanadas de pan integral	Pimientos Rellenos de Lentejas	Rollitos de Ensal "César" de Garba (servida en una to de trigo integra
Cena	Sopa de Col Rizada con Frijoles Blancos Y Limón (página 137) + 1-2 rebanadas de pan integral	½ lote de Pimientos Rellenos de Lentejas (page 176)	½ lote de Rollitos de Ensalada "César" de Garbanzos (página 153; servido en una tortilla de trigo integral)	½ lote de Ensala de Frijoles Negr y Maíz (página 1 página 146; servi en rollitos de lech con Aderezo Gre Goddess)

Jueves	Viernes	Sábado	Domingo
opitas de "Huevo" Sin Huevo porción de fruta - 1-2 rebanadas de pan integral	Preparación de comidas Avena Cortada en Acero de Arándanos	3 Copitas de "Huevo" Sin Huevo + 1 porción de fruta + 1-2 rebanadas de pan integral	Preparación de comidas Avena Cortada en Acero de Arándanos
salada de Frijoles ros y Maíz (servida rollitos de lechuga con Aderezo Green Goddess)	Salteado de Tempeh Teriyaki y Brócoli	Sándwich Cremoso de Garbanzos y Aguacate (página 142) + 1 pieza de fruta	Sándwich Cremoso de Garbanzos y Aguacate + 1 pieza de fruta
teado de Tempeh eriyaki y Brócoli (página 178)	Quesadillas De Frijoles Negros Con Salsa para Nachos de "Queso" de Anacardos (página 184)	Quesadillas De Frijoles Negros Con Salsa para Nachos de "Queso" de Anacardos	

Meriendas

- El segundo lote de los Garbanzos Crujientes servirá como merienda durante la semana.

- Usa el apio adicional para comer con mantequilla de maní.

- Usa brócoli, pimientos y apio sobrantes para acompañar con los aderezos o salsas que no has usado.

- Combina la fruta extra con ¼ taza de nueces.

- Usa el aguacate sobrante para hacer Tostadas de Aguacate y Tomate (página 192).

- Usa los frijoles sobrantes con el tomate, la cebolla y el cilantro y cúbrelos con cualquier aderezo o salsa para hacer una ensalada de frijoles.

Utiliza los sobrantes

- Divide y congela el sobrante de la Sopa De Frijoles Blancos y Col Rizada Con Limón (la usarás nuevamente durante la semana 4).

- Usa col rizada, espinacas y lechuga romana para añadir más vegetales a cualquier comida.

- Congela las espinacas, la col rizada, las cebollas, los pimientos, el brócoli y el jengibre sobrantes y utilízalos para batidos, sopas o salteados.

- Añade jengibre, limón y rodajas de lima al agua que bebes.

Postres, si lo deseas (no incluidos en la lista de compras)

- Ensalada de Frutas Epic Rainbow (página 211)

- Brownies Fudgy (página 214)

- Dátiles Snicker Cubiertos de Chocolate (página 206)

Semana 3

¡Felicidades, has llegado a la mitad del plan de alimentación! La preparación de comidas para esta semana es bastante sencilla y no debería llevarte mucho tiempo. Esperamos que empieces a notar mejoras en tus niveles de azúcar en la sangre en ayunas. Algunas personas también informan que han comenzado a perder peso en este punto. Pero, si aún no ves mejoras, no te preocupes, es normal. Sigue haciendo tu trabajo y los resultados llegarán.

Lista de las compras

Frutas

- 3 bananas maduras
- 1 cartón de arándanos (½ taza)
- 1 lima
- 1 limón
- Fruta de tu elección para meriendas, si lo deseas

Vegetales

- Espinacas tiernas (4 tazas)
- Albahaca (2 tazas)
- Brócoli (½ taza)
- 1 zanahoria
- Tomates cherry (2 ½ tazas)
- 1 pepino
- 1 berenjena grande
- 3 bulbos de ajo
- 1 calabaza (o tres latas de puré de calabaza de 15 onzas)
- 1 col morada (½ taza si es rallada)
- 1 pimiento rojo
- 1 ramita de romero
- 1 tomate pera
- 2 cebollas amarillas
- 1 cebolla morada

Granos integrales

- Pan integral
- Cereal integral
- Pan pita integral
- Fideos de arroz integral
- 1 caja (16 onzas) de pasta penne integral
- Avena en hojuelas

Proteínas

- 1 lata (15 onzas) de frijoles negros
- 2 latas (15 onzas) de garbanzos
- 2 latas (15 onzas) de frijoles blancos
- 2 paquetes (14 onzas) de tofu, extra firme
- 1 caja (16 onzas) de pasta de frijoles

Alimentos enlatados y en cajas

- 1 cartón (32 onzas) de caldo de vegetales
- 1 lata (15 onzas) de salsa de tomate
- 1 lata (15 onzas) de leche de coco ligera

Nueces, semillas y especias

- Piñones
- Maní

Condimentos

- 1 frasco (24 onzas) de salsa para pasta (si preparas la Salsa Casera de Albahaca Fresca para Pasta, encuentra los ingredientes en la página 224)
- Sriracha
- Polvo de hornear
- Vinagre de arroz

Congelados

- 1 bolsa de arándanos (2 tazas)
- 1 bolsa de edamame (1 a 2 tazas)

Productos no lácteos

- Leche vegetal de tu elección, natural y sin azúcar
- Yogur vegetal, natural y sin azúcar

Sobrantes que quizás ya tengas a la mano

- Semillas de chía
- Tortillas de maíz
- Vinagre balsámico
- Salsa de soja baja en sodio, tamari, o aminos de coco
- Tahini
- Mantequilla de nueces o semillas
- Proteína en polvo
- Levadura nutricional
- Extracto de vainilla

Preparación de comidas con anticipación

- Prepara la Sopa de Calabaza Asada y Frijoles Blancos; divídela en recipientes y congela el sobrante.

- Prepara un lote de Muffins de Arándanos para Desayunar.

- Prepara un lote del Relleno de "Ricotta" con Hierbas.

- Prepara un lote de Pesto de Albahaca y Espinacas.

- El miércoles por la mañana, pasa la Sopa de Col Rizada con Limón y Frijoles Blancos sobrante del congelador al refrigerador.

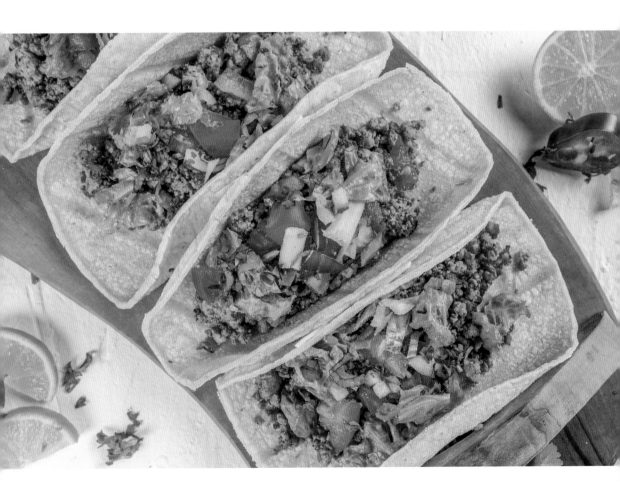

	Domingo	Lunes	Martes	Miércoles
Desayuno		2 Muffins de Arándanos para Desayunar (página 126) + 1 cucharada de mantequilla de nueces	Parfait de Yogur de Vainilla y Bayas (página 115)	2 Muffins de Arándanos pa Desayunar + 1 cucharad de mantequil de nueces
Almuerzo		Sopa de Calabaza Asada y Frijoles Blancos + 1-2 rebanadas de pan integral	Pasta Penne con Pesto de Espinacas y Tomates Cherry	Tacos de Tofu Desmenuzade
Cena	Sopa de Calabaza Asada y Frijoles Blancos (página 131) + 1-2 rebanadas de pan integral	½ lote de Pasta Penne con Pesto de Espinacas y Tomates Cherry (página 166)	Tacos de Tofu Desmenuzado (página 165)	Sopa de Col Riza con Frijoles Blan y Limón + 1-2 rebanadas de p integral

Jueves	Viernes	Sábado	Domingo
arfait de Yogur de Vainilla y Bayas	2 Muffins de Arándanos para Desayunar + 1 cucharada de mantequilla de nueces	Tostadas de "Ricotta" con Tomates Cherry (página 122)	2 Muffins de Arándanos para Desayunar + 1 cucharada de mantequilla de nueces
a de Col Rizada con Frijoles Blancos nón + 1-2 rebanadas de pan integral	Rollitos de Berenjena con "Ricotta" + ½ taza de pasta de frijoles, si lo desea	Bolsillos de Pita con Ensalada Picada (página 141)	Bolsillos de Pita con Ensalada Picada
llitos de Berenjena con "Ricotta" (página 175) on ½ taza de pasta frijoles, si lo desea	½ lote de Fideos Pad Thai de Vegetales (página 183)	Fideos Pad Thai de Vegetales	

Meriendas

- Usa los pimientos, el brócoli y cualquier otra verdura sobrante para acompañar con hummus.

- Combina los arándanos adicionales con ¼ taza de nueces.

- Unta el pesto extra en tostadas de trigo integral o galletas saladas.

- Combina el yogur sobrante con fruta, mantequilla de nueces y ½ porción de proteína en polvo.

- Combina los frijoles, la col y las cebollas sin usar con cualquier aderezo o salsa sobrante para disfrutar en forma de una ensalada de frijoles.

- Prepara el Edamame Especiado Con Ajo (página 188) usando el edamame sobrante.

Utiliza los sobrantes

- Usa el tomate y la col rallada sobrantes como acompañantes para tacos.

- Agrega los vegetales sin usar a cualquier comida.

- Congela las espinacas, cebollas, pimientos y brócoli sobrantes y úsalos para sopas o salteados.

- Añade las rodajas extra de limón y lima al agua.

Postres, si lo deseas (no incluidos en la lista de compras)

- Compota de Manzana y Canela en Olla de Cocción Lenta (página 212)

- Helado Sin Azúcar Agregada (página 202)

Semana 4

¡Felicidades por llegar a la última semana del plan de alimentación!
¡Casi lo has logrado! Si has llegado hasta aquí, estás en camino hacia una
vida sin diabetes. Esperamos que hayas aprendido cómo incorporar más
alimentos basados en plantas en tu dieta y que puedas mantener este
enfoque alimenticio más allá de las cuatro semanas. Si notas que tus niveles
de azúcar en sangre en ayunas están ligeramente por encima de 100 mg/dL
(5,6 mmol/L) durante dos semanas consecutivas, es importante hablar con
tu médico acerca de la posibilidad de reducir tus medicamentos. Recuerda
que el progreso rara vez sigue una línea recta, así que no dejes que
pequeños obstáculos te desanimen en tu camino hacia tus objetivos.
¡La consistencia es la clave!

Lista de las compras

Frutas

- 1 aguacate
- 3 bananas maduras
- 1 caja de arándanos (1 ½ tazas)

- 2 piezas de fruta de su elección,
  más otras adicionales para
  meriendas, si lo deseas
- 1 limón
- 1 lima

Vegetales

- Rúcula (2 tazas)
- Brócoli (½ taza)
- 1 zanahoria
- 1 manojo pequeño de cilantro
- 2 bulbos de ajo
- 1 manojo de cebollín
- 1 chile jalapeño
- Champiñones (1 ½ tazas)

- 1 manojo pequeño de perejil
- 2 pimientos rojos
- 1 pimiento amarillo
- 1 cebolla morada
- 3 batatas
- 2 cebollas amarillas
- 2 calabacines

Granos integrales

- Migas de pan integral
- Farro
- Mijo
- Quinua

- 1 lata (15 onzas) de maíz (o 1 bolsa de maíz congelado)
- Pan integral

Proteínas

- 4 latas (15 onzas) de frijoles negros
- 2 latas (15 onzas) de garbanzos
- 1 lata (15 onzas) de frijoles pintos

- 1 paquete (14 onzas) de tofu, extra firme
- Pasta de frijoles

Alimentos enlatados y en cajas

- 1 cartón (32 onzas) de caldo de vegetales
- 2 latas (15 onzas) de tomates cortados en cubos

- 1 frasco (24 onzas) de salsa para pasta
- Fécula de maíz

Nueces, semillas y especias

- Condimento Old Bay

Congelados

- Fresas congeladas (4 tazas)

Productos no lácteos

- Leche vegetal de tu elección, natural y sin azúcar

Sobrantes que quizás ya tengas a la mano

- Avena en hojuelas (3 tazas)
- Extracto de vainilla
- Edulcorante de fruta de monje
- Polvo de hornear
- Anacardos
- Semillas de chía

- Semillas de lino molidas
- Nueces
- Tortillas de maíz
- Arroz de coliflor congelado (1 taza)
- Mantequilla de nueces
- Pasta de tomate

- Vinagre de sidra de manzana
- Vinagre balsámico
- Mayonesa vegana
- Levadura nutricional
- Proteína en polvo

Preparación de comidas con anticipación

- Cocina el Suculento Chili de 3 Frijoles; divídelo en recipientes y congela el sobrante.
- Prepara 3 lotes de Avena Nocturna de PB&J.
- Prepara un lote de Mermelada de Chía y Bayas Sin Azúcar Agregada.
- Prepara una tanda de Vinagreta Balsámica Cremosa.
- Corta las cebollas moradas en rodajas y el brócoli en floretes.
  - *Para la Pasta Primavera*
- Corta las batatas y cocina el mijo.
  - *Para Ensalada de Batata Asada con Rúcula y Mijo y para la Quinua Horneada con Batata y Frijoles Negros*
- Corta las cebollas moradas en rodajas y el brócoli en floretes.
  - *Para la Pasta Primavera*
- Prepara las Hamburguesas de Frijoles Negros con Champiñones y congélalas
- El martes en la mañana, pasa el sobrante de la Sopa de Calabaza Asada y Frijoles Blancos congelada al refrigerador.

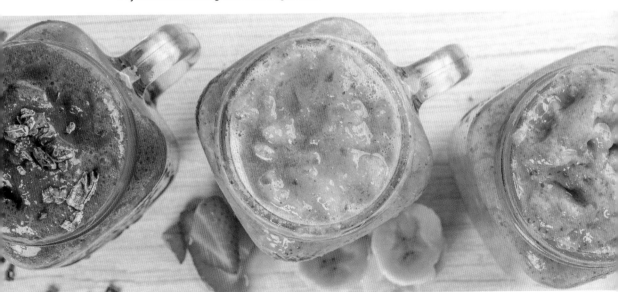

	Domingo	Lunes	Martes	Miércoles
Desayuno		Avena Nocturna de PB&J (página 125)	Batido de Fresa y Banana (página 116) + 1 porción de proteína en polvo	Avena Nocturn de PB&J
Almuerzo		Suculento Chili de 3 Frijoles	Ensalada de Batata Asada con Rúcula y Mijo	Sopa de Calaba Asada y Frijole Blancos + 1-2 rebanada de pan integra
Cena	Suculento Chili de 3 Frijoles (página 134)	½ lote de Ensalada de Batata Asada con Rúcula y Mijo (página 145)	Sopa de Calabaza Asada y Frijoles Blancos (página 131) + 1-2 rebanadas de pan integral	Quinua Hornea con Batata y Frijo Negros (página 159)

Jueves	Viernes	Sábado	Domingo
atido de Fresa y ana + 1 porción de roteína en polvo	Avena Nocturna de PB&J	Panqueques de Banana y Proteína (página 121) + 1 lote de Mermelada de Bayas Sin Azúcar Agregada	Panqueques de Banana y Proteína
nua Horneada con ata y Frijoles Negros	Deditos de "Pescado" de Tofu Empanizados	½ lote de Ensalada de Farro y Frijoles Negros (página 150)	Ensalada de Farro y Frijoles Negros
ditos de "Pescado" Tofu Empanizados (página 173)	½ lote de Pasta Primavera (página 182)	Pasta Primavera	Hamburguesas de Frijoles Negros con Champiñones (página 162)

Meriendas

- Usa el brócoli, pimientos y zanahorias sobrantes para acompañar con la Vinagreta Balsámica Cremosa extra.

- Combina la fruta extra con ¼ taza de nueces.

- Usa el aguacate sobrante para hacer Tostadas de Aguacate y Tomate (página 192)

- Combina los frijoles, el cilantro, los pimientos y las cebollas sin usar con cualquier aderezo o salsa sobrante para disfrutar en forma de una ensalada de frijoles.

Utiliza los sobrantes

- Usa la rúcula y el aguacate como acompañantes para tacos.

- Usa los vegetales extra en cualquier comida, especialmente en los almuerzos.

- Usa los vegetales extra para preparar ensaladas.

- Congela las cebollas, los pimientos y el brócoli sobrantes y utilízalos en batidos, sopas o salteados.

- Añade rodajas de limón y lima al agua.

Postres, si lo deseas (no incluidos en la lista de compras)

- Sorbete Frutal (página 205)

- Bolitas de Dátiles y Chocolate (página 203)

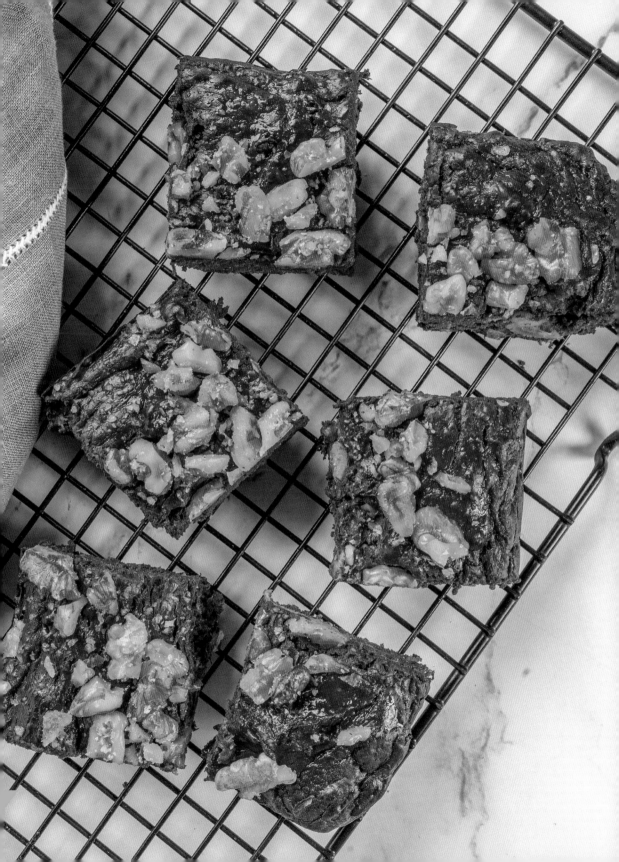

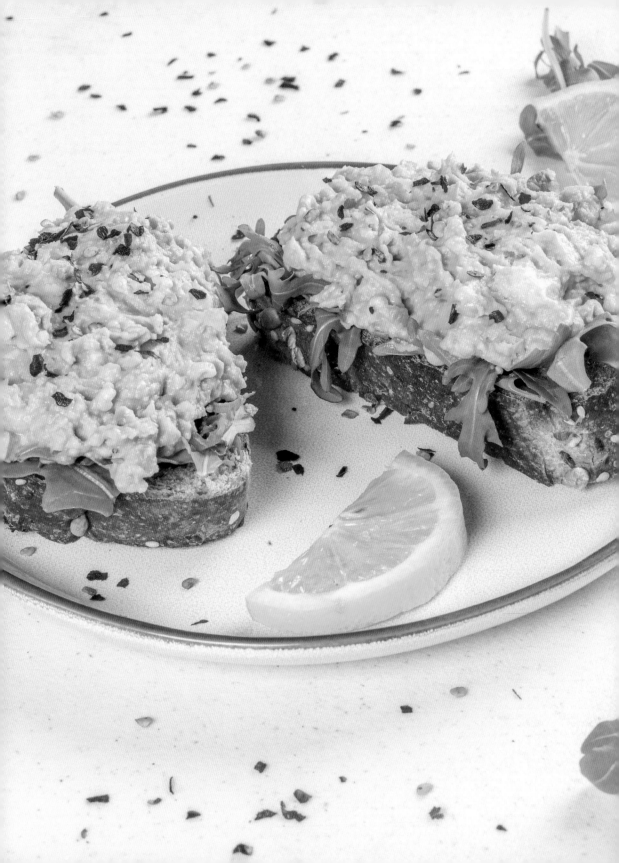

CAPÍTULO 6

Más allá de las cuatro semanas

Remisión de la diabetes tipo 2: Una posibilidad a tu alcance

Si has seguido nuestros planes de alimentación y has estado activo durante las últimas cuatro semanas, es probable que notes tus niveles de azúcar en la sangre van mejorando poco a poco. Las tendencias son un indicador más confiable del progreso que las lecturas individuales de azúcar en la sangre. Por esta razón, te recomendamos que midas tus niveles de glucosa en la sangre en ayunas a diario (o al menos varias veces por semana) y lleves un registro detallado de esos valores. Una vez que hayas recopilado de 20 a 30 puntos de datos, es probable que puedas identificar un patrón. Una tendencia de tus niveles de azúcar disminuyendo refleja que tu arduo trabajo está dando resultados. ¡Continua con tu gran trabajo!

Recuerda que cuatro semanas es un tiempo relativamente corto para ver resultados significativos. Sugerimos darte entre diez y dieciséis semanas de esfuerzo constante siguiendo nuestro método. Datos anecdóticos de nuestro programa de coaching sugieren que los miembros experimentan resultados satisfactorios y reducen o eliminan los medicamentos después de tres a seis meses. Antes de realizar cualquier cambio en tu estilo de vida, especialmente si tomas medicamentos recetados, te recomendamos que informes a tu médico para que pueda guiarte en el proceso de reducción o eliminación de medicamentos.

Poner la diabetes tipo 2 en remisión requiere tiempo y constancia. Pero la sensación de alivio que experimentarás al saber que tu salud ya no se deteriora es indescriptible. Sólo lee la increíble experiencia de Meghan, una de nuestras miembros:

> *"Cuando comencé este programa, me diagnosticaron diabetes tipo 2 y mi porcentaje de A1c era de 10,7%. Hoy, fui a mi endocrinólogo y descubrí que mi porcentaje de A1c ahora es de 5,7%. ¡Sí, este programa ha cambiado mi vida para siempre! Estaba esperando escuchar que mi A1c se mantuvo estable en 6.2% desde mi última cita hace tres meses, pero esta fue la noticia más alucinante con la que podría haber soñado. Ya no soy diabética de ninguna forma... todos los temores que tenía acerca de las muchas complicaciones que vienen con la diabetes tipo 2 se han ido. Como dijo mi médico,"Te has dado el regalo de la salud y de no tener que lidiar con todas las posibles complicaciones.." Estoy increíblemente agradecida de haber encontrado a Diana y José porque ellos me salvaron la vida."*

Este testimonio de Meghan demuestra que, aunque le llevó varios meses reducir su A1c del 10.7% al 5.7%, logró hacerlo con perseverancia y constancia. Otros miembros se unen a nuestro programa con la esperanza de reducir o eliminar el uso de medicamentos, y este es un resultado común. Lee lo que Hugo, uno de nuestros miembros, compartió en el foro de nuestra comunidad:

> *"¡Buenos días a todos! Quería compartir esta publicación con todos ustedes con la esperanza de que logre alentar a algunos en este viaje de la diabetes tipo 2. Fui diagnosticado con diabetes tipo 2 a finales de febrero con un valor de A1c del 12% y comencé el programa el 2 de marzo. Estaba tomando dos medicamentos para la diabetes, dos medicamentos para el colesterol y uno para la hipertensión arterial. En un período de cinco a seis semanas, había gradualmente dejado de tomar todos los medicamentos y desde entonces no he vuelto a tomarlos. Me realicé nuevamente los análisis de sangre esta semana, ¡¡¡y mi A1c ha bajado hasta alcanzar niveles dentro de lo normal a 5.6%!!! Estoy muy agradecido de haber encontrado este programa, y por toda la ayuda y orientación que recibí de parte de José y Diana. ¡¡¡Han hecho de mí un devorador de plantas!!!"*

Vivir sin medicamentos es alcanzable con nuestro enfoque. Nuevamente, no podemos hacer suficiente énfasis en la importancia de pasar por un proceso de reducción o eliminación de medicamentos con la ayuda de tu médico, quien te brindará orientación y supervisión. Si notas que tus valores de azúcar en sangre en ayunas están ligeramente por encima de 100 mg/dL (5,6 mmol/L) durante dos semanas consecutivas, es importante que hables con tu médico acerca de la posibilidad de reducir tus dosis de medicamentos.

Reintroducción de alimentos de origen animal en tu dieta

El Estudio de Salud Adventista 2 examinó la prevalencia de la diabetes tipo 2 en casi 61,000 personas. Los investigadores encontraron que a medida que aumenta el consumo de alimentos de origen animal, también aumenta el riesgo de diabetes. Los veganos (que consumen un 100% de alimentos de origen vegetal) experimentaron la menor prevalencia de diabetes (2.9%), y el porcentaje aumentó constantemente con cada patrón dietético que incluía más alimentos de origen animal: lacto-ovo (3.2%), pescatariano (4.8%), semi-vegetariano (6.1%) y no vegetariano (7.6%). Este estudio sugiere que cuanto más te apegues a una dieta a base de plantas, menos probabilidades tendrás de padecer diabetes tipo 2. Sin embargo, esto no significa que debas eliminar por completo los alimentos de origen animal.

Hugo, el autor del testimonio anterior, deseaba reintroducir alimentos de origen animal en su dieta. Después de seguir una dieta a base de plantas y alimentos integrales durante varios meses y lograr niveles normales de azúcar en la sangre, se sintió preparado. Manteniendo la mayor parte de su dieta a base de plantas y alimentos integrales, Hugo agregó pescado algunas veces a la semana y carne roja algunas veces al mes. Continuó controlando sus niveles de azúcar en la sangre en ayunas mientras incorporaba estos alimentos para encontrar un equilibrio saludable que funcionara para él. Ha mantenido con éxito su nivel de azúcar en la sangre dentro del rango normal. La tolerancia a las grasas saturadas de los productos animales variará, por lo que a medida que reintroduzcas alimentos de origen animal en tu dieta, sigue de cerca tus niveles de azúcar en la sangre y tu peso en ayunas para monitorear tu resistencia a la insulina. Si notas una tendencia al alza en los niveles de azúcar en la sangre en ayunas, considera reducir la cantidad de estos alimentos.

Manejo de situaciones sociales

Las situaciones sociales pueden ser difíciles de manejar cuando se trata de mantener tu salud y controlar la diabetes. Pero recuerda que los alimentos que consumes de manera constante y regular tendrán el mayor impacto en tu salud y control de la diabetes. Por eso, el enfoque 80/20 funciona tan bien. Si el 80% de tu dieta consiste en alimentos de origen vegetal y alimentos integrales, el 20% restante te brinda cierta flexibilidad para consumir alimentos más procesados y opciones de origen animal.

Es fácil excederse en situaciones sociales. Para evitar comer en exceso, presta atención a las señales de saciedad y trata de dejar de comer cuando te sientas lleno. Evita comer sin pensar debido al aburrimiento o la distracción, y deja de comer antes de sentir molestias abdominales. Incluir carbohidratos ricos en fibra (como granos enteros), proteínas magras (preferiblemente de fuentes vegetales como legumbres) y verduras o frutas en cada comida y merienda también puede ayudarte a asegurarte de consumir comidas que te llenen y te mantengan satisfecho. Esperamos que las recetas de este libro te hayan dado ideas sobre cómo combinar estos grupos de alimentos para crear platos abundantes y satisfactorios. Disfruta de las situaciones sociales, pero concéntrate en controlar las porciones, elegir comidas saciantes y detenerte cuando te sientas lleno. Finalmente, a veces es normal excederse, y está bien. Si esto sucede, no te preocupes demasiado ni te castigues a ti mismo, ¡simplemente sigue adelante!

Factores importantes para el éxito a largo plazo y cómo podemos ayudar

Nuestra misión es proporcionar una educación y capacitación adecuadas sobre la diabetes a millones de personas. El sistema de salud actual a menudo carece de la capacidad para ofrecer esto. En la atención tradicional de la diabetes, los pacientes a menudo reciben poca educación o capacitación, a pesar de que la evidencia muestra que la capacitación mejora significativamente el control glucémico y la HbA1c en pacientes con diabetes tipo 2. Además, la capacitación virtual ayuda en el control glucémico, promueve el cambio de comportamiento y brinda un valioso apoyo psicosocial, especialmente debido a su disponibilidad inmediata en tiempo real.

Hemos creado una plataforma que ofrece una variedad de programas centrados en los elementos clave que mejoran el pronóstico de la diabetes. Si bien la nutrición es uno de los factores más importantes para poner la diabetes en remisión, no es el único. Nuestros programas profundizan en los temas de nutrición que se tratan en este libro, ofrecen muchas más recetas y planes de alimentación personalizados, y exploran otros factores de estilo de vida que son igualmente importantes para superar la diabetes. Sigue leyendo para aprender cómo y por qué estos otros factores del estilo de vida son esenciales en tu camino hacia la superación de la diabetes.

Encuentra tu comunidad

La investigación muestra que unirse a un programa grupal facilita el cambio de comportamiento y brinda responsabilidad, especialmente a largo plazo. Los programas grupales crean un ambiente de apoyo en el que los miembros se sienten acompañados, independientemente de los desafíos que enfrenten. Encontrar tu comunidad a través de un programa grupal puede llevar a mejores resultados en el manejo de la diabetes en comparación con hacerlo de manera individual. Los miembros de estos programas experimentan una disminución significativa en los valores de HbA1c, mejoran su dieta y regulación de la glucosa en la sangre. La mayoría de nuestros programas ofrecen acceso a una comunidad sólidamente unida donde encontrarás apoyo, responsabilidad y aliento de otros que están en una situación similar.

Obtén apoyo de un equipo de atención médica multidisciplinario

Un equipo de atención médica multidisciplinario para la diabetes incluye diversos profesionales de la salud que trabajan juntos para abordar las necesidades de las personas con diabetes. Los beneficios de trabajar con un equipo multidisciplinario incluyen:

- Acceso a expertos en diversas áreas del control de la diabetes
- Mejor control glucémico
- Mayor seguimiento del paciente
- Mayor satisfacción por parte del paciente
- Menor riesgo de complicaciones de la diabetes
- Mejora de la calidad de vida
- Reducción de hospitalizaciones
- Disminución de los costos de atención médica

Hemos conformado un equipo multidisciplinario que incluye dietistas registrados, especialistas certificados en educación y atención de la diabetes, fisiólogos del ejercicio y endocrinólogos para brindar una atención óptima a nuestros miembros. Este enfoque multidisciplinario ofrece una ventaja verdaderamente única. Nuestros dietistas te brindan apoyo con consejos sobre nutrición, dieta y otros factores de estilo de vida, como el sueño y el estrés. Te mantienen responsable de tus objetivos y te ayudan a establecer hábitos a largo plazo. Nuestros fisiólogos del ejercicio diseñan rutinas de ejercicio personalizadas para ti, mientras que nuestros endocrinólogos trabajan contigo para reducir tus medicamentos recetados a medida que mejora tu nivel de azúcar en la sangre.

Mantente activo físicamente

La actividad física puede mejorar el estado de ánimo y el sueño, reducir la depresión, aumentar la densidad ósea, ayudarte a perder peso y mejorar la calidad de vida. Pero, sobre todo, desempeña un papel crucial en el control de la diabetes. Incluso una caminata de 15 minutos puede tener un impacto en el azúcar en la sangre. El músculo es el órgano más abundante y metabólicamente activo de nuestro cuerpo, lo que significa que requiere mucha energía (glucosa) durante los períodos de ejercicio y descanso. Por lo tanto, cuantos más músculos tengas, más glucosa utilizarán para obtener energía. La actividad física regular reduce los niveles de glucosa en la sangre, mejora el control glucémico y aumenta la sensibilidad a la insulina. Además, la disminución de la fuerza y el tono muscular se asocia con una mayor incidencia de resistencia a la insulina y diabetes tipo 2.

El ejercicio es un componente esencial de nuestros programas. Nuestros programas más básicos incluyen videos de ejercicios y rutinas diseñadas para ayudarte a maximizar la absorción de glucosa. En nuestros programas más personalizados, nuestros fisiólogos del ejercicio diseñan rutinas específicas que se adaptan a tus necesidades, preferencias y habilidades.

Reduce el estrés y establece
patrones de sueño saludables

El estrés y el sueño también desempeñan un papel importante en la regulación de la glucosa en la sangre. El estrés crónico puede mantener elevados los niveles de glucosa en la sangre y provocar resistencia a la insulina, ya que las hormonas del estrés estimulan la liberación de glucosa desde el hígado y reducen la capacidad de absorber glucosa de las células musculares. La privación del sueño también afecta directamente la glucosa en la sangre y puede provocar una alteración de la tolerancia a la glucosa, resistencia a la insulina y disfunción de las células productoras de insulina en el páncreas.

Con nuestros clientes, priorizamos estos dos factores importantes en el manejo de la glucosa. En nuestros programas personalizados, nuestros dietistas registrados trabajan contigo para establecer prácticas realistas para reducir el estrés y establecer rutinas de sueño saludables.

Desarrolla hábitos duraderos

Seguir un nuevo patrón dietético durante cuatro semanas impulsará tu viaje hacia la curación, pero la clave para una mejora continua y una salud a largo plazo es desarrollar hábitos positivos. Establecer metas y desarrollar hábitos es fundamental en nuestro programa. Nuestra misión es proporcionarte la educación y las herramientas necesarias para ayudarte a tener éxito a largo plazo.

Nuestra meta es ayudar a las personas a revertir la resistencia a la insulina, poner la diabetes en remisión y mantenerla allí. Si nuestro enfoque te suena bien y te gustaría trabajar con nosotros de una manera más personalizada, ¡esperamos verte en uno de nuestros programas (visita www.reversingt2d. com)! Nos despedimos con las palabras de Nicole, una de nuestras miembros:

66

"Cuando me diagnosticaron diabetes tipo 2, sentí que el mundo se me venía encima. Mi glucosa en sangre en ayunas era de 162 mg/dL; estaba asustada y no sabía por dónde empezar. Unirme a su programa ha cambiado mi vida de maneras que ni siquiera puedo describir.

¡Cinco semanas en el programa y mi nivel de glucosa en ayunas bajó a 90 mg/dL! Había vuelto a estar en el rango no diabético. No hay suficientes palabras en el mundo para expresar apropiadamente lo agradecida que estoy con Diana y José. ¡Me han salvado la vida!"

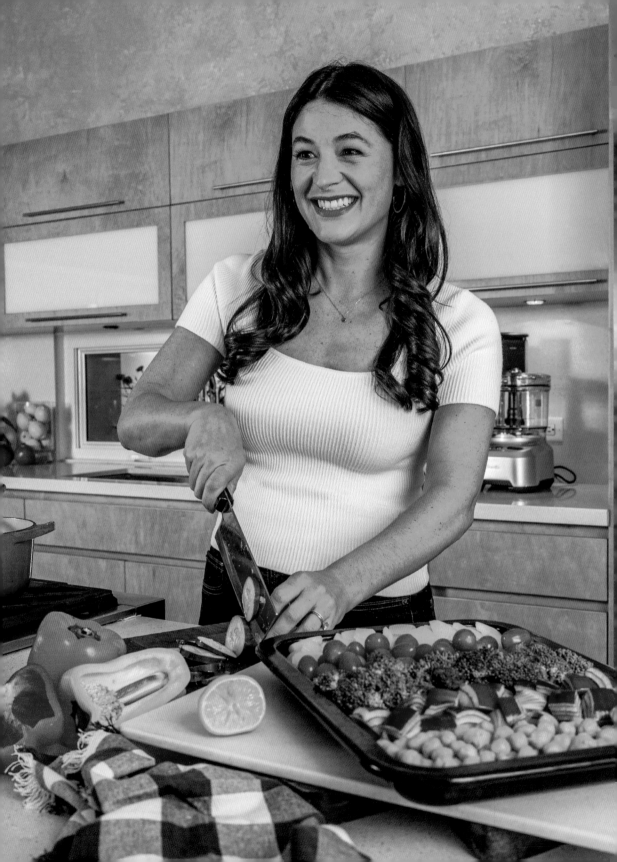

Parte 3:
Las recetas

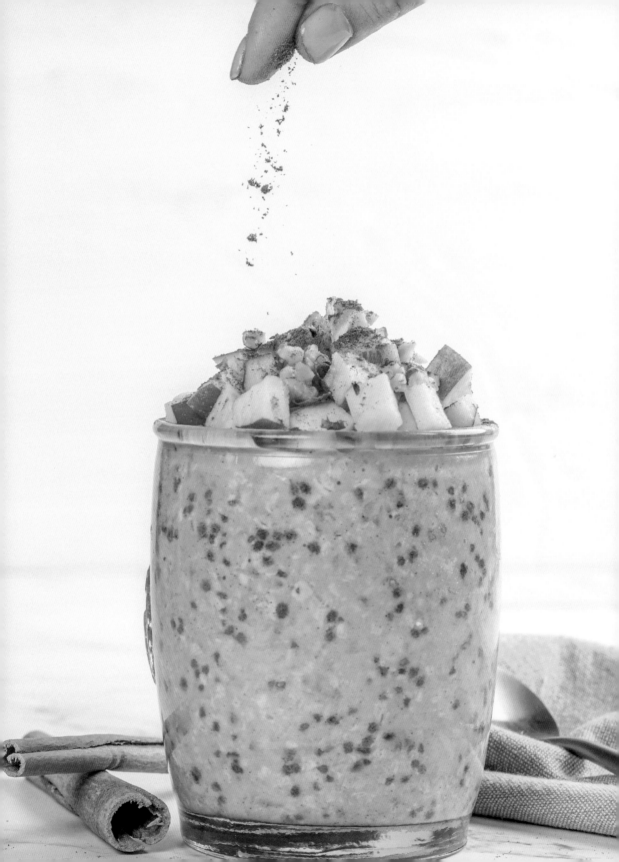

Desayuno

Tostadas de Aguacate Cargadas de Proteínas 107

Pudín Cremoso de Semillas de Chía 108

Avena Cortada en Acero de Arándanos 110

Muesli Tostado con Canela 111

Tazón de Bayas Açaí 113

Revoltillo de Vegetales y Tofu 114

Parfait de Yogur de Vainilla y Bayas 115

Batidos (4 Maneras) 116

Copitas de "Huevo" Sin Huevo 119

Panqueques de Banana y Proteína 121

Tostadas de "Ricotta" con Tomates Cherry 122

Avena Nocturna (3 Maneras) 125

Muffins de Arándanos para Desayunar 126

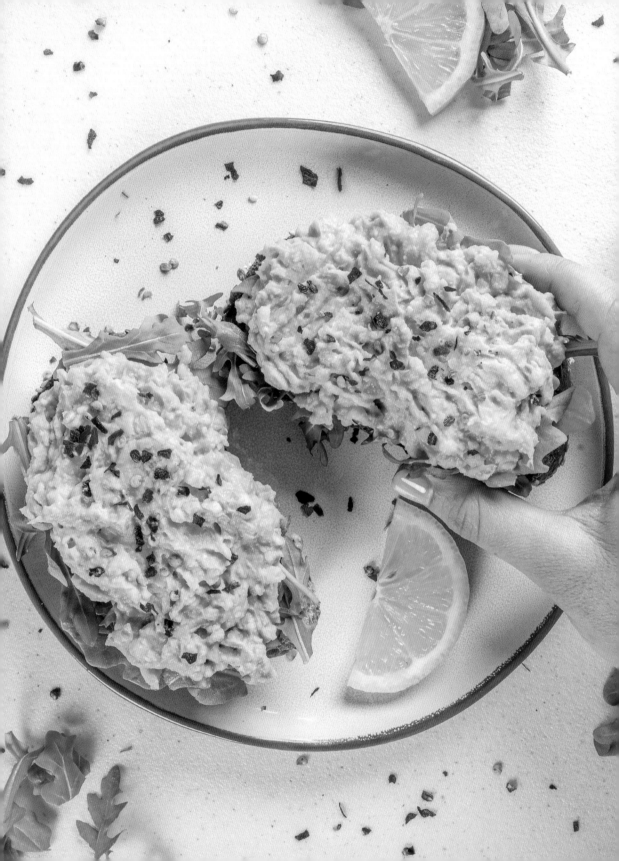

Tostadas de Aguacate Cargadas de Proteínas

Por porción: Calorías: 434 | Grasa: 12g | Carbohidratos: 65g | Fibra: 20g | Proteína: 20g

½ taza de frijoles blancos cocidos

¼ de un aguacate mediano

1 cucharadita de jugo de limón fresco ⅛ cucharadita de ajo en polvo

Sal y pimienta negra, al gusto

2 rebanadas de pan integral, tostado

1 puñado de vegetales como espinacas, col rizada o rúcula

Hojuelas de pimiento rojo y levadura nutricional, opcional

Porciones: 1   ⏱ Tiempo de cocción: 10 minutos

Las tostadas de aguacate se han convertido en un ícono culinario, pero nuestra versión contiene un ingrediente secreto—¡frijoles! Agregar frijoles a este desayuno tradicional aumenta el contenido de proteínas y fibra, lo que lo convierte en una comida más equilibrada y favorable para el control del azúcar en la sangre.

1. En un tazón, tritura los frijoles blancos, el aguacate, el jugo de limón, el ajo en polvo, la sal y la pimienta. Continúa triturando hasta obtener una consistencia similar al guacamole.

2. Cubre la tostada con los vegetales de tu elección y divide la mezcla de aguacate y frijoles sobre las tostadas.

3. Espolvorea con las hojuelas de pimiento rojo y la levadura nutricional, si lo deseas.

NOTAS:

¿No tienes frijoles blancos? Usa garbanzos en su lugar.

Agrega más vegetales: Agrega las cebollas y el ajo cortados en cubitos a la mezcla de aguacate y frijoles. Agrega los tomates encima de la tostada.

Hazlo libre de gluten: Usa pan sin gluten o tortitas de arroz integral.

Pudín Cremoso de Semillas de Chía

Por porción: Calorías: 405 | Grasa: 24g | Carbohidratos: 39g | Fibra: 20g | Proteína: 15g

½ taza de yogur no lácteo sin azúcar

½ taza de leche vegetal sin azúcar

¼ taza de semillas de chía

1 cucharada de edulcorante de fruta del monje

½ cucharadita de extracto de vainilla

¼ cucharadita de canela molida

½ taza de bayas frescas

NOTAS:

Planifica con anticipación: Haz dos o más lotes y guárdalos hasta por cinco días en el refrigerador.

¿No tienes yogur? Duplica la cantidad de leche.

¿Sin edulcorante de fruta del monje? En su lugar, añade un dátil picado.

Disminuye el desperdicio de alimentos: Usa el yogur sobrante para el Parfait de Yogur de Vainilla y Bayas (página 115) o el Batido de Latte de Vainilla (página 116).

Porciones: 1 🕐 Tiempo de cocción: 10 minutos, más 5 horas de refrigeración

Las semillas de chía son altamente nutritivas—una porción de 2 cucharadas contiene casi 10 gramos de fibra y una cantidad innumerable de nutrientes, como proteínas, ácidos grasos omega-3 y vitaminas y minerales, como calcio, magnesio y vitaminas B. El alto contenido de fibra en este plato ayuda a una digestión lenta, minimizando los picos de azúcar en la sangre.

1. Combina todos los ingredientes, excepto las bayas, en un frasco o recipiente hermético. Deja reposar durante 5 minutos a temperatura ambiente.

2. Mezcla una vez más para asegurarte de que no queden grumos. Refrigera por un mínimo de 5 horas, o durante toda la noche.

3. Cuando esté listo para comer, cubre con las bayas.

*La información nutricional es por porción

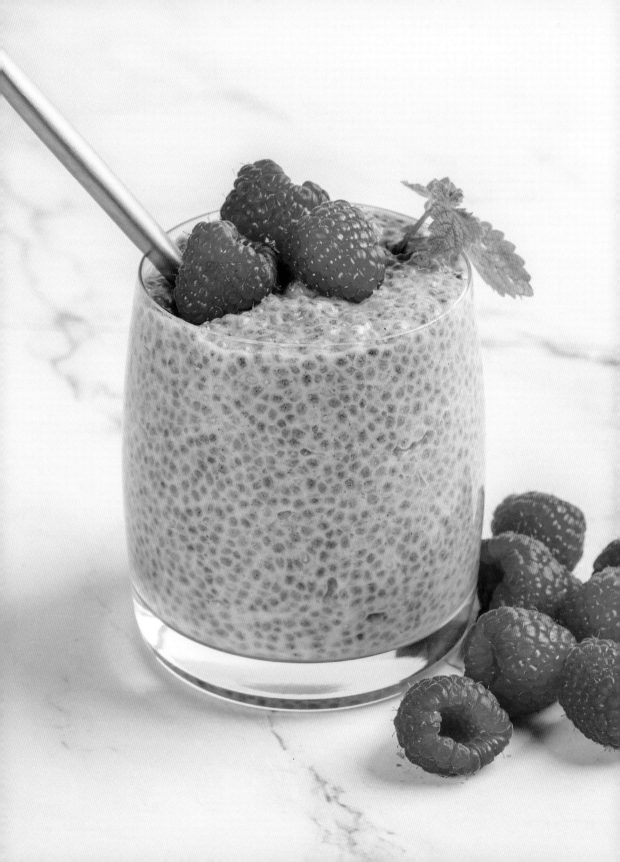

Avena Cortada en Acero de Arándanos

Por porción: Calorías: 362 | Grasa: 11g | Carbohidratos: 52g | Fibra: 12g | Proteína: 17g

3 tazas de leche vegetal sin azúcar

2 tazas de arándanos congelados

1 taza de avena cortada en acero

½ taza (aproximadamente 2 porciones) de proteína en polvo, de chocolate o vainilla

2 cucharadas de semillas de lino molidas

2 cucharadas de semillas de chía

2 cucharaditas de extracto de vainilla

2 cucharaditas de canela molida, y una más para añadir al servir

Mantequilla de nueces, opcional

NOTAS:

Hazlo libre de gluten: Elige avena sin gluten.

Hazlo sin nueces: Usa mantequilla de semillas de girasol como acompañante.

Porciones: 4 🕐 Tiempo de cocción: 25 minutos

La avena cortada en acero es una excelente opción para un desayuno integral. La avena cortada en acero tiene un menor índice glucémico que la avena en hojuelas/copos y la avena instantánea, lo que significa que tiene menos impacto en los valores de azúcar en la sangre. Prepara un lote de esta Avena Cortada en Acero de Arándanos al comienzo de la semana para un desayuno libre de complicaciones.

1. Combina la avena y la leche con 3 tazas de agua en una olla y hierve.

2. Agrega el resto de los ingredientes, excepto la mantequilla de nueces y la fruta, mientras revuelves para combinarlos.

3. Reduce el fuego a medio-bajo y cocina a fuego lento durante 20-25 minutos, revolviendo ocasionalmente.

4. Divide la avena en cuatro recipientes separados y refrigera hasta que esté lista para servirse.

5. Cuando esté lista para comer, colócala en el microondas durante 1-2 minutos para recalentarla. Agrega encima más canela, mantequilla de nueces y/o fruta fresca, si lo deseas.

Muesli Tostado con Canela

Por cada ½ taza: Calorías: 206 | Grasa: 10g | Carbohidratos: 24g | Fibra: 6g | Proteína: 7g

3 tazas de avena en hojuelas

½ taza de hojuelas de coco

⅓ taza de linaza molida

⅓ taza de semillas de cáñamo

⅓ taza de semillas de chía

⅓ taza de semillas de calabaza

½ taza de uvas pasas

2 cucharaditas de canela molida

Una pizca de sal

NOTAS:

Hazlo libre de gluten: Elige avena sin gluten.

Cómo usarlo: Puedes usarlo para acompañar yogur, helado, Tazón de Bayas Açaí (página 113) o batidos, o haz un lote para usarlo en lugar de cereal con fruta fresca.

Porciones: 12   🕐 Tiempo de cocción: 20 minutos

La granola usualmente es alta en azúcar y baja en proteínas. Nuestro muesli le ofrece una alternativa más saludable. Está cargado de semillas para darte más fibra, proteína y grasas saludables adecuadas para la diabetes. La fruta deshidratada agrega un toque de dulzura y más fibra.

1. Precalienta el horno a 350°F (175°C). Cubre dos bandejas para hornear con papel encerado.

2. Extiende la avena en una de las bandejas para hornear y las hojuelas de coco, las semillas de lino, el cáñamo, la chía y las semillas de calabaza en la otra.

3. Coloca la avena en la rejilla superior y las semillas y las hojuelas de coco en la rejilla del centro y hornee durante 10 minutos, o hasta que se vea ligeramente tostada (para obtener una avena más crujiente, ásalas a baja temperatura durante 1 minuto y medio más). Una vez hecho esto, deja que la avena y las semillas se enfríen durante 5 minutos.

4. Combina la avena, las semillas y todos los ingredientes restantes en un tazón grande y mezcle bien.

5. Almacena en un recipiente en una despensa seca hasta por un mes.

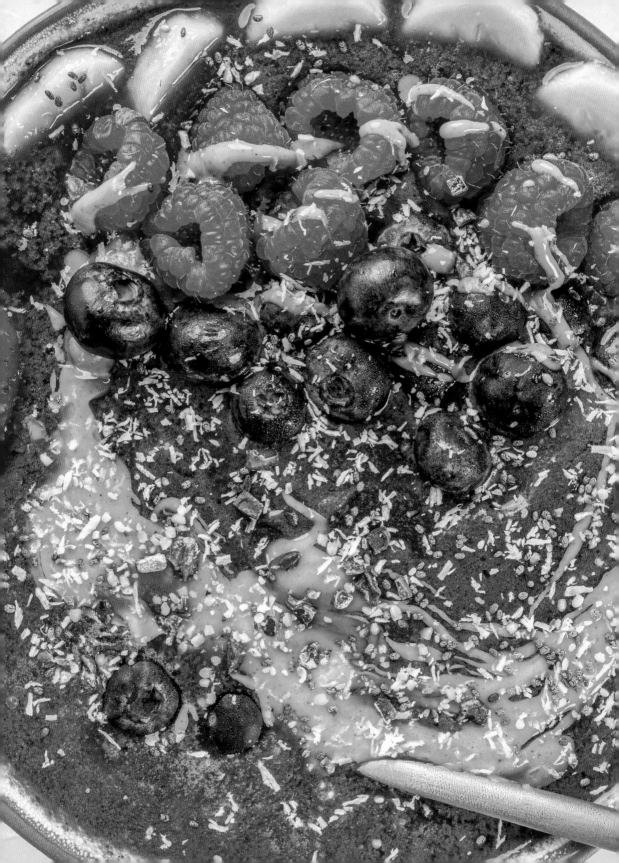

Tazón de Bayas Açaí

Por tazón: Calorías: 418 | Grasa: 22g | Carbohidratos: 46g | Fibra: 12g | Proteína: 15g

¼ taza de leche vegetal sin azúcar

½ taza de arándanos congelados

½ taza de fresas congeladas

1 paquete (3.5 onzas) de puré de açaí congelado sin azúcar

1 cucharada de mantequilla de nueces

Acompañantes:

⅓ de una banana mediana en rodajas

¼ taza de bayas

1 cucharada de semillas de cáñamo

Porciones: 1   🕐 Tiempo de cocción: 5 minutos

Un típico tazón de açaí puede tener entre 21 y 62 gramos de azúcar agregada por porción. Nuestra versión más saludable no contiene azúcar agregada y está endulzada solo con alimentos. El açaí está cargado de antioxidantes y fibra, lo que hace que este tazón sea excelente para combatir la inflamación y al mismo tiempo mantener en equilibrio los niveles de azúcar en la sangre.

1. Combina todos los ingredientes, excepto los acompañantes, en una licuadora de alta velocidad y hazlo puré hasta que quede completamente suave. Raspa los lados de la licuadora según sea necesario para asegurarte de que todos los ingredientes estén mezclados de uniformemente. Cuando esté suave, vierte en un tazón.

2. Acompaña con la banana, las bayas y las semillas de cáñamo.

NOTAS:

Compra inteligente: Los paquetes de puré de açaí congelados se pueden encontrar en la sección de congelados de la mayoría de las tiendas de comestibles. Asegúrate de comprar la versión sin azúcar.

Hazlo sin nueces: Usa mantequilla de semillas de girasol en lugar de mantequilla de nueces.

Agrega más proteína: Agrega 2 cucharadas (aproximadamente ½ porción) de tu proteína en polvo favorita.

Agrega más vegetales: Mezcla con arroz de coliflor congelado o calabacín para obtener una textura más cremosa.

Disminuye el desperdicio de alimentos: Congelala banana sobrante y utilízala en el Helado Sin Azúcar Agregada (página 202).

*La información nutricional es por porción

Revoltillo de Vegetales y Tofu

Por porción: Calorías: 238 | Grasa: 11g | Carbohidratos: 14g | Fibra: 7g | Proteína: 27g

¼ taza de caldo vegetal, más si se necesita

1 pimiento rojo, picado

½ cebolla amarilla, picada

1–2 dientes de ajo, picados finamente

1 (14-onzas bloque de tofu, extra firme, drenado y presionado

2 cucharadas de levadura nutricional

½ cucharadita de curry en polvo

¼ cucharadita de sal

pimienta negra al gusto

2 manojos de verdura como espinacas, col rizada o rúcula

Pan integral o tortillas de trigo integral, opcionales

NOTAS:

Almacena los sobrantes: Refrigera en un recipiente hermético por hasta tres días.

Agrega más sabor: Agrega champiñones o hierbas frescas al plato.

Hazlo libre de soja: Reemplaza el tofu con una lata de garbanzos.

Porciones: 2   🕐 Tiempo de cocción: 20 minutos

El tofu es una excelente opción a base de plantas para sustituir los huevos. Media taza de tofu tiene una cantidad de proteína similar a la de dos huevos, pero es bajo en grasas saturada y no tiene colesterol. Cambiar los huevos por revoltillo de tofu duplica los beneficios para los niveles de azúcar en la sangre— la proteína contribuye a la regulación del azúcar en la sangre y el bajo nivel de grasas saturadas ayuda a mejorar la sensibilidad a la insulina.

1. En una sartén a fuego medio-bajo, combina el caldo de vegetales con el pimiento, la cebolla y el ajo. Sofríe durante 5 minutos, agregando más caldo de vegetales según lo requiera.

2. Rompe el tofu en trozos grandes y agrégalo a la sartén. Tritura el tofu en trozos más pequeños con un machacador de papas o un tenedor directamente en la sartén. Agrega la levadura nutricional, el curry en polvo, la sal y la pimienta. Revuelve para combinar las especias de manera uniforme y cocine durante otros 7-10 minutos.

3. Agrega los vegetales a la sartén y revuelve hasta que estén suaves, aproximadamente 1 minuto. Retira la mezcla de tofu del fuego y ajusta los condimentos al gusto.

4. Sirve con pan integral o en una tortilla de trigo integral para desayunar con un burrito, si lo deseas

*La información nutricional es por porción

Parfait de Yogur de Vainilla y Bayas

Por parfait: Calorías: 417 | Grasa: 17g | Carbohidratos: 55g | Fibra: 12g | Proteína: 16g

½ taza de yogur no lácteo sin azúcar

1 cucharada de proteína de vainilla en polvo

1 cucharada de mantequilla de maní o almendras

½ cucharadita de canela

½ taza de bayas, frescas o congeladas

½ taza de cereal integral o Muesli Tostado con Canela (página 111)

NOTAS:

No tienes proteína de vainilla en polvo? Usa el sabor que prefieras.

Hazlo sin nueces: Usa mantequilla de semillas de girasol en lugar de mantequilla de maní o almendras.

Disminuye el desperdicio de alimentos: Usa el yogur sobrante para el Pudín Cremoso de Semillas de Chía (página 108) o en el Batido de Latte de Vainilla (página 116).

Porciones: 1   ⏱ Tiempo de cocción: 5 minutos

Si estás buscando una opción de desayuno rápida y saludable, esto es para ti. A diferencia de los yogures saborizados, que contienen altas cantidades de azúcar agregada, este parfait no contiene azúcar agregada, lo que ayuda a mantener el azúcar en la sangre estable durante todo el día

1. En un tazón pequeño, combina el yogur, la proteína en polvo, la mantequilla de maní y la canela. Mezcla hasta que estén combinados.

2. Agrega las bayas. Si usas bayas congeladas, cocina en el microondas durante 1 minuto, en un recipiente apto para microondas. Deja que se enfríen.

3. Acompaña con el cereal integral o muesli por encima y sirve de inmediato.

*La información nutricional es por porción

Batidos (4 Maneras)

Tahini con Chocolate

1 taza de leche vegetal sin azúcar

1 banana madura congelada

1 puñado de espinacas o col rizada tierna

2 cucharadas de cacao en polvo

1 cucharada de tahini

Máquina Verde

1 taza de leche vegetal sin azúcar

1 puñado de espinacas o col rizada

1 tallo de apio

½ manzana verde sin el corazón

½ taza de mango congelado

½ taza de calabacín picado en trozos grandes

1 cucharada de jugo de limón fresco

½ cucharadita de jengibre fresco rall

Fresa y Banana

1 taza de leche vegetal sin azúcar

1 banana madura congelada

½ taza de fresas congeladas

½ taza de calabacín picado en trozos grandes

½ cucharadita de extracto de vainilla

Latte de Vainilla

1 banana madura congelada

½ taza de yogur no lácteo sin azúcar

½ taza de café

½ taza de calabacín picado en trozos grandes

1–2 cucharadas de edulcorante de fruta del monje o 1-2 dátiles Medjool

½ cucharadita de extracto de vainilla

Porciones: 1   🕐 Tiempo de cocción: 5 minutos

Los batidos pueden ser una forma astuta de consumir más frutas y vegetales. El ingrediente secreto en muchos de nuestros batidos es: ¡el calabacín! El calabacín no solo proporciona una porción de vegetales, sino que también mejora la textura del batido.

1. Coloca todos los ingredientes en una licuadora y licúa hasta obtener una mezcla suave. Sirve inmediatamente.

Por Batido de Tahini con Chocolate:
Calorías: 306 | Grasa: 14g | Carbohidratos: 41g | Fibra: 10g | Proteína: 14g

● Proporción de carbohidratos a fibra: 4:1

Por Batido de Máquina Verde:
Calorías: 210 | Grasa: 5g | Carbohidratos: 35g | Fibra: 7g | Proteína: 10g

● Proporción de carbohidratos a fibra: 5:1

Por Batido de Fresa y Banana:
Calorías: 247 | Grasa: 5g | Carbohidratos: 44g | Fibra: 7g | Proteína: 10g

● Proporción de carbohidratos a fibra: 6:1

Por Batido de Latte de Vainilla:
Calorías: 222 | Grasa: 7g | Carbohidratos: 36g | Fibra: 6g | Proteína: 5g

● Proporción de carbohidratos a fibra: 6:1

*La información nutricional es por porción

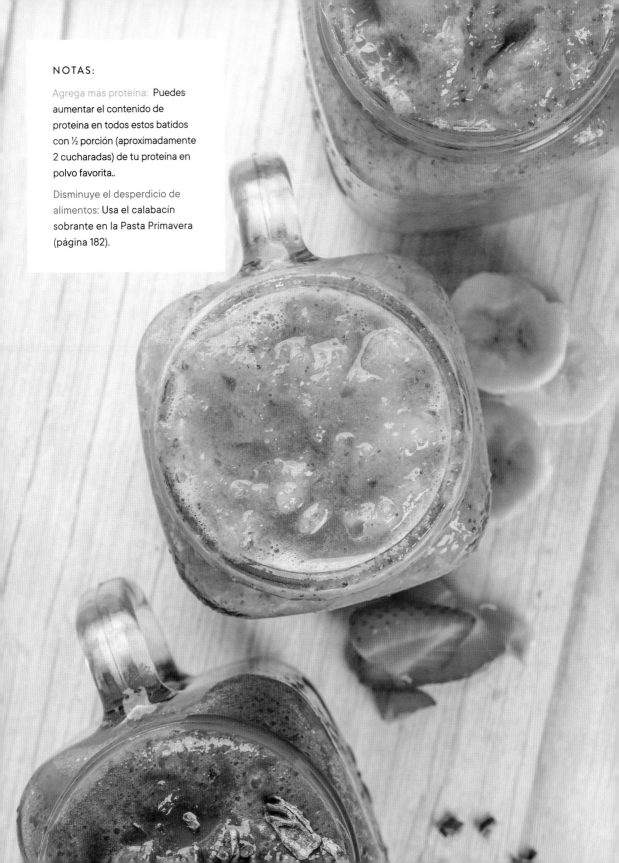

NOTAS:

Agrega más proteína: Puedes aumentar el contenido de proteína en todos estos batidos con ½ porción (aproximadamente 2 cucharadas) de tu proteína en polvo favorita..

Disminuye el desperdicio de alimentos: Usa el calabacín sobrante en la Pasta Primavera (página 182).

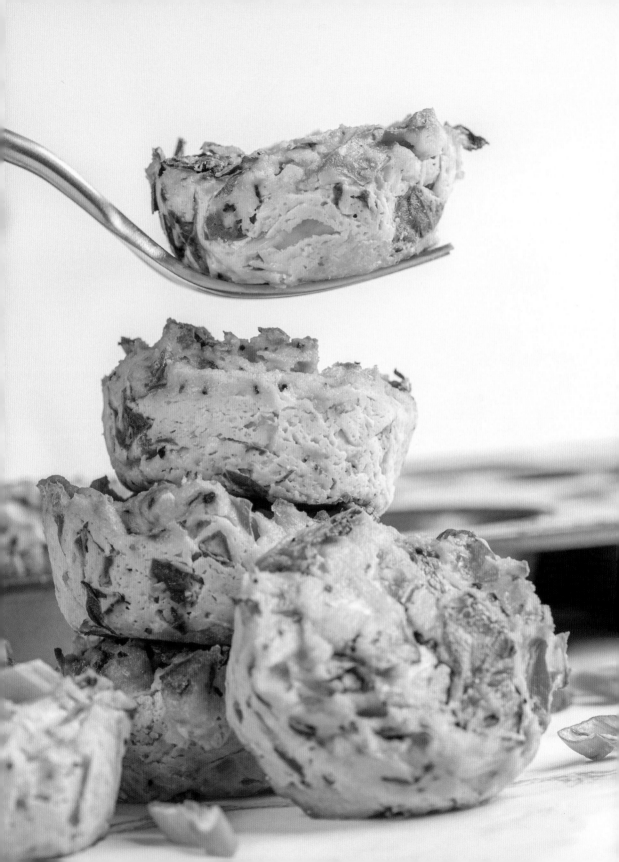

Copitas de "Huevo" Sin Huevo

Por 3 tazas: Calorías: 163 | Grasa: 7g | Carbohidratos: 9g | Fibra: 5g | Proteína: 19g

1 tofu en bloque (14 onzas), extra firme, escurrido y prensado

½ taza de espinacas tiernas picadas

½ pimiento, en cubos pequeños

½ cebolla amarilla mediana, en cubos pequeños 3 cucharadas de levadura nutricional

1 cucharadita de cúrcuma molida ½ cucharadita de sal

Pimienta negra, al gusto

Pan integral o fruta fresca, opcional

NOTAS:

Planifica con anticipación: Prepara un lote adicional de esta receta y guárdala en un recipiente hermético en el refrigerador por hasta cinco días.

Porciones: 9 copitas   ⏱ Tiempo de cocción: 40 minutos

A diferencia de otras recetas de copitas de huevo, esta versión usa tofu para proporcionar proteína baja en grasa saturada. Además de proporcionar un color similar al de los huevos, la cúrcuma ayuda a combatir la inflamación. La cúrcuma contiene curcumina, que es un compuesto antioxidante con propiedades antiinflamatorias. La pimienta negra de este plato ayuda a facilitar su absorción, que suele ser bastante deficiente.

1. Precalienta el horno a 375°F (190°C) y prepara un molde para muffins de 12 porciones, rociándolo ligeramente con aceite en aerosol para cocinar o forrándolo con capacillos de silicona para hornear.

2. Coloca el tofu en una licuadora o procesador de alimentos y licúa hasta que obtener una pasta.

3. Pasa el tofu licuado a un tazón y agrega el resto de los ingredientes. Mezcla bien.

4. Vierte la mezcla en el molde para muffins, dividiéndola uniformemente en 9 porciones.

5. Hornea durante 25-30 minutos, o hasta que al introducir un pincho en las copitas de "huevo", este salga limpio.

6. Sirve con pan integral y/o fruta fresca, si lo deseas

*La información nutricional es por porción

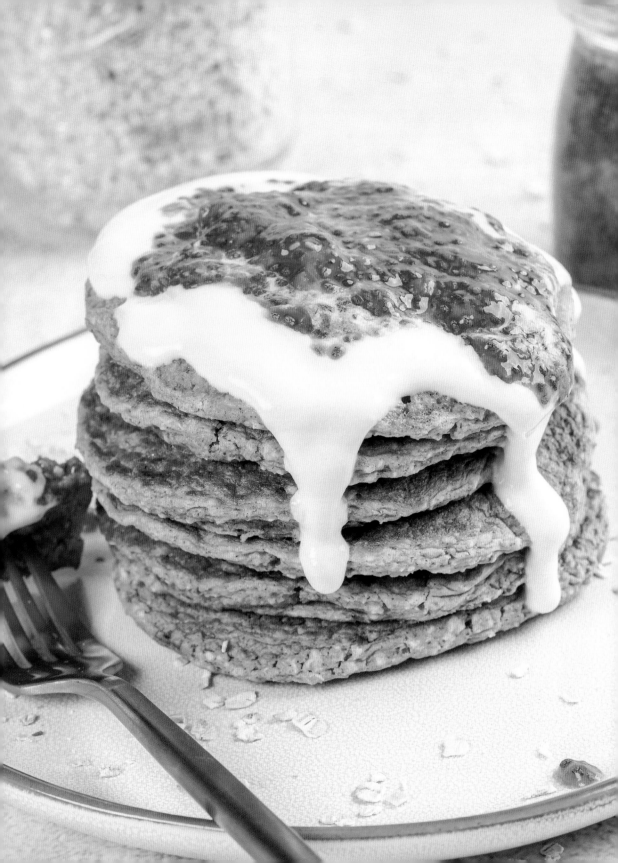

Panqueques de Banana y Proteína

Por 3 panqueques: Calorías: 246 | Grasa: 5g | Carbohidratos: 38g | Fibra: 6g | Proteína: 13g

---

2 tazas de avena en hojuelas

2 tazas de leche vegetal sin azúcar

1 banana madura mediana

¼ taza (aproximadamente 1 porción) de proteína en polvo, de chocolate o vainilla

1 cucharada de polvo de hornear

1 cucharadita de canela molida

½ cucharadita de sal

ACOMPAÑANTES OPCIONALES:

Mermelada de Chía y Bayas Sin Azúcar Agregada (página 238)

Mantequilla de maní, de almendras o de semillas de girasol

Fruta fresca

NOTAS:

Hazlo libre de gluten: Elige avena sin gluten.

Almacena los sobrantes: Congela los panqueques sobrantes por hasta tres meses y colócalos en un horno tostador cuando estés listo para comerlos.

Porciones: 4   🕐 Tiempo de cocción: 25 minutos

A diferencia de los panqueques tradicionales, que generalmente son ricos en azúcar y bajos en fibra, nuestra versión usa bananas para endulzar, avena en hojuelas para aportar fibra y proteína en polvo para aumentar la proteína y hacer que este clásico platillo de desayuno sea adecuado para equilibrar los niveles de azúcar en la sangre. Bonus: esta receta es ideal para cuando no estés seguro de qué hacer con las bananas que ya están demasiado maduras.

1. Coloca la avena en una licuadora de alta velocidad y procesa hasta que obtengas la textura de una harina.

2. Agrega todos los ingredientes restantes, a excepción de los acompañantes, y licúa para formar una masa. Deja reposar la masa durante 3-5 minutos para que espese.

3. Calienta una sartén antiadherente (o una sartén ligeramente rociada con aceite para cocinar en aerosol) a fuego medio-bajo. Usa una taza medidora para verter ¼ de taza de masa para hacer cada panqueque.

4. Deja que los panqueques se cocinen hasta que aparezcan burbujas alrededor de los bordes, de 3 a 5 minutos. Voltea y cocina por el otro lado hasta que estén dorados.

5. Agrega los acompañantes de tu elección y sirve.

---

*La información nutricional es por porción

Tostadas de "Ricotta" con Tomates Cherry

Por porción: Calorías: 325 | Grasa: 8g | Carbohidratos: 47g | Fibra: 10g | Proteína: 21g

1 taza de tomates cherry

¼ cucharadita de sal

1 porción (½ taza) de Relleno de "Ricotta" con Hierbas (página 221)

2 rebanadas de pan integral, tostado

1 cucharadita de vinagre balsámico

Albahaca o perejil fresco y hojuelas de pimiento rojo, opcional

Porciones: 1   ⏰ Tiempo de cocción: 10 minutos

En esta receta, el tofu imita el queso ricotta para ofrecer una opción de desayuno deliciosa y alta en proteínas. El tofu contiene isoflavonas (componentes con propiedades antioxidantes que pueden reducir la inflamación y el daño al organismo), ayudando así a disminuir la resistencia a la insulina.

1. Calienta una sartén antiadherente (o una sartén ligeramente rociada con aceite de oliva para cocinar en aerosol) a fuego medio, y agrega los tomates y la sal.

2. Sofríe los tomates hasta dorarse, o hasta que estén suaves y la piel comience a arrugarse, aproximadamente 2 minutos.

3. Sobre cada rebanada de pan coloca una capa del relleno de "ricotta" de tofu (aproximadamente ¼ de taza a cada rebanada).

4. Divide los tomates cocidos encima del relleno de tofu y agrega un chorrito de vinagre balsámico.

5. Espolvorea con albahaca o perejil fresco y hojuelas de pimiento rojo, si lo deseas.

NOTAS:

Almacena los sobrantes: Refrigera el relleno de ricotta sobrante en un recipiente hermético por hasta tres días.

Disminuye el desperdicio de alimentos: Usa el relleno de ricotta sobrante en los Rollitos de Berenjena con "Ricotta" (página 175).

Hazlo libre de gluten: Sustituye el pan por uno libre de gluten.

Hazlo sin soja: Use un relleno a base de anacardos en lugar de tofu.

*La información nutricional es por porción

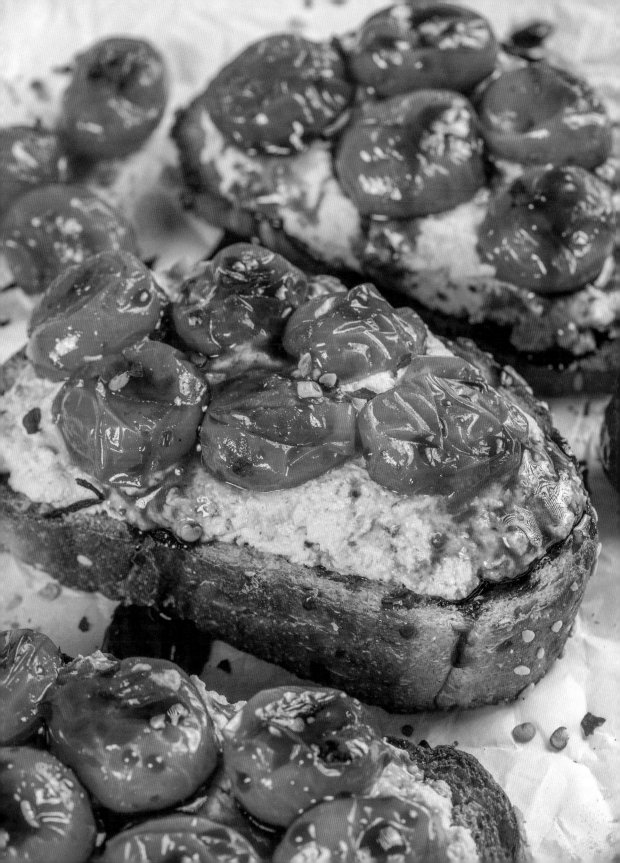

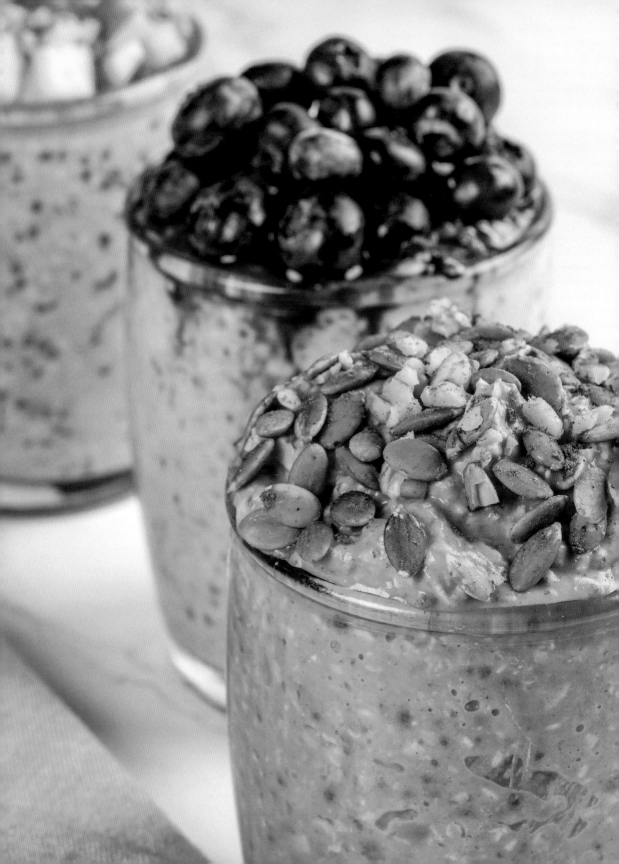

Avena Nocturna (3 Maneras)

Ingredientes para la base

¾ taza de leche vegetal sin azúcar

½ taza de avena en hojuelas

½– 1 cucharada de edulcorante de fruta del monje, al gusto

2 cucharaditas de semillas de chía

½ cucharadita de extracto de vainilla

Tarta de Manzana

1 manzana, en cubos pequeños

1 cucharada de nueces trituradas

½ cucharadita de canela molida

PB&J

½ taza de bayas

1 cucharada de mantequilla de maní

Tarta de Calabaza

2 cucharadas de calabaza enlatada

1 cucharada de pepitas

½ cucharadita de "pumpkin pie spice" (o una pizca de nuez moscada molida, canela y pimienta dulce)

NOTAS:

Agrega más proteína: Agrega 2 cucharadas (aproximadamente ½ porción) de proteína en polvo.

Hazlo libre de gluten: Elige avena sin gluten.

Hazlo sin nueces: Usa mantequilla de semillas de girasol en lugar de mantequilla de maní; usa semillas de girasol o de calabaza en lugar de nueces. ¿Sin edulcorante de fruta del monje? En su lugar, añade un dátil picado.

Porciones: 1   🕐 Tiempo de cocción: 10 minutos, más el remojo durante la noche

La avena nocturna solo toma unos minutos de preparación y no requiere tiempo de cocción, lo que la convierte en una excelente opción de desayuno entre semana. Esta avena nocturna contiene proteínas y fibra de la avena en hojuelas y de las semillas de chía. La proteína y la fibra ralentizan la digestión, brindando un desayuno saciante y satisfactorio que equilibra el azúcar en la sangre. La avena nocturna también es versátil—es el vehículo perfecto para distintas especias, frutas y nueces, manteniendo su paladar emocionado con cada tazón.

1. En un frasco o recipiente de vidrio, combina todos los ingredientes de la base y revuelva o agita para mezclar.

2. Agrega todos los ingredientes para hacer tu propia versión, luego revuelve o agita para combinar.

3. Cierra el recipiente y colócalo en el refrigerador durante al menos 8 horas, o durante toda la noche. Cuando estés listo para comer, caliéntalo en el microondas durante 1-2 minutos. Agrega un chorrito de leche, si es necesario, para alcanzar la consistencia que prefieras.

Por Frasco de Tarta de Manzana:
Calorías: 384 | Grasa: 12g | Carbohidratos: 60g | Fibra: 13g | Proteína: 12g

● Proporción de carbohidratos a fibra: 4:1

Por Frasco de PB&J:
Calorías: 378 | Grasa: 16g | Carbohidratos: 48g | Fibra: 11g | Proteína: 14g

● Proporción de carbohidratos a fibra: 4:1

Por Frasco de Tarta de Calabaza:
Calorías: 296 | Grasa: 11g | Carbohidratos: 37g | Fibra: 9g | Proteína: 13g

● Proporción de carbohidratos a fibra: 4:1

*La información nutricional es por porción

Muffins de Arándanos para Desayunar

Por muffin: Calorías: 153 | Grasa: 3g | Carbohidratos: 27g | Fibra: 5g | Proteína: 6g

3 bananas medianas maduras 2 tazas de avena en hojuelas

½ taza de leche vegetal sin azúcar

¼ taza (aproximadamente 1 porción) de proteína en polvo, de chocolate o vainilla

2 cucharadas de semillas de chía

1 cucharada de levadura en polvo ½ cucharadita de extracto de vainilla Una pizca de sal

½ taza de arándanos

Porciones: 8   ⏱ Tiempo de cocción: 50 minutos

En promedio, los muffins de arándanos de las tiendas contienen más de 400 calorías y casi 40 gramos (o 10 cucharaditas) de azúcar agregada. Nuestra versión se compone de ingredientes que promueven la salud, como avena, semillas de chía y bananas. El uso de bananas reduce la grasa y el contenido de azúcar agregado de los muffins, lo que los hace más adecuados para comer cuando se controla el azúcar en la sangre.

1. Precalienta el horno a 350°F (175°C). Rocía un molde para muffins de 12 porciones con aerosol antiadherente para cocinar o cúbrelo con capacillos de silicona para hornear.

2. En una licuadora de alta velocidad o procesador de alimentos, mezcla todos los ingredientes, excepto los arándanos, hasta que estén mezclados.

3. Transfiere la mezcla a un tazón y agrega los arándanos. Vierte la mezcla en el molde para muffins, dividiéndola uniformemente en 8 porciones. Hornea durante 35 minutos.

4. Deja que los muffins se enfríen durante 10 minutos antes de servir.

NOTAS:

Hazlo diferente: Cambia los arándanos por otra fruta, o para un muffin de postre, usa chispas de chocolate sin azúcar agregada.

Hazlo libre de gluten: Elige avena sin gluten.

Almacena los sobrantes: Congela los muffins sobrantes por hasta tres meses.

*La información nutricional es por porción

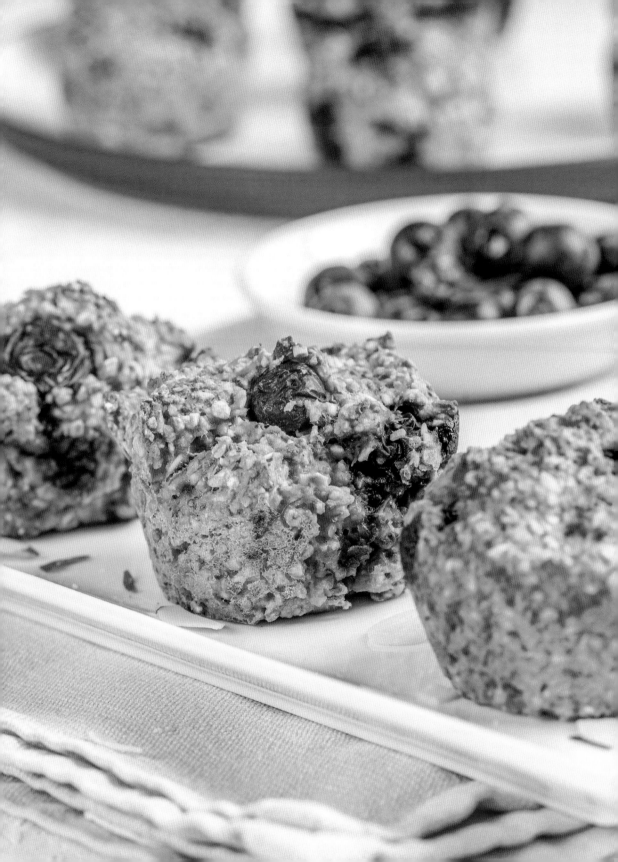

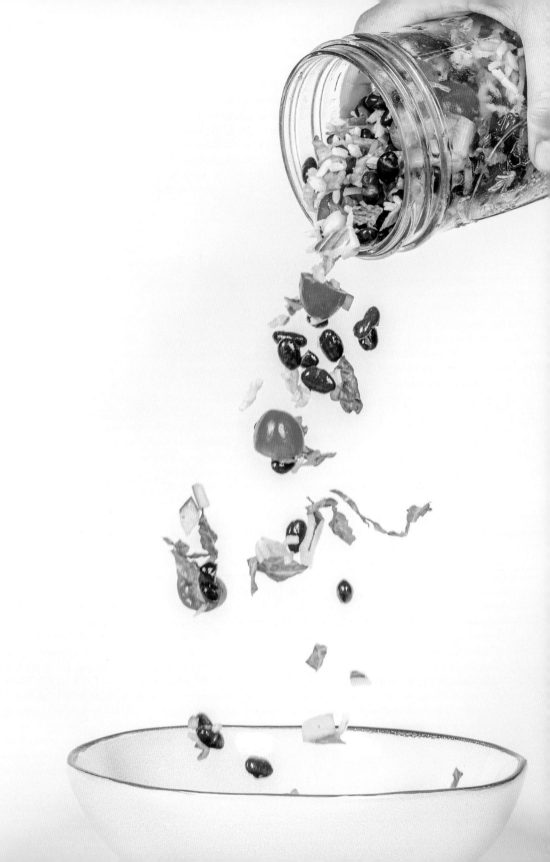

Sopas, sándwiches y ensaladas

Sopa de Calabaza Asada y Frijoles Blancos 131

Sopa de Fideos de Garbanzos 132

Sopa de Fideos, Tofu y Bok Choy 133

Suculento Chili de 3 Frijoles 134

Sopa de Col Rizada con Frijoles Blancos y Limón 137

Sopa de Lentejas Clásica 138

Rollitos de Lechuga con Toona de Garbanzos 139

Bolsillos de Pita con Ensalada Picada 141

Sándwich Cremoso de Garbanzos y Aguacate 142

Sándwich de Tempeh, Lechuga y Tomate 144

Ensalada de Batata Asada con Rúcula y Mijo 145

Ensalada de Frijoles Negros y Maíz 146

Ensalada Crujiente con Aderezo de Maní 148

Ensalada de Farro y Frijoles Negros 150

Ensalada Verde Sencilla 151

Ensalada "César" de Garbanzos 153

Frascos de Ensaladas para Mezclar y Combinar 155

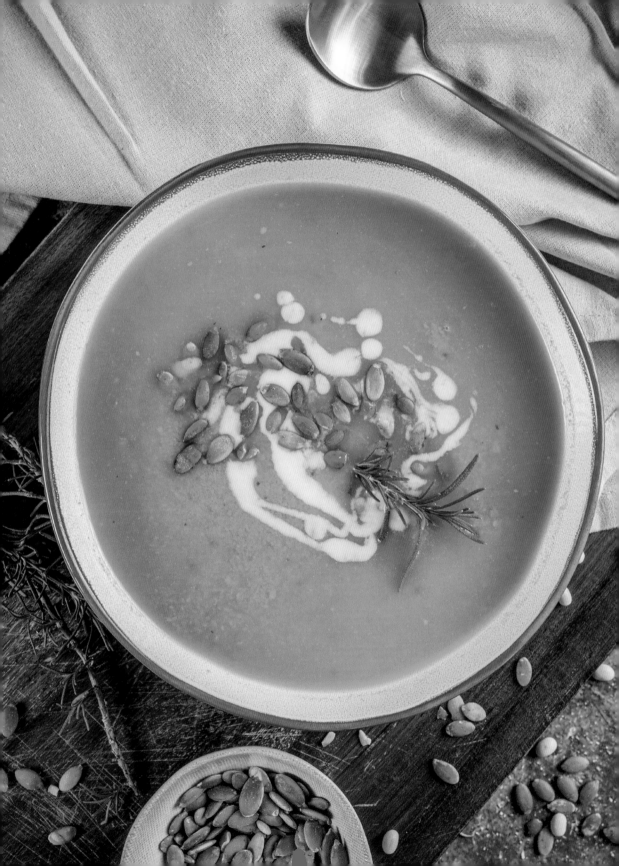

Sopa de Calabaza Asada y Frijoles Blancos

Por 1⅓ tazas: Calorías: 237 | Grasa: 5g | Carbohidratos: 43g | Fibra: 15g | Proteína: 9g

4 tazas de calabaza pelada, y en cubos 1 cebolla amarilla, picada

4 dientes de ajo, picados

1 cucharada de romero picado

1 lata (15 onzas) de frijoles blancos, escurridos y enjuagados

1 ½ tazas de caldo de vegetales, y más para saltear

1 taza de leche de coco ligera

½ cucharadita de sal, o al gusto

¼ cucharadita de pimienta negra

NOTAS:

Almacena los sobrantes: Congela en una bolsa para congelador o recipiente hermético durante uno o dos meses.

Ten en cuenta: Dependiendo del caldo de vegetales que uses (es decir, bajo en sodio o regular), es posible que debas ajustar la cantidad de sal.

Porciones: 4   🕐 Tiempo de cocción: 1 hora

La calabaza obtiene su color naranja brillante de un antioxidante llamado betacaroteno. En el cuerpo, el betacaroteno se convierte en vitamina A, que es importante para la salud de la visión, para combatir infecciones y para mantener una piel sana. Agregamos frijoles blancos a esta sopa para llenarla de proteínas para una comida saciante y equilibrada.

1. Precalienta el horno a 350°F (175°C) y cubre una bandeja para hornear con papel encerado.

2. Hornea la calabaza durante 20-25 minutos, o hasta que esté suave al pincharla con un tenedor.

3. Mientras tanto, en una olla a fuego medio, sofríe las cebollas, el ajo y el romero con un chorrito de caldo de vegetales. Cocina hasta que las cebollas estén translúcidas, de 2 a 3 minutos, agregando más caldo de vegetales según sea necesario.

4. Agrega la calabaza y los frijoles blancos a la olla, revolviendo. Cocina por unos 2 minutos.

5. Agrega el caldo de vegetales y hierva, luego reduce el fuego y cocina a fuego lento durante unos 25 minutos.

6. Agrega la leche de coco, la sal y la pimienta.

7. Usando una licuadora de inmersión o usando una licuadora en varios lotes, licúa la sopa hasta que tenga una consistencia cremosa. Sirve inmediatamente.

Sopa de Fideos de Garbanzos

Por 1½ tazas: Calorías: 226 | Grasa: 3g | Carbohidratos: 42g | Fibra: 10g | Proteína: 10g

1 cebolla amarilla mediana, en cubos

4 dientes de ajo, picados

2 zanahorias medianas, en cubos

3 tallos de apio, en cubos

2 hojas de laurel

3 ramitas de tomillo fresco
o ½ cucharadita de tomillo seco

8 tazas de caldo de vegetales,
y un poco más para saltear

2 latas (15 onzas) de garbanzos,
escurridos y enjuagados

3 onzas (2 tazas) de pasta
o fideos integrales

2 tazas de col rizada picada

1 cucharadita de sal, o al gusto

½ cucharadita de pimienta negra,
o al gusto

El jugo de ½ limón grande ¼ taza de
perejil fresco finamente picado

NOTAS:

Hazlo libre de gluten: : Usa quinua,
arroz o pasta de lentejas. Disminuye
el desperdicio de alimentos: Usa los
ingredientes sobrantes para hacer
la Sopa de Col Rizada con Frijoles
Blancos y Limón (página 137).

Ten en cuenta: Dependiendo del
caldo de vegetales que uses (es
decir, bajo en sodio o regular),
es posible que debas ajustar la
cantidad de sal.

Porciones: 6   🕐 Tiempo de cocción: 40 minutos

Como un minestrone, este plato de garbanzos y fideos está llena de fibra con vegetales de temporada, col rizada, pasta integral y garbanzos para una reconfortante sopa para la diabetes. Para controlar aún más el azúcar en la sangre, cocine los fideos al dente para reducir su índice glucémico.

1. En una olla, sofríe la cebolla y el ajo con un chorrito de caldo de vegetales a fuego lento durante 2 a 3 minutos, revolviendo con frecuencia, y agregando más caldo de vegetales según sea necesario para evitar que las cebollas se doren.

2. Agrega las zanahorias y el apio y cocina por otros 7 a 10 minutos, o hasta que las zanahorias estén blandas, agregando más caldo de vegetales según sea necesario.

3. Agrega las hojas de laurel, el tomillo, el caldo de vegetales y los garbanzos y cocina a fuego lento.

4. Cocina durante unos 20 minutos a fuego lento, parcialmente cubierto.

5. Revuelve los fideos en la sopa y cocina hasta que estén listos, de 6 a 10 minutos, dependiendo del tipo de fideos que hayas utilizado. Agrega más agua o caldo según sea necesario, si el líquido se evapora demasiado.

6. Agrega la col rizada, la sal y la pimienta y revuelve hasta que la col rizada esté suave.

7. Agrega el jugo de limón y el perejil y sirve.

*La información nutricional es por porción

Sopa de Fideos, Tofu y Bok Choy

Por cada 2 tazas: Calorías: 197 | Grasa: 5g | Carbohidratos: 27g | Fibra: 4g | Proteína: 14g

4 dientes de ajo, picados

¼ taza de jengibre fresco picado

1 manojo de cebollín, picado y dividido en partes verdes y blancas

6 tazas de caldo de vegetales, y un poco más para saltear

1 bok choy grande, picada y dividida en tallos y hojas (aproximadamente 4 tazas)

2 tazas de champiñones de elección

1 tofu en bloque (de 14 onzas), firme, cortado en cubos de ½ pulgada

4 onzas de fideos de arroz integral

6 cucharadas de salsa de soja o tamari bajo en sodio

¼ cucharadita de hojuelas de pimiento rojo, opcional

Porciones: 5   ◷ Tiempo de cocción: 25 minutos

Esta sopa de fideos, tofu y bok choy es reconfortante y aromática. Además de agregar sabor y especias, el jengibre podría disminuir los niveles de azúcar en la sangre. Optar por fideos integrales aumenta el contenido de fibra y hace que este plato sea aún mejor para su azúcar en la sangre.

1. En una olla a fuego medio-bajo, sofríe el ajo, el jengibre y las partes blancas del cebollín con un chorrito caldo de vegetales. Cocina moviendo ocasionalmente, durante 2-3 minutos.

2. Vierte el resto del caldo de vegetales y 3 tazas de agua. Hierve y luego deja que se cocine durante 5 minutos a fuego bajo.

3. Agrega los tallos de bok choy a la olla y cocina por 5 minutos, o hasta que los tallos comiencen a ablandarse.

4. Agrega las hojas de bok choy, los champiñones, el tofu y los fideos a la olla y cocina por otros 5 minutos, hasta que las hojas y los champiñones estén blandos y los fideos estén cocidos.

5. Agrega la salsa de soja y las hojuelas de pimiento rojo, si deseas..

6. Acompaña con las partes verdes del cebollín por encima

NOTAS:

Hazlo sin soja: Omite el tofu o reemplázalo por seitán. Usa aminoácidos de coco en lugar de la salsa de soja.

Ten en cuenta: Dependiendo del caldo de vegetales que uses (es decir, bajo en sodio o regular), es posible que debas ajustar la cantidad de salsa de soja.

Suculento Chili de 3 Frijoles

Por 1 ¼ tazas: Calorías: 285 | Grasa: 3g | Carbohidratos: 58g | Fibra: 23g | Proteína: 18g

1 cebolla amarilla, en cubos

1 pimiento, en cubos

3 dientes de ajo, picados

1 jalapeño, sin semillas y en cubos

2 tazas de caldo de vegetales,
y un poco más para saltear

2 latas (14.5 onzas) de tomates
cortados en cubos

1 lata (15 onzas) de frijoles negros,
escurridos y enjuagados

1 lata (15 onzas) de frijoles pintos,
escurridos y enjuagados

1 lata (15 onzas) de garbanzos,
escurridos y enjuagados

1 taza de maíz, congelado o enlatado

1 taza de arroz de coliflor, congelado
o fresco

1 cucharada de pasta de tomate
1 cucharada de chile en polvo ½
cucharadita de comino molido

½ cucharadita de orégano seco
½ cucharadita de ajo en polvo ½
cucharadita de cebolla en polvo

½ cucharadita de paprika

1 cucharadita de sal, o al gusto

½ cucharadita de hojuelas de
pimiento rojo

¼ cucharadita de pimienta negra

Porciones: 6   🕐 Tiempo de cocción: 30 minutos

Los frijoles son una potente fuente de energía de origen vegetal debido a su alto contenido en fibra y proteínas. ¡Y este chili tiene tres tipos de frijoles! Además, consumir frijoles como fuente de proteínas puede ayudar a mejorar el control del azúcar en la sangre y la sensibilidad a la insulina.

1. Coloca un chorrito de caldo de vegetales en una olla de presión y pon la olla en "saltear". Agrega la cebolla, el pimiento, el ajo y el jalapeño y sofríe durante 3 minutos, agregando más caldo según sea necesario para evitar que los vegetales se peguen.

2. Apaga el fuego y agrega todos los ingredientes restantes, a excepción de los acompañantes. Revuelve para combinar.

3. Cierra la olla de presión, asegura la tapa y cocina a presión a temperatura alta durante 15 minutos.

4. Deja que la presión se libere de forma natural durante 10 minutos, luego libera manualmente la presión restante.

5. Sirve con los acompañantes de tu elección.

ACOMPAÑANTES OPCIONALES:

Aguacate en rodajas

Crema Agria de Anacardos
(página 241)

*La información nutricional es por porción

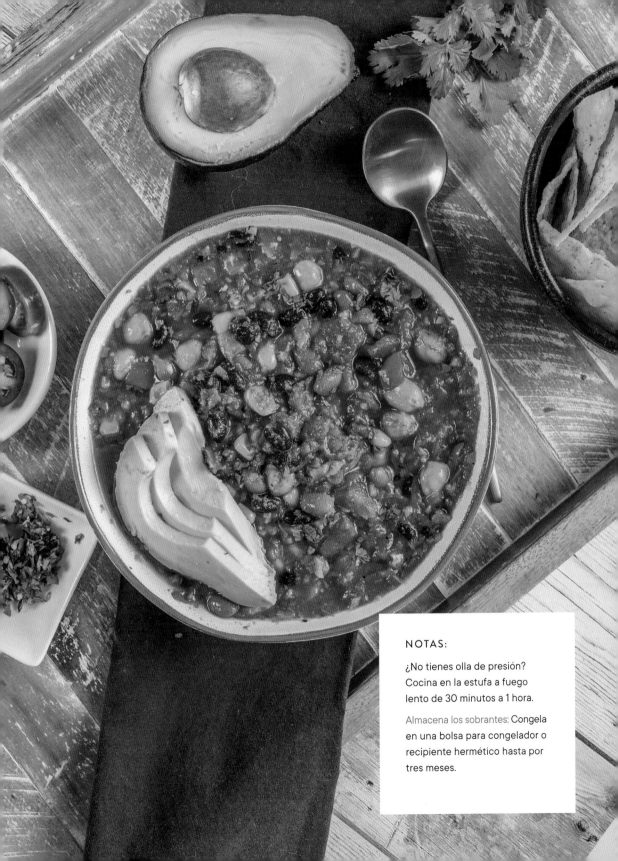

NOTAS:

¿No tienes olla de presión? Cocina en la estufa a fuego lento de 30 minutos a 1 hora.

Almacena los sobrantes: Congela en una bolsa para congelador o recipiente hermético hasta por tres meses.

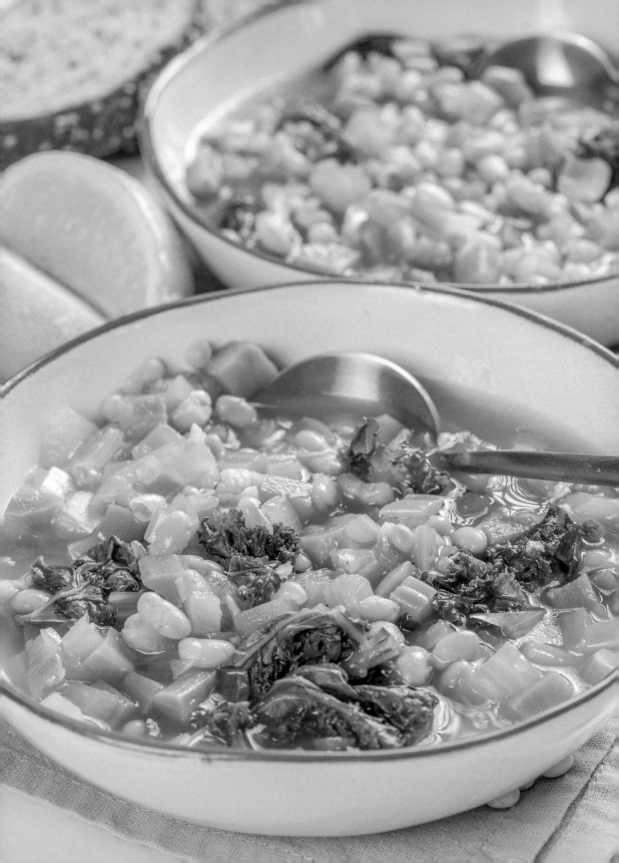

Sopa de Col Rizada
con Frijoles Blancos y Limón

Por 1 ½ tazas: Calorías: 203 | Grasa: 1g | Carbohidratos: 39g | Fibra: 11g | Proteína: 9g

1 cebolla amarilla grande, picada

3 dientes de ajo, picados

2 zanahorias medianas, picadas

2 tallos de apio, picados

6 tazas de caldo de vegetales, y un poco más para saltear

3 latas (15 onzas) de frijoles blancos (cannellini), escurridos y enjuagados

2 cucharaditas de orégano seco

2 cucharaditas de tomillo seco

3-4 tazas de hojas de col rizada picadas, sin tallos

¼ taza de jugo de limón fresco

½ cucharadita de sal, o al gusto

½ cucharadita de pimienta negra

⅓ taza de perejil fresco, picado

NOTAS:

Almacena los sobrantes: Congela en una bolsa para congelador o recipiente hermético hasta por tres meses.

Agrega otros acompañantes: Cubre con hojuelas de pimiento rojo y/o levadura nutricional.

Disminuye el desperdicio de alimentos: Usa los ingredientes sobrantes para hacer la Sopa de Fideos de Garbanzos (página 132).

Ten en cuenta: Dependiendo del caldo de vegetales que uses (es decir, bajo en sodio o regular), es posible que debas ajustar la cantidad de sal.

Porciones: 6   ⏱ Tiempo de cocción: 30 minutos

Esta sopa de col rizada con frijoles blancos y limón está repleta de nutrientes beneficiosos para el azúcar en la sangre. Los frijoles blancos y la col rizada aportan mucha fibra para ralentizar la digestión y regular el azúcar en la sangre, mientras que el perejil y el jugo de limón aportan vitamina C y antioxidantes para ayudar a combatir el daño causado por la resistencia a la insulina.

1. En una olla, sofríe la cebolla y el ajo con un chorrito de caldo de vegetales a fuego lento durante 2 a 3 minutos, revolviendo con frecuencia, y agregando más caldo de vegetales según sea necesario para evitar que las cebollas se doren.

2. Agrega las zanahorias y el apio y cocina por otros 7 a 10 minutos, o hasta que las zanahorias estén blandas, agregando más caldo de vegetales según sea necesario.

3. Agrega el caldo de vegetales, los frijoles, el orégano y el tomillo, y revuelva.

4. Hierve luego reduce el fuego a medio-bajo y cocina durante 15 minutos, sin tapar.

5. Agrega la col rizada, revuelve y continúa cocinando durante 3-4 minutos, hasta que la col rizada esté blanda.

6. Licúa 1–2 tazas de la sopa en una licuadora o usando una licuadora de inmersión, luego devuélvela a la olla.

7. Agrega el jugo de limón, la sal y la pimienta, y cubre con el perejil antes de servir.

*La información nutricional es por porción

● Proporción de carbohidratos a fibra: 5.5:1

Sopa de Lentejas Clásica

Por 1 taza: Calorías: 208 | Grasa: 1g | Carbohidratos: 39g | Fibra: 7g | Proteína: 14g

½ cebolla amarilla mediana, en cubos

2 dientes de ajo, picados

½ zanahoria grande, picada

1 tallo de apio, picado

1 taza de lentejas marrones secas, enjuagadas

½ lata (14 onzas) de tomates asados al fuego, triturados

3 tazas de caldo de vegetales, y un poco más para saltear

½ cucharadita de paprika

¼ cucharadita de comino

¼ cucharadita de chile en polvo

1 hoja de laurel seca

2 tazas de espinacas

1 cucharada de jugo de limón

¼ cucharadita de sal, o al gusto

¼ cucharadita de pimienta

NOTAS:

Almacena los sobrantes: Refrigera en un recipiente hermético de tres a cinco días o congela hasta por tres meses.

Ten en cuenta: Dependiendo del caldo de vegetales que uses (es decir, bajo en sodio o regular), es posible que debas ajustar la cantidad de sal.

Porciones: 4   🕐 Tiempo de cocción: 30 minutos

Las lentejas son una fuente de energía de origen vegetal, que aportan 18 gramos de proteína y 16 gramos de fibra por taza. Esta sopa de lentejas es espesa y cremosa y agrega espinacas para brindar aún más fibra para ayudar a mantener estables los niveles de azúcar en la sangre.

1. En una olla, sofríe la cebolla y el ajo con un chorrito de caldo de vegetales a fuego lento durante 2 a 3 minutos, revolviendo con frecuencia, y agregando más caldo de vegetales según sea necesario para evitar que las cebollas se doren.

2. Agrega las zanahorias y el apio y cocina por otros 7 a 10 minutos, o hasta que las zanahorias estén blandas, agregando más caldo de vegetales según sea necesario.

3. Agrega el caldo de vegetales, la paprika, el comino, el chile en polvo y la hoja de laurel. Revuelva.

4. Aumenta el fuego y deja hervir. Tapa y baja el fuego a medio-bajo. Cocina a fuego lento durante 35 a 40 minutos, o hasta que las lentejas estén blandas.

5. Para espesar la sopa, retira la hoja de laurel y transfiere 1 taza a la licuadora, y licúa hasta que esté cremosa, luego transfiere la sopa nuevamente a la olla.

6. Agrega las espinacas y cocina durante 1 a 2 minutos, o hasta que las espinacas estén blandas.

7. Agrega el jugo de limón, la sal y la pimienta. Para ajustar la consistencia de la sopa, agrega un poco más de caldo de vegetales, si lo deseas.

*La información nutricional es por porción

Rollitos de Lechuga con Toona de Garbanzos

Por porción: Calorías: 355 | Grasa: 18g | Carbohidratos: 39g | Fibra: 12g | Proteína: 12g

1 lata (15 onzas) de garbanzos, escurridos y enjuagados

1 tallo de apio, picado

3 cucharadas de Mayonesa Sin Huevo (página 240) o mayonesa vegana comercial

2 cucharadas de cebolla picada, blanca o morada

1 cucharada de alcaparras, picadas
½ cucharadita de salmuera de alcaparras

¼ cucharadita de sal

¼ cucharadita de pimienta negra
Hojas de lechuga romana

Porciones: 2   🕐 Tiempo de cocción: 10 minutes

Esta ensalada toona de garbanzos ofrece el sabor de una ensalada de atún tradicional, sin contener pescado. Las alcaparras agregan sal al plato, mientras que nuestra Mayonesa Sin Huevo hace que la ensalada se mantenga libre de grasas saturadas.

1. En un tazón, tritura los garbanzos con un tenedor, dejando algunos garbanzos enteros.

2. Agrega todos los ingredientes restantes, excepto las hojas de lechuga romana, y revuelve para combinar.

3. Sirve en rollitos de lechuga romana.

NOTAS:

¿No tienes lechuga romana? Usa lechuga Boston bibb, col rizada u hojas de repollo.

¿No tienes garbanzos? Usa frijoles blancos en su lugar.

Almacena los sobrantes: Refrigera la mezcla de garbanzos sobrante en un recipiente hermético por hasta dos días.

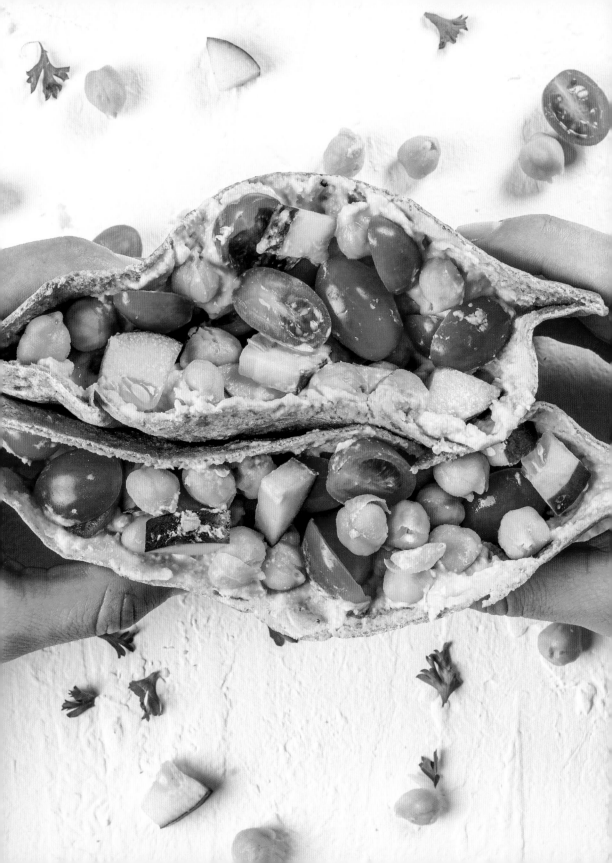

Bolsillos de Pita con Ensalada Picada

Por pan pita: Calorías: 403 | Grasa: 9g | Carbohidratos: 70g | Fibra: 13g | Proteína: 17g

½ taza de garbanzos cocidos

½ taza de pepino en cubos

¼ taza de tomates cherry cortados

¼ de cucharadita de sal, o al gusto

2 cucharadas de Hummus Sin Aceite (página 266) o hummus comercial

1 pan pita de trigo integral, cortado a la mitad, o 2 mini pitas de trigo integral

Porciones: 1   🕐 Tiempo de cocción: 10 minutos

Los pepinos tienen un índice glucémico bajo de 15, lo que los convierte en un vegetal muy favorable para el azúcar en la sangre. Debido a su bajo índice glucémico, agregar pepinos a un platillo puede aumentar el volumen sin afectar significativamente el azúcar en la sangre. Estos bolsillos de pita con ensalada picada combinan pepinos con pitas de trigo integral, garbanzos y vegetales adicionales para crear una comida simple pero saciante.

1. En un tazón, combina los garbanzos, el pepino, los tomates y la sal. Ajusta la sal según sea necesario.

2. Abre suavemente cada mitad de pita para crear un bolsillo. Unta uniformemente una capa delgada de hummus dentro de cada bolsillo de pan pita.

3. Rellena los bolsillos de pita con la mezcla de garbanzos y sirve

NOTAS:

Hazlo libre de gluten: Usa rollitos de lechuga, col rizada, tortillas de arroz integral o pan plano sin gluten en lugar de la pita.

Agrega más sabor: Agrega jugo de limón, hierbas frescas o especias a la mezcla de garbanzos.

Agrega acompañantes adicionales: Agrega pimientos, cebolla morada y/o aceitunas negras.

¿No tienes garbanzos? Usa tofu marinado, frijoles blancos o lentejas, en su lugar.

Sándwich Cremoso de Garbanzos y Aguacate

Por sándwich: Calorías: 446 | Grasa: 13g | Carbohidratos: 65g | Fibra: 17g | Proteína: 21g

½ taza de garbanzos cocidos

¼ de un aguacate mediano

1 cucharadita de jugo de limón fresco ¼ cucharadita de sal

Pimienta negra, al gusto

2 rebanadas de pan integral tostado

2-3 rebanadas de tomate

1 puñado de vegetales, como rúcula, espinaca o lechuga romana

NOTAS:

Agrega más sabor: Agrega ajo o hierbas frescas, como eneldo o perejil, a la mezcla de garbanzos.

Hazlo libre de gluten: Usa pan sin gluten, tortillas de arroz integral o rollitos de lechuga.

Almacena los sobrantes: Refrigera la mezcla de garbanzos y aguacate sobrante en un recipiente hermético por hasta dos días.

Porciones: 1   🕐 Tiempo de cocción: 10 minutos

Usa garbanzos como relleno para sándwiches para crear un almuerzo lleno de fibra y proteínas, que favorece el azúcar en la sangre. El pan integral y los vegetales en esta receta agregan aún más fibra y proteínas, para que quedes satisfecho y mantengas los niveles de azúcar en la sangre equilibrados durante toda la tarde.

1. En un tazón grande, combina los garbanzos y el aguacate. Tritura bien hasta que todo esté combinado. Agrega el jugo de limón, la sal y la pimienta. Mezcla bien nuevamente.

2. Coloca los vegetales y los tomates en una rebanada de pan tostado. Agrega la mezcla de puré de garbanzos y cubre con la otra rebanada de pan tostado.

*La información nutricional es por porción

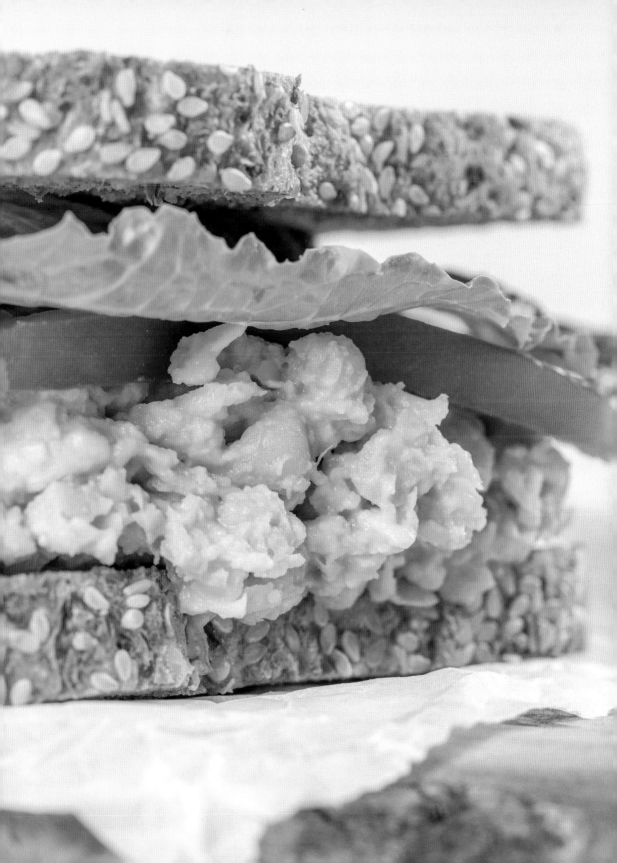

Sándwich de Tempeh, Lechuga y Tomate

Por sándwich: Calorías: 539 | Grasa: 22g | Carbohidratos: 53g | Fibra: 10g | Proteína: 36g

2 cucharadas de salsa de soja baja en sodio, tamari, o aminos de coco

1 cucharada de caldo de vegetales

2 cucharaditas de vinagre balsámico

½ cucharadita de chile en polvo

¼ cucharadita de paprika

Sal y pimienta negra, al gusto

3 ½ onzas de tempeh (aproximadamente el ⅓ de un paquete), cortado en rodajas

2 cucharaditas de Mayonesa Sin Huevo (página 240) o mayonesa vegana comercial

1 cucharadita de Dijon o mostaza amarilla

2 rebanadas de pan integral, tostadas Hojas de lechuga romana

½ tomate pequeño, en rodajas

Porciones: 1 🕐 Tiempo de cocción: 40 minutos

El tempeh es un alimento a base de plantas, rico en proteínas elaborado con soja fermentada. La textura es seca y firme, con un ligero sabor a nueces. En esta receta, el tempeh absorbe los sabores de la marinada para ofrecer una alternativa al BLT clásico, a base de plantas que es mucho más bajo en grasas saturadas.

1. Precalienta el horno a 375°F (195°C). Cubre una bandeja para hornear con papel encerado.

2. En una bolsa con cierre hermético o en un tazón poco profundo, mezcla la salsa de soja, el caldo de vegetales, el vinagre balsámico, el chile en polvo, la paprika, la sal y la pimienta. Agrega el tempeh y déjalo marinar durante 10-15 minutos.

3. Coloca una capa uniforme de tempeh sobre la bandeja para hornear. Hornea de 18 a 20 minutos, y voltea a la mitad de la cocción. Retira del horno y reserva.

4. Unta la mayonesa y la mostaza en una rebanada de pan tostado. Coloca una capa de lechuga romana, tomate y tempeh sobre la tostada y sazona al gusto con sal y pimienta. ¡Cierra el sándwich y disfruta.

NOTAS:

Almacena los sobrantes: Es mejor armarlo justo antes de servir. El tempeh se puede preparar y cocinar con anticipación y guardar en el refrigerador hasta por cuatro días.

*La información nutricional es por porción

Ensalada de Batata Asada con Rúcula y Mijo

Por cada taza: Calorías: 375 | Grasa: 16g | Carbohidratos: 48g | Fibra: 9g | Proteína: 12g

3 tazas de batata pelada, en cubos (2-3 batatas)

½ cucharadita de sal, o al gusto 1 cebolla amarilla, en rodajas finas

½ taza de mijo

1 lata (15 onzas) de garbanzos, escurridos y enjuagados

3 tazas de rúcula

½ taza de nueces picadas

½ lote de Vinagreta Balsámica Cremosa (página 244)

Pimienta negra, al gusto

NOTAS:

Agrega más vegetales: Agrega más rúcula para aumentar el volumen de la porción sin cambiar significativamente el perfil nutricional.

Almacena los sobrantes: Divide la ensalada en recipientes herméticos y guárdala en el refrigerador por hasta cuatro días. Agrega el aderezo justo antes de servir.

Ahorra tiempo: Cocina el mijo en una olla Instant Pot® u otra olla eléctrica de función múltiple.

Porciones: 1 🕐 Tiempo de cocción: 45 minutos

El mijo es un grano antiguo que naturalmente no contiene gluten y es rico en proteínas y fibra. Se ha demostrado que el consumo regular de mijo disminuye los niveles de azúcar en la sangre y mejora la resistencia a la insulina.

1. Precalienta el horno a 425°F (220°C). Cubre una bandeja para hornear grande con papel encerado.

2. Extiende en una capa uniforme las batatas en cubos en la bandeja para hornear. Rocía con aceite de oliva en aerosol, agrega la sal y revuelve para cubrir uniformemente. Hornea durante 15 minutos, luego agrega las cebollas en rodajas y coloca nuevamente en el horno por otros 15 minutos. Retira del horno y reserva..

3. Mientras tanto, combina el mijo y 1 taza de agua en una olla. Hierve el agua, luego reduce a fuego bajo y tapa. Deja que el mijo hierva a fuego lento durante unos 15 minutos, revuelve luego retíralo del fuego y déjalo reposar, tapado, durante 10 minutos más.

4. Una vez que el mijo haya absorbido completamente el agua, agita con un tenedor y pásalo a un tazón grande. Agrega las batatas y cebollas asadas, los garbanzos, la rúcula y las nueces.

5. Cuando esté listo para servir, agrega el aderezo y mezcla hasta que esté bien combinado.

6. Agrega la sal y la pimienta al gusto y sirve.

Ensalada de Frijoles Negros y Maíz

Por 1 ½ tazas: Calorías: 365 | Grasa: 12g | Carbohidratos: 55g | Fibra: 19g | Proteína: 17g

½ taza de cebolla blanca picada

2 cucharadas de vinagre de sidra de manzana

1 ¼ cucharaditas de sal, divididas

2 cucharadas de jugo de limón fresco

2 dientes de ajo, picados

2 latas (15 onzas) de frijoles negros, escurridos y enjuagados

1 ½ tazas de maíz, congelado o enlatado ³ tomates de pera, picados

½ taza de cilantro fresco picado

½ cucharadita de pimienta negra

½ lote (½ taza) de Aderezo Green Goddess (página 243), opcional

NOTAS:

Hazlo diferente: Sirve en rollitos de lechuga, o acompaña con quinua o arroz integral.

Porciones: 4-6   ⏱ Tiempo de cocción: 20 minutos

El maíz dulce tiene un índice glucémico bajo y está lleno de fibra y otros nutrientes. Combinar maíz con frijoles negros crea una ensalada densa en proteínas y fibra que es excelente para regular el azúcar en la sangre.

1. En un tazón pequeño, combina las cebollas, el vinagre de sidra de manzana, ¼ de cucharadita de sal y 3 cucharadas de agua. Reserva para marinar.

2. Mientras tanto, en un tazón grande, mezcla el jugo de limón, el ajo y la cucharadita restante de sal.

3. Agrega los frijoles, el maíz, los tomates, el cilantro y la pimienta al tazón y mezcla hasta que los vegetales y los frijoles estén cubiertos uniformemente con el jugo de limón.

4. Escurre las cebollas y agrégalas al tazón. Revuelve una última vez hasta que todo esté combinado.

5. Cuando esté listo para servir, agrega el aderezo, si lo deseas y mezcla.

*La información nutricional es por porción

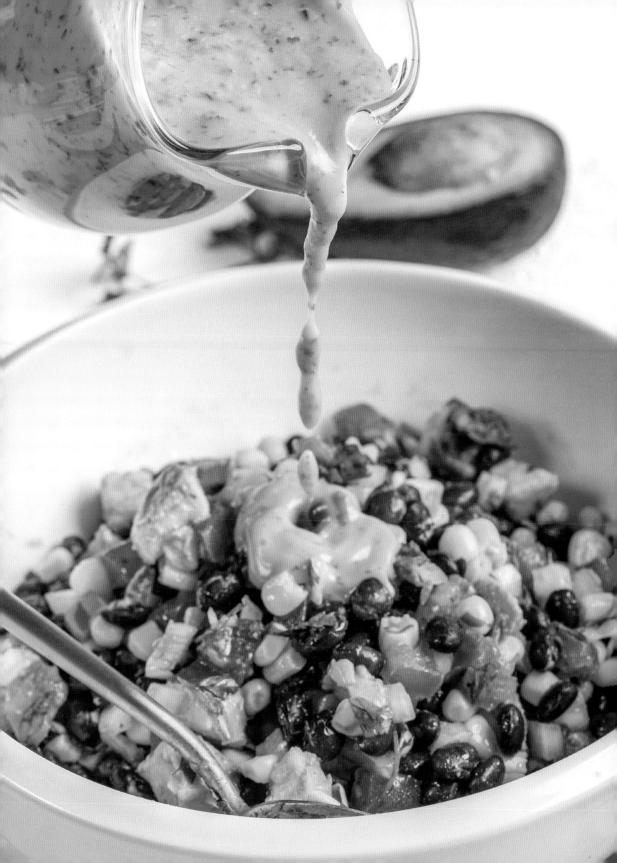

Ensalada Crujiente con Aderezo de Maní

Por 1 ½ tazas: Calorías: 316 | Grasa: 21g | Carbohidratos: 20g | Fibra: 6g | Proteína: 20g

1 tofu en bloque (14 onzas), extra firme, escurrido y prensado

½ cucharadita de ajo en polvo

½ cucharadita de cebolla en polvo

1 pepino, sin semillas y cortado en julianas finas

1 pimiento rojo, cortado en julianas finas

2 tazas de col morada picado

2 zanahorias grandes, peladas y ralladas

3 tazas de lechuga romana picada

2 cucharadas de cilantro fresco picado

½ taza de maní tostado, picado

Aderezo

¼ cebolla morada pequeña, en rodajas finas

3 dientes de ajo, picados

1 cucharada de jengibre fresco rallado

1-2cucharaditas de edulcorante de fruta del monje

3 cucharadas de vinagre de arroz

3 cucharadas de mantequilla de maní

2 cucharaditas de jugo de limón fresco

1 ½ cucharadas de salsa de soja o tamari bajo en sodio

Porciones: 4   🕐 Tiempo de cocción: 40 minutos

Mantenerse hidratado puede ayudar a controlar los niveles de azúcar en la sangre. Los vegetales de esta ensalada crujiente tienen un alto contenido de agua, lo que contribuye a cumplir con tus necesidades diarias de líquidos y ayuda a controlar el azúcar en la sangre.

1. Precalienta el horno a 400°F (200°C). Cubre una bandeja para hornear con papel encerado.

2. Una vez que el horno esté precalentado, corta el tofu en cubos de ¼ de pulgada y revuélvelos con el ajo y la cebolla en polvo. Extiéndelo en la bandeja para hornear preparada y hornea por 25 minutos, o hasta que el tofu esté crujiente y firme al tacto.

3. Combina todos los ingredientes del aderezo más 1 cucharada de agua en un tazón y bate hasta que estén completamente combinados.

4. Mezcla el pepino, el pimiento, el repollo, las zanahorias, la lechuga, el tofu y el aderezo en un tazón grande hasta que estén bien combinados.

5. Decora con el cilantro y el maní y sirve.

NOTAS:

Ahorra tiempo: Compra vegetales previamente cortados.

Hazlo sin soja: Cambia el tofu por los frijoles de tu elección. Usa aminos de coco en lugar de la salsa de soja.

*La información nutricional es por porción

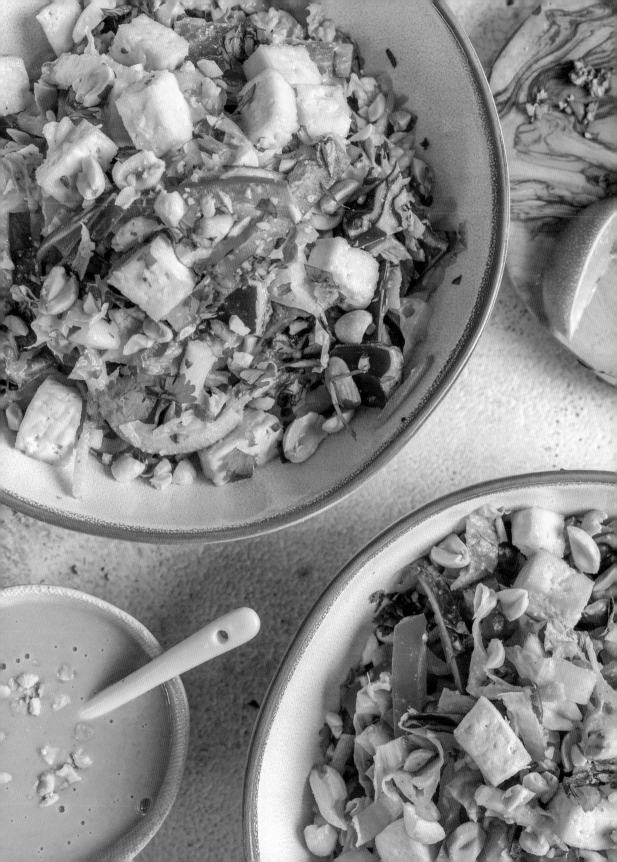

Ensalada de Farro y Frijoles Negros

Por 1 ¼ tazas: Calorías: 270 | Grasa: 2g | Carbohidratos: 51g | Fibra: 9g | Proteína: 13g

1 taza de farro

1 lata (15 onzas) de frijoles negros, escurridos y enjuagados

½ pimiento rojo picado

½ zanahoria rallada

¼ taza de perejil fresco picado

3 cebollines, picados

2 dientes de ajo, picados

2 cucharadas de jugo de limón fresco

1 cucharadita de sal

½ cucharada de aceite de oliva, opcional

Porciones: 4   🕐 Tiempo de cocción: 35 minutos

El farro es un grano antiguo muy nutritivo perfecto como base para ensaladas. Es una excelente fuente de proteínas, fibra y minerales como magnesio y zinc, todos nutrientes importantes para la regulación del azúcar en la sangre.

1. Prepara el farro de acuerdo con las instrucciones del empaque.

2. Transfiere el farro cocido a un tazón grande, agrega todos los ingredientes restantes y mezcla hasta que todo esté bien combinado.

NOTAS:

Hazlo libre de gluten: Usa quinua, arroz o millet en lugar de farro.

Ahorra tiempo: Cocina el farro en una Instant Pot u otra olla eléctrica.

*La información nutricional es por porción

Ensalada Verde Sencilla

Por porción (sin aderezo): Calorías: 65 | Grasa: 1g | Carbohidratos: 13g | Fibra: 4g | Proteína: 4g

3 tazas (no compactadas) de vegetales mixtos o lechuga de su elección, cortados en trozos pequeños

½ pepino pequeño, picado

½ taza de tomates cherry cortados

¼ de cebolla morada pequeña, en rodajas finas

2 a 3 cucharadas de aderezo de tu elección

Porciones: 2   ◷ Tiempo de cocción: 10 minutos

Esta sencilla ensalada verde es una manera fácil de asegurarse de incluir vegetales en el almuerzo o la cena. Los vegetales son bajos en calorías, pero ricos en vitaminas, minerales, antioxidantes y fibra, los cuales son todos esenciales para mantener la salud y disminuir el riesgo de padecer enfermedades crónicas.

1. Coloca los vegetales en un tazón grande. Agrega el pepino, los tomates cherry y la cebolla morada.

2. Agrega por encima el aderezo de tu elección poco a poco, revolviendo para mezclar, hasta que la ensalada esté aderezada a tu gusto.

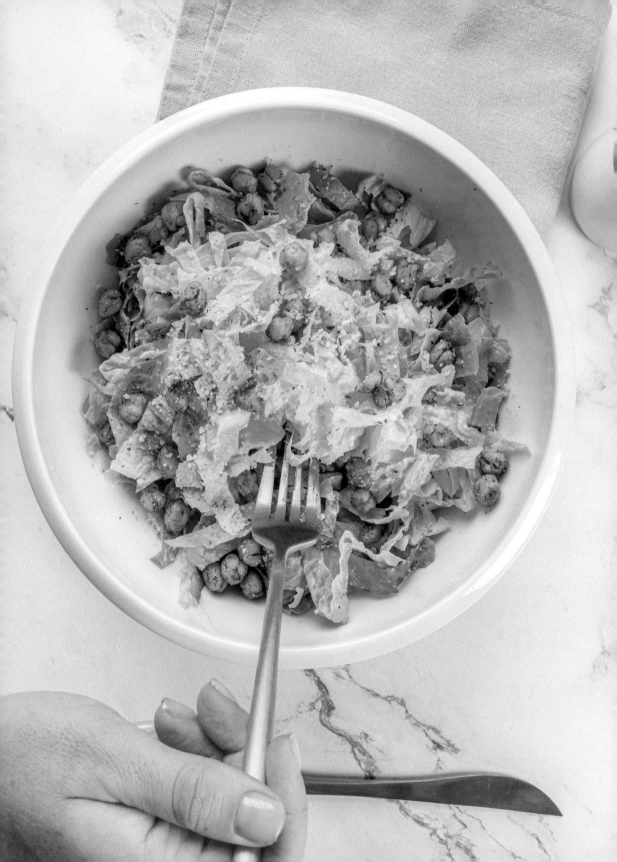

Ensalada "César" de Garbanzos

Por 2 tazas: Calorías: 331 | Grasa: 17g | Carbohidratos: 34g | Fibra: 14g | Proteína: 14g

2 cabezas de lechuga romana
(aproximadamente 4 tazas, picadas)

2 lotes de Garbanzos Crujientes
(página 191)

1 lote de Aderezo César de Tahini
(página 247)

½ taza de Cobertura de "Queso"
de Nueces (página 237)

Pimienta negra, al gusto

Porciones: 4   🕐 Tiempo de cocción: 10 minutos

Nuestra versión de la ensalada César incluye garbanzos, que son una excelente fuente de proteínas de origen vegetal y fibra. Comer garbanzos en lugar de una proteína de origen animal puede ayudar a mejorar la sensibilidad a la insulina, así que inclúyelos en tu dieta para ver beneficios en tus niveles de azúcar en la sangre.

1. Coloca la lechuga y los garbanzos en una ensaladera grande y vierte el aderezo por encima. Cubre con el "queso" y sazona con pimienta negra al gusto. Mezcla bien.

NOTAS:

Agrega más vegetales:
Agrega pepino, tomates
o pimientos.

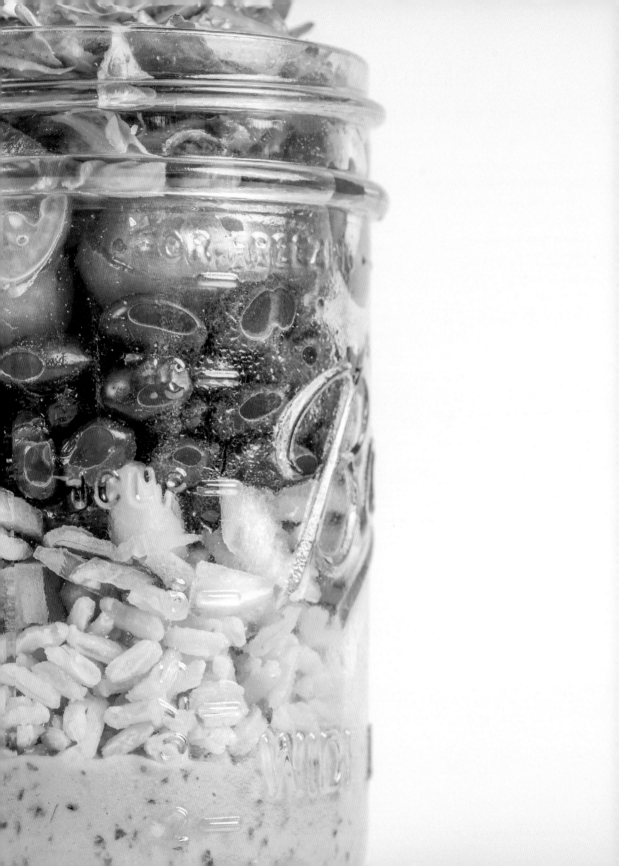

Frascos de Ensaladas para Mezclar y Combinar

ADEREZO (ELIGE 1):
2–3 cucharadas

Aderezo Cremoso de Naranja y Jengibre (página 245)

Vinagreta Balsámica Cremosa (página 244)

Aderezo César de Tahini (página 247)
Aderezo Green Goddess (página 243) Salsa de Maní (página 236)

GRANOS ENTEROS (ELIJA 1):
½–1 taza

Quinua
Arroz integral

Farro

Bulgur

Mijo

Maíz

PROTEÍNA (ELIJA 1): ½–1 taza

Frijoles negros

Garbanzos

Frijoles blancos

Frijoles rojos

Tofu

Lentejas

Tempeh

Seitán

Porciones: 1   🕐 Tiempo de cocción: 5 minutos

Elige cómo aventurarte con estos frascos de ensaladas para mezclar y combinar, selecciona una variedad de vegetales para obtener una variedad de antioxidantes y combínalos con una proteína, un grano integral y el aderezo de tu elección. Los frascos de ensaladas son una excelente manera de preparar almuerzos para la siguiente semana. Modifica los ingredientes de esta receta según lo que tengas a mano o para tener más variedad.

1. Coloca los ingredientes en capas agregando primero el aderezo, seguido de los granos integrales, las proteínas y luego los vegetales.

2. Cuando estés listo para comer, agita el frasco o vierte el contenido en un tazón y mezcla.

VEGETALES (ELIGE 3):
½ taza de tomates cherry cortados en rodajas

Zanahoria rallada

Batatas en cubos

Pepino en cubos

Col rallada

Champiñones picados

Vegetales como lechuga romana, espinaca, col rizada o rúcula

NOTAS:

Preparación de comidas: conserva las ensaladas refrigeradas en frascos hasta por cuatro días.

Ahorra tiempo: Compra granos precocidos y vegetales previamente cortados.

La información nutricional variará según tus elecciones.

*La información nutricional es por porción

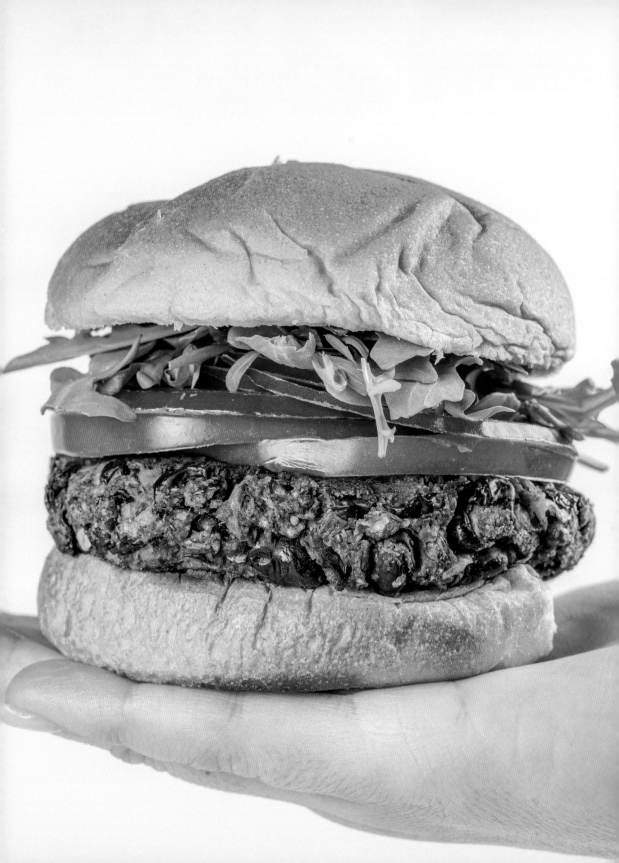

Platos principales

Lentejas al Curry con Col Rizada y Coliflor 158

Quinua Horneada con Batata y Frijoles Negros 159

Arroz Frito Pastoso con Vegetales 161

Hamburguesas de Frijoles Negros
con Champiñones 162

Espagueti de Calabaza con Salsa de Lentejas
"Sin Carne" 164

Tacos de Tofu Desmenuzado 165

Pasta Penne con Pesto de Espinacas
y Tomates Cherry 166

Garbanzos de una Sartén con Arcoíris
de Vegetales Veggies 168

Tortitas de Mijo con Vegetales y Salsa de Maní 171

Fajitas de Frijoles Pintos 172

Deditos de "Pescado" de Tofu Empanizados 173

Rollitos de Berenjena con "Ricotta" 175

Pimientos Rellenos de Lentejas 176

Salteado de Tempeh Teriyaki y Brócoli 178

Falafel Horneado 179

Rollitos de Primavera Frescos con Salsa 181

Pasta Primavera 182

Fideos Pad Thai de Vegetales 183

Quesadillas de Frijoles Negros con Salsa para
Nachos de "Queso" de Anacardos 184

Lentejas al Curry con Col Rizada y Coliflor

Por 1 ½ tazas: Calorías: 228 | Grasa: 5g | Carbohidratos: 36g | Fibra: 9g | Proteína: 13g

---

½ cebolla amarilla, en cubos

2 dientes de ajo, picados

1 cucharada de curry en polvo

½ cucharadita de garam masala

½ cucharadita de sal marina, dividida

1 cucharada de pasta de tomate

2 tazas de caldo de vegetales, y un poco más para saltear

1 taza de leche de coco enlatada ligera ¾ taza de lentejas verdes secas

1 coliflor, cortado en floretes pequeños

2 tazas de hojas de col rizada picadas, sin tallos

½ taza de arroz integral o quinua, opcional (omita en caso de querer una opción baja en carbohidratos

---

Porciones: 4   🕐 Tiempo de cocción: 40 minutos

Las lentejas son una proteína de origen vegetal rica en fibra. Este plato combina las lentejas con col rizada y coliflor para brindar aún más fibra para así ayudar a ralentizar la digestión y regular el azúcar en la sangre.

1. En una olla a fuego medio-alto, sofríe las cebollas con un chorrito de caldo de vegetales. Cocina hasta que estén doradas, de 3 a 5 minutos, revolviendo con frecuencia y agregando más caldo según sea necesario para evitar que las cebollas se peguen.

2. Agrega el ajo, el curry en polvo, el garam masala, ¼ de cucharadita de sal y la pasta de tomate. Revuelve durante 1 minuto.

3. Agrega el caldo de vegetales, la leche de coco y las lentejas. Cocina a fuego lento por 20 minutos sin tapar. Agrega la coliflor y cocina a fuego lento durante otros 15 minutos, o hasta que la coliflor esté tierna.

4. Agrega las hojas de col rizada y cocina hasta estén blandas, luego sazona al gusto con el ¼ de cucharadita de sal restante.

5. Sirve con arroz integral o quinua, si lo deseas.

NOTAS:

Almacena los sobrantes: Refrigera en un recipiente hermético por hasta cinco días. Congela por hasta tres meses.

Ahorra tiempo: Compra coliflor previamente cortada.

Quinua Horneada con Batata y Frijoles Negros

Por porción: Calorías: 311 | Grasa: 8g | Carbohidratos: 52g | Fibra: 12g | Proteína: 12g

1 ½ batata pequeña, picada

1 taza de frijoles negros cocidos

¾ taza de quinua

½ pimiento rojo, picado

2 cebollines, picados

2½ cucharadita de chile en polvo ² ½ cucharaditas de comino molido ½ cucharadita de ajo en polvo

⅛ cucharadita de sal, o más al gusto

1 taza de caldo de vegetales

El jugo de media lima

½ aguacate, en cubos

Porciones: 3   ⏱ Tiempo de cocción: 55 minutos

Cocinar la quinua en el horno con vegetales y condimentos le brinda más sabor al plato y reduce el tiempo que pasas en la cocina. La fibra de la quinua, los frijoles negros y la batata asegura que este horneado sea favorable para el azúcar en la sangre.

1. Precalienta el horno a 375°F (195°C).

2. En una fuente para hornear de 8 x 8 pulgadas, combina las batatas, los frijoles negros, la quinua, el pimiento, el cebollín, el chile en polvo, el comino, el ajo y la sal. Revuelve bien para combinar, luego agrega el caldo de vegetales.

3. Cubre la fuente para hornear con papel de aluminio y hornea por 40 minutos, o hasta que el caldo haya sido absorbido por completo, la quinua esté esponjosa y las batatas estén tiernas. Retira del horno.

4. Deja que la quinua repose durante 5 minutos antes de servir. Cubre cada plato con jugo de limón y aguacate.

NOTAS:

Almacena los sobrantes: Se conserva bien en el refrigerador por hasta cuatro días.

Ahorra tiempo: Compra batatas previamente cortadas.

Agrega más sabor: Cubre con cilantro picado.

Disminuye el desperdicio de alimentos: Agrega los sobrantes de batata a ensaladas u otros platos, o utilízalas en la Ensalada de Batata Asada con Rúcula y Mijo (página 145).

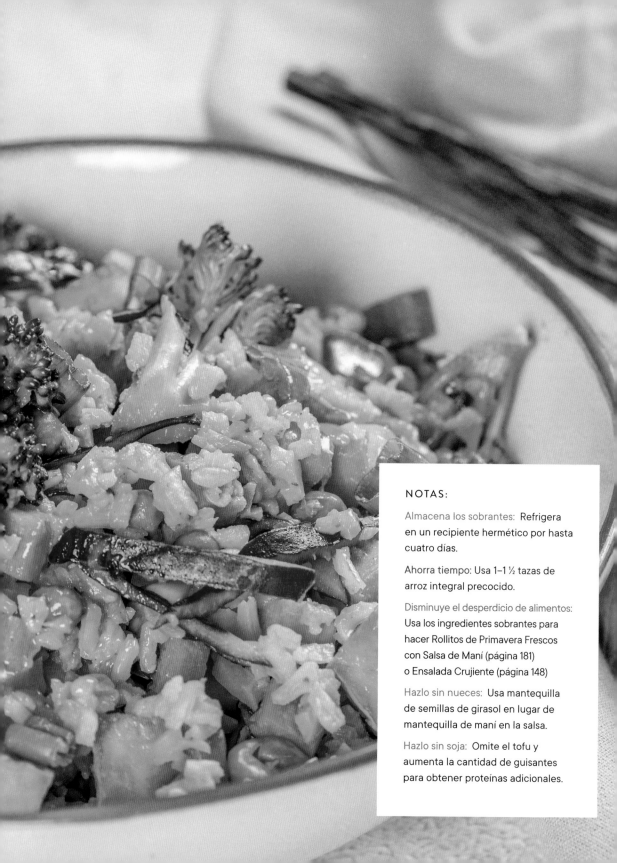

NOTAS:

Almacena los sobrantes: Refrigera en un recipiente hermético por hasta cuatro días.

Ahorra tiempo: Usa 1–1 ½ tazas de arroz integral precocido.

Disminuye el desperdicio de alimentos: Usa los ingredientes sobrantes para hacer Rollitos de Primavera Frescos con Salsa de Maní (página 181) o Ensalada Crujiente (página 148)

Hazlo sin nueces: Usa mantequilla de semillas de girasol en lugar de mantequilla de maní en la salsa.

Hazlo sin soja: Omite el tofu y aumenta la cantidad de guisantes para obtener proteínas adicionales.

Arroz Frito con Vegetales

Por 2 tazas: Calorías: 382 | Grasa: 14g | Carbohidratos: 46g | Fibra: 9g | Proteína: 24g

½ taza de arroz integral

1 tofu en bloque (¹⁴ onzas), extra firme, escurrido y prensado

½ cucharadita de ajo en polvo ½ cucharadita de cebolla en polvo

1 taza de cebollín picado, dividida en partes verdes y blancas

4 dientes de ajo, picados

2 tazas de arroz de coliflor, fresco o congelado

1 ½ tazas de col rallada

1 taza de zanahorias en cubos pequeños

½ taza de guisantes, frescos o congelados

Salsa

¼ taza de salsa de soja baja en sodio, tamari, o aminos de coco

2 cucharadas de edulcorante de fruta del monje

2 cucharadas de mantequilla de maní

1 diente de ajo, picado

1 cucharadita de jugo fresco de limón

½ cucharadita de hojuelas de pimiento rojo

Porciones: 3   🕐 Tiempo de cocción: 45 minutos

¿Sabías que el consumo de soja está asociado con un menor riesgo de diabetes tipo 2? El tofu es una fuente esencial de proteínas en una dieta a base de plantas y es excelente para las personas con diabetes. Este arroz frito con vegetales es una excelente manera de incluir más tofu a tu dieta. Además, agregar arroz de coliflor a esta comida también ayuda a agregar más fibra y volumen con poco impacto en la cantidad total de carbohidratos.

1. Precalienta el horno a 400°F (200°C) y cubre una bandeja para hornear con papel encerado.

2. Cocina el arroz siguiendo las instrucciones del empaque.

3. Una vez que el horno esté precalentado, corta el tofu en cubos de ¼ de pulgada y revuélvelos con el ajo y la cebolla en polvo.

4. Coloca el tofu en la bandeja para hornear y hornea durante 25 minutos, o hasta que el tofu esté crujiente y firme al tacto.

5. Mientras se cocina el tofu, prepara la salsa mezclando todos los ingredientes en un tazón y batiendo hasta que estén bien combinados.

6. Calienta una sartén antiadherente grande o un wok (o una sartén ligeramente rociada con aceite de oliva en aerosol) a fuego medio. Agrega las partes blancas del cebollín y el ajo y cocina por 1-2 minutos, revolviendo ocasionalmente.

7. Agrega el arroz de coliflor, el repollo, las zanahorias y los guisantes. Cocina durante 3-4 minutos, revolviendo ocasionalmente.

8. Agrega el arroz integral, el tofu y la salsa a la sartén y revuelve para combinar.

9. Cubre con las partes verdes del cebollín cuando esté listo para servir.

Hamburguesas de Frijoles Negros con Champiñones

Por hamburguesa: Calorías: 189 | Grasa: 5g | Carbohidratos: 26g | Fibra: 10g | Proteína: 11g

1 ½ tazas de champiñones, picados

½ cebolla amarilla o blanca, finamente picada

2 dientes de ajo, picados

2 tazas de frijoles negros cocidos
El jugo de una lima

½ taza de cilantro fresco, picado ¼ taza de linaza molida

½ cucharadita de hojuelas de pimiento rojo ½ cucharadita de sal

¼ cucharadita de pimienta negra ¼ cucharadita de comino molido

1 cucharadita de salsa de tomate, Mayonesa Sin Huevo (página 240) o mayonesa vegana comercial

Porciones: 4 ⏱ Tiempo de cocción: 40 minutos

Reemplazar la carne roja con proteínas de origen vegetal, como en esta receta de hamburguesas de frijoles negros, puede reducir la resistencia a la insulina y mejorar los niveles de azúcar en la sangre. Hechas a base de frijoles negros y linaza molida, estas hamburguesas son ricas en fibra y bajas en grasas saturadas. Los champiñones también ayudan a agregar textura, profundidad y nutrientes adicionales a las hamburguesas.

1. En una sartén antiadherente (o una sartén ligeramente rociada con aceite de oliva en aerosol), sofríe los champiñones, la cebolla y el ajo a fuego medio durante 3-5 minutos, o hasta que las cebollas estén transparentes.

2. Coloca los frijoles en un tazón grande y tritúralos con un machacador de papas, dejando algunos trozos enteros en la mezcla para aportar textura.

3. Agrega la mezcla de champiñones y todos los ingredientes restantes a los frijoles. Mezcla hasta que todo esté bien combinado.

4. Refrigera la mezcla por 15 minutos.

5. Divide la mezcla en cuatro bolitas separadas, y luego presiona cada bolita usando la palma de tu mano o el fondo de una taza hasta que darle la forma de una hamburguesa.

6. Calienta una sartén antiadherente (o una sartén ligeramente rociada con aceite de oliva en aerosol) a fuego medio-bajo.

7. Una vez que la sartén esté caliente, agrega las hamburguesas y cocina durante aproximadamente 7 minutos por cada lado, o hasta que estén doraditas.

8. Deja enfriar durante 10 minutos antes de servir.

NOTAS:

Disminuye el desperdicio de alimentos: Mezcla los frijoles negros, la cebolla y los champiñones sobrantes con tu próxima ensalada o rollito. O usa estos ingredientes en las Quesadillas de Frijoles Negros con Salsa para Nachos de "Queso" de Anacardos (página 184).

¿No tienes frijoles negros? Usa frijoles rojos o pintos en su lugar.

Almacena los sobrantes: Guarda las hamburguesas de frijoles negros crudas o cocidas en el congelador hasta por tres meses.

*La información nutricional es por porción

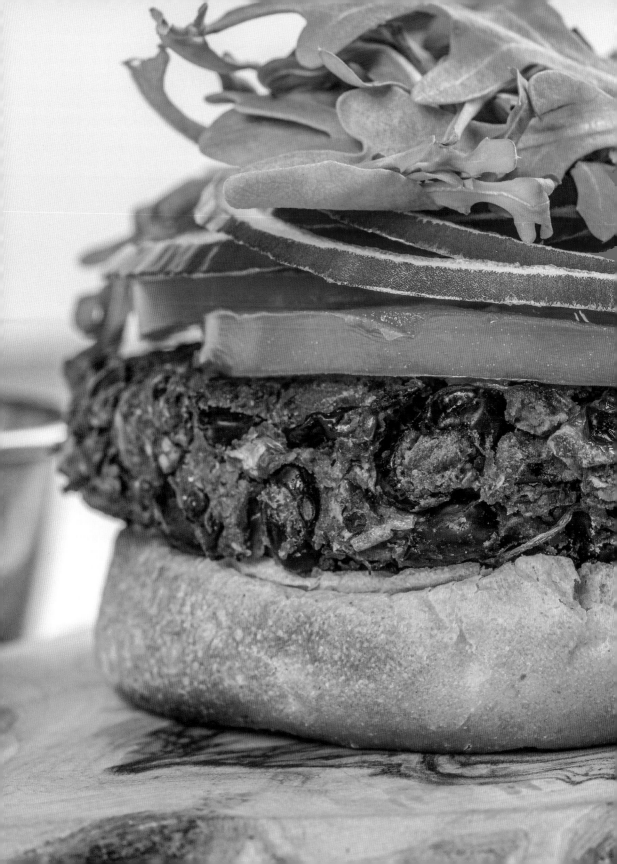

Espagueti de Calabaza con Salsa de Lentejas "Sin Carne"

Por ⅓ de calabaza y 1 taza de salsa de lentejas: Calorías: 254 | Grasa: 10g | Carbohidratos: 37g | Fibra: 9g | Proteína: 9g

1 calabaza "espagueti" grande

Sal y pimienta negra, al gusto

1 lote de Salsa de Lentejas "Sin Carne" (página 220)

Cobertura de "Queso" de Nueces (página 237), opcional

Porciones: 3   🕐 Tiempo de cocción: 1 hora

Esta salsa de tomate y lentejas se asemeja a una boloñesa, pero sin las grasas saturadas y con más fibra. Agrega la calabaza "espagueti", y este plato se convierte en un excelente sustituto para la salsa de carne, siendo altamente beneficioso para el azúcar en la sangre a largo plazo.

NOTAS:

¿No tienes calabaza "espagueti"? En su lugar, usa fideos de calabacín o pasta de frijoles.

Disminuye el desperdicio de alimentos: Guarda las semillas de la calabaza "espagueti", sazónalas y ásalas a 425°F (220°C) hasta que estén tostadas y crujientes.

1. Precalienta el horno a 400°F (200°C) y cubre una bandeja para hornear con papel encerado.

2. Divide la calabaza espagueti a lo largo y saca las semillas. Cubre el lado cortado de la calabaza (el lado de la pulpa) con aceite de oliva en aerosol y agrega sal y pimienta.

3. Coloca la calabaza en la bandeja para hornear, con la pulpa hacia abajo para que la piel de la calabaza quede hacia arriba. Hornea durante 30-40 minutos, o hasta que la calabaza esté suave y fibrosa y se pueda deshilachar con un tenedor.

4. Una vez que la calabaza esté lista, retírala del horno y voltea la calabaza para que la cara de la pulpa quede hacia arriba. Cuando esté fría al tacto, usa un tenedor para deshilachar y esponjar las hebras de la calabaza.

5. Cubre con la salsa boloñesa de lentejas y sirve con la cobertura de "queso" de nueces, si lo deseas

Tacos de Tofu Desmenuzado

Por 2 tacos: Calorías: 305 | Grasa: 13g | Carbohidratos: 29g | Fibra: 8g | Proteína: 25g

1 tofu en bloque (14 onzas), extra firme, escurrido y prensado

2 cucharadas de salsa de soja o tamari bajo en sodio

1 cucharada de chile en polvo
¾ cucharadita de comino molido
½ cucharadita de sal

½ cucharadita de orégano seco
¼ cucharadita de ajo en polvo
¼ cucharadita de cebolla en polvo
½ taza de salsa de tomate

4 tortillas (6 pulgadas) de harina de maíz o trigo integral y/u hojas de lechuga romana

ACOMPAÑANTES OPCIONALES:

Guacamole

Crema Agria de Anacardos (página 241) Lechuga rallada

Tomates picados

Porciones: 2   🕐 Tiempo de cocción: 20 minutos

Estos tacos de tofu desmenuzado son un excelente sustituto para los tacos de carne molida, que pueden contener más de 12 gramos de grasa saturada por porción. Al reemplazar la carne por tofu, se reduce el contenido de grasas saturadas a solo 2 gramos. Acompaña los tacos con diferentes vegetales para obtener un aumento adicional de fibra e incluso más beneficios para el azúcar en la sangre.

1. Desmenuza el tofu en una sartén antiadherente grande (o una sartén ligeramente rociada con aceite de oliva en aerosol) a fuego medio.

2. Agrega todos los ingredientes restantes, excepto la salsa de tomate y las tortillas, y revuelve para combinar. Continúa cocinando hasta que la mayor parte del líquido se haya evaporado del tofu, de 10 a 15 minutos. Agrega la salsa de tomate y cocina por 5 minutos más.

3. Rellena las tortillas o rollitos de lechuga con la "carne" de tofu y sirve con cualquier otro aderezo que desees.

NOTAS:

Agrega más vegetales: Agrega calabacín, cebolla o brócoli.

Hazlo libre de gluten: Usa tortillas de maíz o tortillas sin gluten.

Hazlo sin soja: Usa lentejas en lugar de tofu y use aminos de coco en lugar de salsa de soja.

Pasta Penne con Pesto de Espinacas y Tomates Cherry

Por porción: Calorías: 494 | Grasa: 18g | Carbohidratos: 71g | Fibra: 16g | Proteína: 18g

8 onzas de penne 100% integral

2 tazas de tomates cherry

Una pizca de sal

2 cucharadas de vinagre balsámico

2 tazas de espinacas

1 taza de Pesto de Albahaca y Espinacas (página 223)

1 lata (15 onzas) de frijoles blancos, escurridos y enjuagados

Levadura nutricional y hojuelas de pimiento rojo, opcional

NOTAS:

¿No tienes frijoles blancos? Omite los frijoles y usa pasta de frijoles en lugar de pasta de trigo integral.

Agrega más vegetales: Agrega los vegetales cocidos sobrantes, como pimientos, cebollas o calabacines.

Hazlo libre de gluten: Usa quinua, arroz o pasta de frijoles en lugar del penne de trigo integral.

Porciones: 4   ⏱ Tiempo de cocción: 15 minutos

No dejes que el alto contenido de carbohidratos de la pasta te impida disfrutar de este delicioso alimento. La pasta puede ser perfectamente integrada a una dieta para la diabetes a base plantas y alimentos integrales. Si bien esta comida puede contener una gran cantidad de carbohidratos, la pasta de trigo integral, los frijoles y los vegetales ayudan a aumentar el contenido de proteínas y fibra, lo que lo hace más favorable para el azúcar en la sangre.

1. Cocina la pasta siguiendo las instrucciones del empaque.

2. Mientras se cocina la pasta, calienta una olla pequeña a fuego medio. Agrega un chorrito de agua, los tomates y la sal y cocina hasta que los tomates se rompan, de 3 a 5 minutos. Agrega el vinagre balsámico y revuelve..

3. Coloca las espinacas en un colador. Cuando la pasta esté lista, reserva ½ taza del agua de la pasta, luego escurre la pasta sobre las espinacas para que se ablanden ligeramente. Mezcla el agua de la pasta reservada con el pesto.

4. En un tazón, combina la pasta, los tomates, el pesto y los frijoles blancos y mezcla hasta que estén bien combinados.

5. Sirve con levadura nutricional y hojuelas de pimiento rojo por encima, si lo deseas.

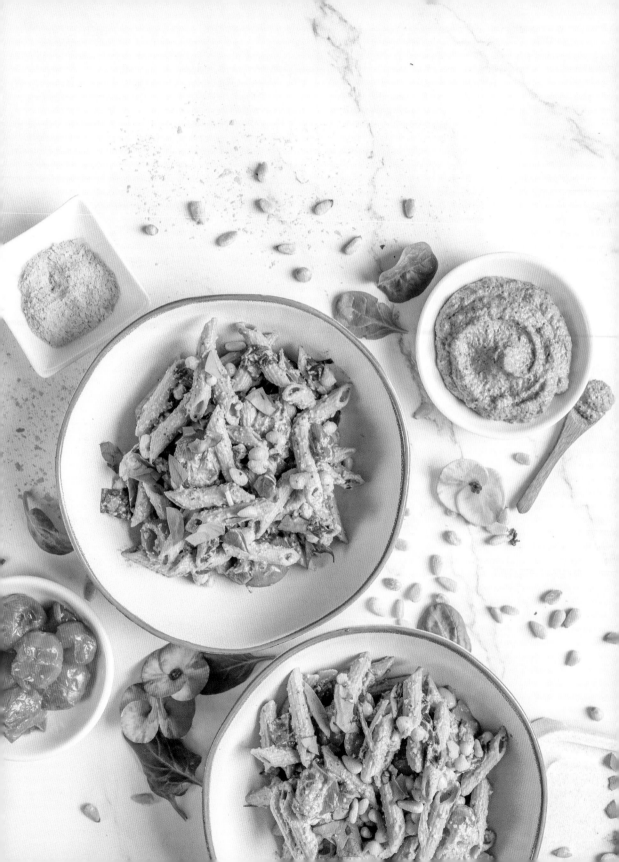

Garbanzos de una Sartén con Arcoíris de Vegetales

Por porción: Calorías: 301 | Grasa: 4g | Carbohidratos: 55g | Fibra: 15g | Proteína: 16g

2 tazas de tomates cherry

1 pimiento amarillo, en rodajas

2 tazas de brócoli picado (cortado en pequeños floretes)

1 cebolla morada, picada

1 lata (15 onzas) de garbanzos, escurridos y enjuagados

Sal y pimienta negra, al gusto

Aderezo Green Goddess (página 243), Vinagreta Balsámica Cremosa (página 244) o Aderezo Cremoso de Naranja y Jengibre (página 245), opcional

Granos integrales de elección (como arroz integral, quinua o farro), opcional

Porciones: 2   🕐 Tiempo de cocción: 40 minutos

Las comidas preparadas en una sola sartén son rápidas de hacer, lo que las convierte en una cena conveniente para las noches entre semana. Al comer una variedad de vegetales de diferentes colores en la receta, también estás consumiendo muchos fitonutrientes— los pigmentos que dan color a las frutas y vegetales. Los fitonutrientes están relacionados con niveles más altos de nutrientes específicos y muchos beneficios para la salud.

1. Precalienta el horno a 375°F (190°C) y cubre una bandeja para hornear con papel encerado.

2. Coloca los tomates cherry, el pimiento, el brócoli, la cebolla morada y los garbanzos en la bandeja para hornear. Rocía con aceite de oliva en aerosol y agrega sal y pimienta.

3. Coloca en el horno y hornea por 30 minutos.

4. Sirve con granos enteros y el aderezo de tu elección, si lo deseas.

NOTAS:

¿No tienes garbanzos? Usa tofu marinado, frijoles negros o lentejas.

Almacena los sobrantes: Se conserva bien en el refrigerador hasta por dos a tres días.

Ahorra tiempo: Compra vegetales previamente cortados para ahorrar tiempo.

*La información nutricional es por porción

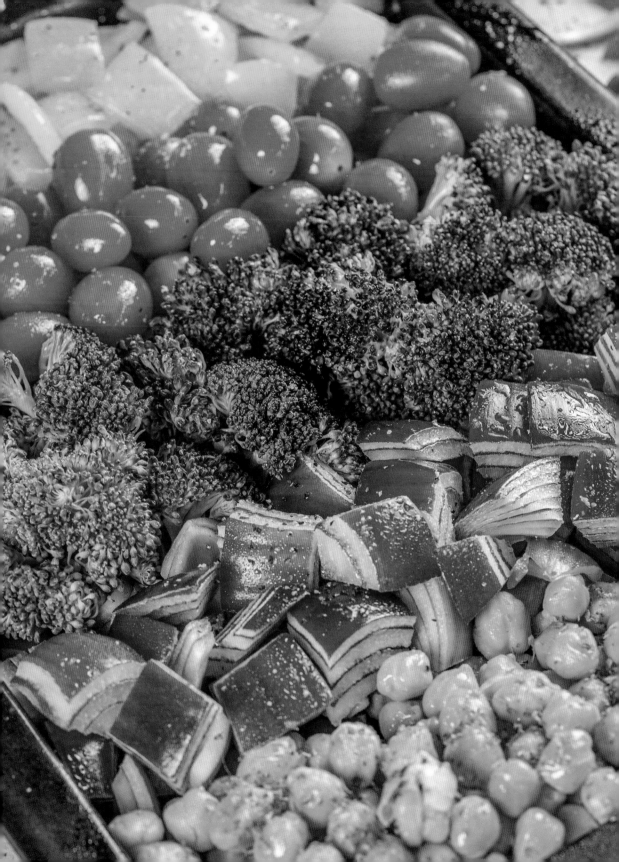

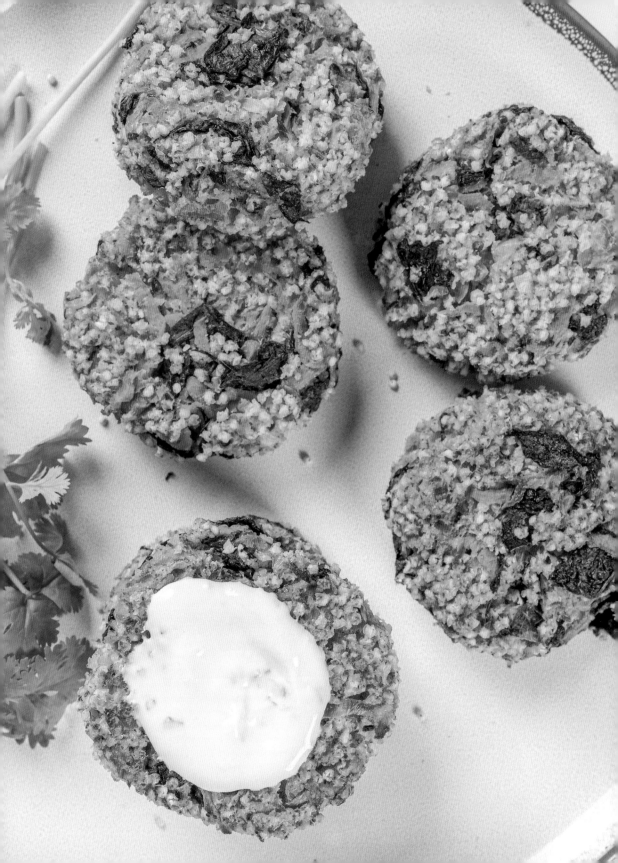

Tortitas de Mijo con Vegetales y Salsa de Maní

Por 2 tortitas + 2 cucharadas de salsa: Calorías: 184 | Grasa: 5g | Carbohidratos: 30g | Fibra: 6g | Proteína: 7g

1 taza de mijo, enjuagado ½ cebolla pequeña, en cubos

2 dientes de ajo, picados

8 tazas de espinacas, picadas en trozos grandes

3 zanahorias grandes, peladas y ralladas

2 cucharaditas de curry en polvo

¾ cucharadita de sal

½ cucharadita de pimienta negra

¼ taza de yogur no lácteo, natural y sin azúcar

¼ taza de semillas de lino molidas

2 cucharadas de cilantro fresco picado

Salsa

1 taza de yogur no lácteo, natural y sin azúcar

El jugo de ½ limón

¼ cucharadita de sal

¼ cucharadita de pimienta negra

¼ cucharadita de hojuelas de pimiento rojo

NOTAS:

Planifica con anticipación: Prepara una gran cantidad de tortitas de mijo y congélalas antes de hornearlas para futuras comidas.

Ahorra tiempo: Cocina el mijo en una olla Instant Pot® u otra olla eléctrica de función múltiple.

Porciones 14   🕐 Tiempo de cocción: 1 hora y 45 minutos

El mijo es un grano antiguo que naturalmente no contiene gluten y es rico en proteínas y fibra. Se ha demostrado que el consumo regular de mijo disminuye los niveles de azúcar en la sangre y mejora la resistencia a la insulina. ¡Estas tortitas de mijo cargadas de vegetales son una forma divertida y única de consumir más mijo!

1. Precalienta el horno a 400°F (200°C) y cubre una bandeja para hornear con papel encerado.

2. Mientras el horno se precalienta, combina el mijo con 2 tazas de agua en una olla y hierve a fuego medio.

3. Reduce el fuego, cubre y cocina por 15 minutos a fuego bajo, hasta que el líquido se absorba. Apaga el fuego y deja reposar el mijo en la olla durante 10 minutos más.

4. Coloca el mijo cocido en un tazón grande para mezclar y déjalo enfriar.

5. En una sartén antiadherente (o una sartén ligeramente rociada con aceite de oliva en aerosol), cocina la cebolla y el ajo a fuego medio, revolviendo con frecuencia hasta que las cebollas estén suaves y translúcidas, de 3 a 5 minutos.

6. Agrega las espinacas, las zanahorias, el curry en polvo, la sal y la pimienta. Cocina y revuelve durante unos 2 minutos.

7. Agrega los vegetales al mijo, luego agrega el yogur, la linaza y el cilantro y revuelve hasta que estén bien combinados.

8. Usa una taza medidora de ⅓ de taza para hacer tortitas redondas de ½ pulgada de grosor, luego colócalas en la bandeja para hornear. Refrigera por 20 minutos.

9. Hornea las tortitas durante 25-30 minutos, o hasta que estén crujientes y bien cocidas.

10. Mientras se cocinan las tortitas, combina todos los ingredientes para la salsa en un tazón pequeño.

11. Sirve las tortitas calientes, al salir del horno con la salsa.

*La información nutricional es por porción

Fajitas de Frijoles Pintos

Por 2 fajitas: Calorías: 335 | Grasa: 3g | Carbohidratos: 65g | Fibra: 17g | Proteína: 16g

½ cebolla amarilla pequeña en rodajas

1 pimiento rojo en rodajas

1 pimiento amarillo, en rodajas

2 dientes de ajo, picados

1 cucharadita de chile en polvo

1 cucharadita de comino molido

½ cucharadita de sal

¼–½ cucharadita de chipotle o cayena en polvo, opcional

1 lata (15 onzas) de frijoles pintos, escurridos y enjuagados

4 tortillas (6 pulgadas) de harina de maíz o trigo integral y/u hojas de lechuga romana

ACOMPAÑANTES OPCIONALES:

Guacamole

Crema Agria de Anacardos (página 241)

Lechuga rallada

Tomates picados

NOTAS:

Hazlo libre de gluten: Usa tortillas de maíz u hojas de lechuga.

Porciones: 2   ⏱ Tiempo de cocción: 20 minutos

Cargadas con frijoles pintos y vegetales, estas sencillas Fajitas de Frijoles Pintos son la manera perfecta de llevar una comida saludable y deliciosa a la mesa ¡en cuestión de minutos! Los frijoles pintos también contienen proteínas, fibra y vitaminas y minerales importantes como tiamina (una vitamina B), hierro, magnesio, y potasio.

1. En una sartén antiadherente grande (o una sartén ligeramente rociada con aceite de oliva en aerosol), combina las cebollas y los pimientos a fuego medio-alto y cocina durante 6-7 minutos, revolviendo ocasionalmente.

2. Agrega el ajo, el chile en polvo, el comino, la sal y el chipotle o la cayena, si lo deseas, y cocina por 1 minuto más.

3. Agrega los frijoles y cocina hasta que estén bien calientes, aproximadamente 3 minutos más.

4. Coloca la mezcla de frijoles en las tortillas o las hojas de lechuga y sirve con cualquier otro acompañante que desees.

*La información nutricional es por porción

Deditos de "Pescado" de Tofu Empanizados

Por ⅓ de porción de tofu empanizado y 2 cucharadas de alioli vegano: Calorías: 475
| Grasa: 35g | Carbohidratos: 327g | Fibra: 4g | Proteína: 17g

½ taza de harina de maíz

2 cucharadas de levadura nutricional

1 cucharada de ajo en polvo

1 cucharada de cebolla en polvo

3 cucharaditas de condimento Old Bay, separadas

1 ½ cucharaditas de sal, separadas

¾ cucharadita de pimienta negra, dividida

½ taza de leche vegetal sin azúcar

1 cucharada de vinagre de sidra de manzana

½ taza de pan integral rallado

1 tofu en bloque (14 onzas), extra firme, escurrido y prensado

SALSA ALIOLI PICANTE VEGANA

½ taza de Mayonesa Sin Huevo (página 240) o mayonesa vegana comercial

1 cucharada de sriracha

½ cucharadita de ajo en polvo

NOTAS:

Sírvelo: Sirve con una ensalada o en rollitos de lechuga con vegetales cocidos.

Hazlo libre de gluten: Usa tortillas de maíz u hojas de lechuga. Usa harina de maíz en lugar de pan rallado.

Hazlo sin soja: Usa seitán en lugar de tofu.

Porciones: 3   🕐 Tiempo de cocción: 55 minutos

¡Incluso a los escépticos del tofu les encantará esta receta! Nuestra versión libre de pescado de deditos pescado es una gran receta para cocinar y disfrutar con los niños. La maicena ayuda a hacer que el tofu sea más crujiente, las migas de pan integral agregan más fibra a este plato, y hornearlos los hace más bajos en calorías y grasas. ¡Son fáciles de preparar y están aprobados por los niños!

1. Precalienta el horno a 425°F.

2. En un tazón, combina la maicena, la levadura nutricional, el ajo en polvo, la cebolla en polvo, 2 cucharaditas del condimento Old Bay, 1 cucharadita de sal y ½ cucharadita de pimienta. Usa un batidor para integrarlo. Agrega la leche vegetal y el vinagre de sidra de manzana y bate para formar una mezcla húmeda. Dejar reposar durante 5 minutos.

3. En un segundo tazón, combina el pan rallado de trigo integral con la cucharadita restante de condimento Old Bay, ½ cucharadita de sal y ¼ de cucharadita de pimienta. Mezcla..

4. Corta el tofu en rodajas de ¾ de pulgada de grosor.

5. Coloca una rodaja de tofu en el primer tazón de mezcla húmeda y cúbrela por completo, luego pásala por la mezcla de pan rallado hasta que esté completamente cubierta.

6. Coloca la rodaja de tofu empanizada en una bandeja para hornear. Repite los pasos con el resto del tofu.

7. Coloca el tofu empanizado en el horno y hornea por 25 minutos, o hasta que esté dorado. Retira del horno y deja enfriar.

8. Mientras tanto, combina todos los ingredientes del alioli en un tazón pequeño.

9. Sirve los deditos de "pescado" de tofu empanizados con el alioli encima. ¡A disfrutar!

*La información nutricional es por porción

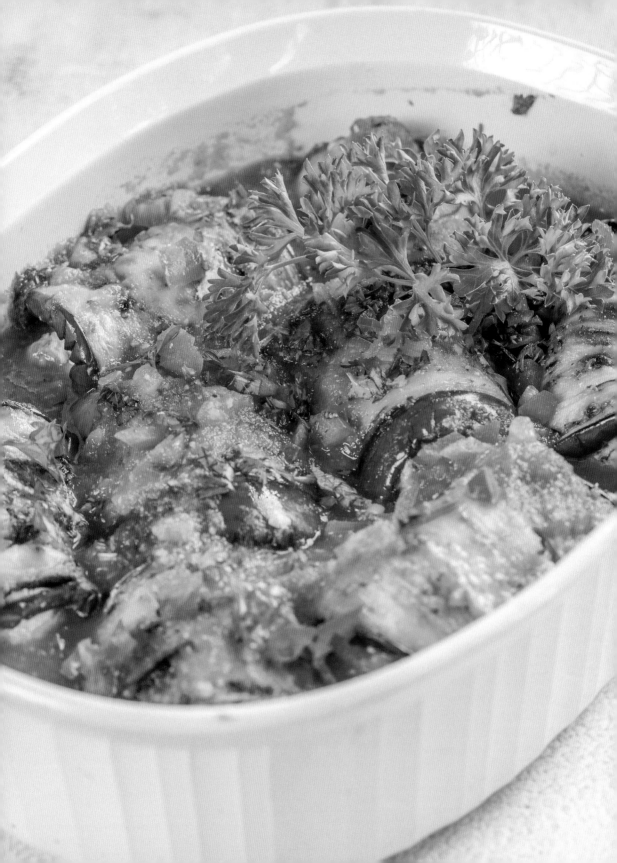

Rollitos de Berenjena con "Ricotta"

Por 3 rollitos: Calorías: 210 | Grasa: 7g | Carbohidratos: 29g | Fibra: 13g | Proteína: 18g

1 berenjena grande

Unas pizcas de sal

½ lote (1 ½ tazas) de Relleno de Ricotta con Hierbas (página 221)

1 taza de Salsa de Tomate y Albahaca Fresca (página 224) o salsa de tomate comercial

Pasta de trigo integral o de frijoles, opcional

NOTAS:

¿No tienes berenjenas? Usa calabacín en su lugar.

Hazlo sin soja: Usa un relleno de "ricotta" a base de anacardos.

Porciones: 2   ⏱ Tiempo de cocción: 30 minutos

Las berenjenas son ricas en polifenoles, compuestos que se encuentran en las plantas que ayudan a mitigar el estrés y la inflamación en el cuerpo. Además, los polifenoles podrían influir en el metabolismo de los carbohidratos, fomentando una mayor eliminación de glucosa (azúcar en la sangre) del torrente sanguíneo y contribuyendo a mejorar la sensibilidad a la insulina.

1. Precalienta el horno a 375°F (195°C).

2. Mientras el horno se precalienta, corta la berenjena en rebanadas de ½ pulgada de grosor, coloca las rebanadas sobre una capa de toallas de papel y espolvorea generosamente con sal para eliminar el exceso de humedad. Seca a toquecitos.

3. En una sartén antiadherente (o una sartén ligeramente rociada con aceite de oliva en aerosol), cocina las rebanadas de berenjena durante 1-2 minutos por cada lado, o hasta que estén lo suficientemente suaves como para enrollarlas.

4. Coloca cada rebanada de berenjena en una fuente o bandeja para hornear, coloca una cucharada colmada de la mezcla de ricotta de tofu en un lado y enróllala suavemente.

5. Extiende ½ taza de la salsa de tomate en una fuente para hornear de 8 x 8 pulgadas, agrega las berenjenas enrolladas y luego cubre con la ½ taza de salsa de tomate restante.

6. Hornea durante unos 20 minutos.

7. Sirve con pasta de trigo integral o de frijoles, si lo deseas.

Pimientos Rellenos de Lentejas

Por cada pimiento con aproximadamente 1 taza de relleno: Calorías: 255
| Grasa: 2g | Carbohidratos: 47g | Fibra: 9g | Proteína: 14g

1 cebolla amarilla pequeña, picada

3 dientes de ajo, picados, divididos

1 cucharadita de comino molido

1 cucharadita de paprika

1 cucharadita de orégano seco

½ cucharadita de sal, y un poco más para los pimientos

¼ cucharadita de hojuelas de pimiento rojo

½ taza de lentejas marrones secas

½ taza de quinua

1 tomate mediano, picado

1 ½ tazas de caldo de vegetales, y más para saltear

4 pimientos rojos grandes, sin el corazón y cortados a la mitad

Pimienta negra, al gusto

2 cucharadas de cilantro fresco o perejil picado

Aguacate en rodajas o una cucharada de Crema Agria de Anacardos (página 241), opcional

Porciones: 4   🕐 Tiempo de cocción: 1 hora y 15 minutos

Las lentejas son una gran fuente de hierro de origen vegetal, que es esencial para el transporte de oxígeno desde los pulmones a los tejidos corporales. Combinar el hierro con una fuente de vitamina C, como los pimientos rojos de esta receta, ayuda a su absorción.

1. Precalienta el horno a 375°F (190°C) y cubre una bandeja para hornear con papel encerado.

2. Mientras el horno se precalienta, calienta un chorrito de caldo de vegetales en una olla mediana a fuego medio. Agrega la cebolla, 2 dientes de ajo, el comino, la paprika, el orégano, la sal y las hojuelas de pimiento rojo y cocina revolviendo con frecuencia, hasta que las cebollas se vuelvan translúcidas, de 3 a 5 minutos agrega más caldo de vegetales según sea necesario para evitar que las cebollas se doren.

3. Agrega las lentejas, la quinua, el tomate y el caldo de vegetales. Luego de que la mezcla hierva, reduce a fuego bajo. Tapa y cocina a fuego lento durante 30 minutos, o hasta que las lentejas estén tiernas y la quinua esté cocida. Revuelve una vez a mitad de la cocción, luego otra vez cuando la preparación esté casi lista. Si la mezcla se ve demasiado seca, agrega un chorrito más de caldo o agua.

4. Mientras se cocina la mezcla de lentejas y quinua, rocía ligeramente los pimientos con aceite de oliva en aerosol y sazona con sal, pimienta y el ajo picado restante. Coloca los pimientos con el lado cortado hacia arriba en la bandeja para hornear.

5. Rellena los pimientos con la mezcla de lentejas y cubre la bandeja con papel de aluminio.

6. Hornea por 30 minutos, luego retira el papel aluminio y aumenta la temperatura del horno a 400°F (200°C). Cocina por 15 minutos más, hasta que los pimientos estén ligeramente dorados y suaves. Retira del horno.

7. Cubre con el cilantro fresco picado o el perejil y sirve con aguacate en rodajas o Crema Agria de Anacardos, si lo deseas.

*La información nutricional es por porción

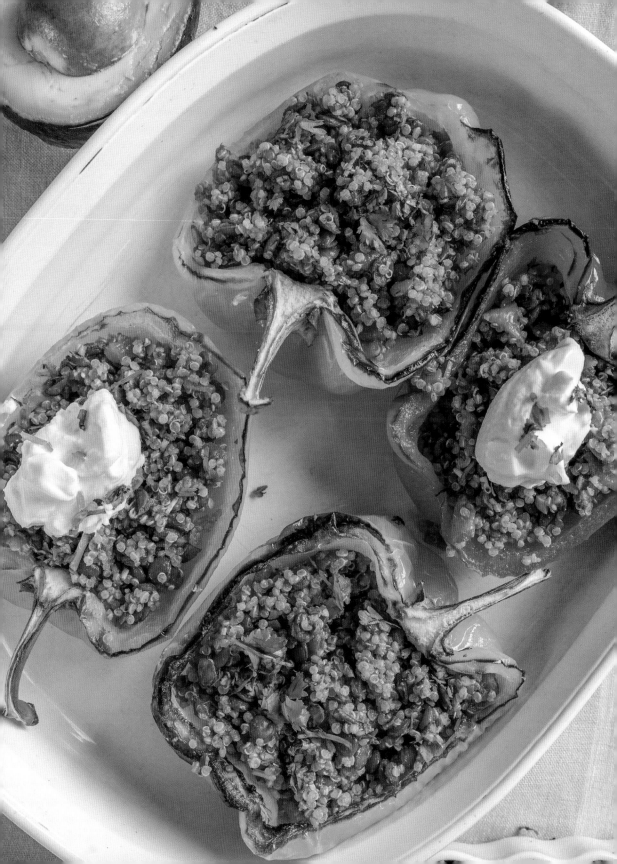

Salteado de Tempeh Teriyaki y Brócoli

Por porción: Calorías: 291 | Grasa: 13g | Carbohidratos: 22g | Fibra: 4g | Proteína: 29g

1 paquete (8 onzas) de tempeh, cortado en tiras de ¼ de pulgada

¼ taza de caldo de vegetales, y un poco más de ser necesario

3 tazas de floretes de brócoli

4 dientes de ajo, picados

Salsa Teriyaki

3 cucharadas de salsa de soja o tamari bajo en sodio

2 cucharadas de caldo de vegetales

½ cucharada de edulcorante de fruta del monje

2 dientes de ajo, picados

½ cucharadita de jengibre fresco rallado

Arroz integral o arroz de coliflor, opcional

Porciones: 2   Tiempo de cocción: 20 minutos

Los típicos platos teriyaki pueden ser fuentes engañosas de azúcares agregados y sal. Esta versión mantiene el azúcar al margen al usar fruta del monje para endulzar la salsa, y opta por un tamari bajo en sodio para ayudar a controlar la sal.

1. En un tazón pequeño, combina los ingredientes de la salsa teriyaki y bate hasta que estén bien combinados. Reserva..

2. En una sartén grande, combina el tempeh y el caldo de vegetales a fuego medio-bajo. Cocina el tempeh durante unos 5 minutos por cada lado, o hasta que esté dorado. Agrega más caldo de vegetales.

3. Según sea necesario para evitar que el tempeh se queme.

4. Agrega la salsa teriyaki, el brócoli y el ajo a la sartén y sofríe por otros 10 minutos, o hasta que el brócoli esté tierno, revolviendo ocasionalmente.

5. Sirve con arroz integral o arroz de coliflor, si lo deseas.

NOTAS:

Hazlo sin soja: Usa seitán o lentejas en lugar del tempeh. Usa aminos de coco en lugar de la salsa de soja.

Falafel Horneado

Por 4 bolas de falafel: Calorías: 281 | Grasa: 4g | Carbohidratos: 48g | Fibra: 10g | Proteína: 15g

2 tazas de garbanzos secos

2 cucharaditas de bicarbonato de sodio

3 chalotas, picadas en trozos grandes

1 taza de perejil fresco, sin tallos

8 dientes de ajo

1 ½ cucharadita de comino molido

1 ½ cucharadita de cilantro molido

1 ½ cucharadita de paprika

1 cucharadita de sal

1 cucharadita de pimienta negra

½ cucharadita de pimienta de cayena

NOTAS:

Sírvelo Disfruta con arroz integral y/o una ensalada y nuestra Salsa de Yogur de Pepino al Estilo Libanés (página 235).

Porciones: 6 🕐 Tiempo de cocción: 50 minutos

El falafel es un popular alimento del Oriente Medio hecho con garbanzos, hierbas y especias, y tradicionalmente se fríe en aceite. En nuestra versión, horneamos el falafel, lo que ayuda a disminuir significativamente el contenido de calorías y grasas. Estos falafel son una excelente fuente de proteína vegetal y están cargados de los antioxidantes provenientes de las hierbas y especias.

1. En un tazón grande, combina los garbanzos y el bicarbonato de sodio, y agrega agua hasta que los garbanzos estén cubiertos por al menos 2 pulgadas. Remoja toda la noche durante 18 horas o más. Cuando estén listos, escurre los garbanzos y sécalos a toquecitos.

2. Precalienta el horno a 350°F (175°C) y forra un recipiente para hornear de vidrio, de 9 x 12 pulgadas con papel encerado o rocía con aceite de oliva en aerosol.

3. En un procesador de alimentos, haz puré los garbanzos, luego agrega los ingredientes restantes y haz puré hasta obtener una pasta homogénea.

4. Usa tus manos, para hacer bolitas de ½ pulgada de grosor. Coloca una sola capa de bolitas en el recipiente para hornear preparada y rocía con aceite de oliva en aerosol.

5. Hornea el falafel durante 30 minutos, o hasta que esté dorado, volteándolo a la mitad de la cocción. Sirve caliente.

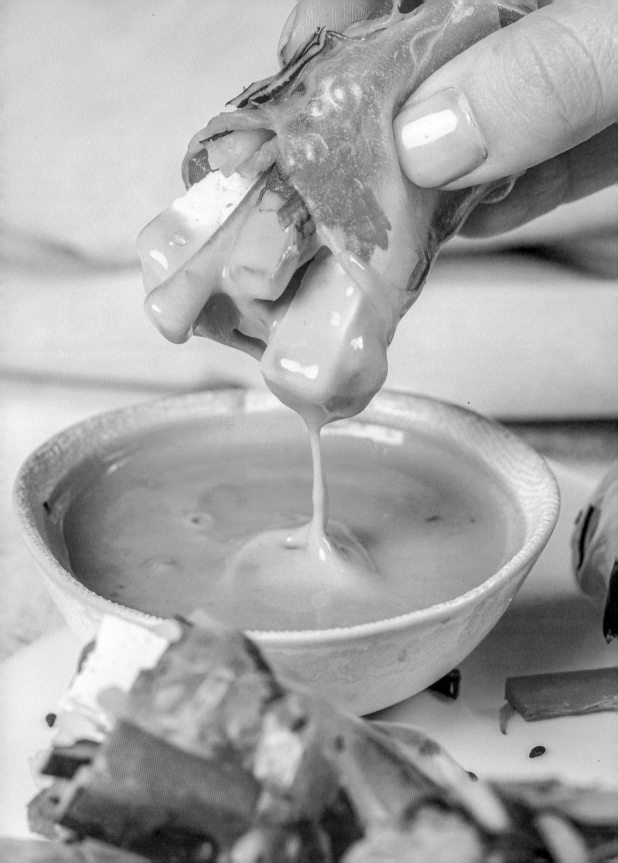

Rollitos de Primavera Frescos con Salsa de Maní

Por 3 rollitos de primavera y 3 cucharadas de salsa: Calorías: 315 | Grasa: 14g | Carbohidratos: 38g | Fibra: 4g | Proteína: 15g

1 tofu en bloque (14 onzas), extra firme, escurrido y prensado

12 hojas de papel de arroz para rollitos de primavera

2 zanahorias medianas, cortadas en julianas finas

1 taza de col rallada

1 pimiento, cortado en julianas finas

1 pepino, cortado en julianas finas

¼ taza de cilantro picado

1 lote de Salsa de Maní (página 236)

NOTAS:

Agrega más carbohidratos: Agrega fideos de arroz integral.

Compra inteligente: Las hojas de papel de arroz para rollitos de primavera generalmente pueden encontrarse en la sección de alimentos asiáticos de la tienda de comestibles.

Porciones: 4   ⏱ Tiempo de cocción: 1 hora

Los rollitos de primavera pueden ser una forma divertida y conveniente de comer todos los colores del arcoíris. Estos rollitos de primavera contienen cinco vegetales y hierbas diferentes, que le proporcionan una variedad de antioxidantes. Consumir una dieta rica en antioxidantes puede ayudar a mejorar la sensibilidad a la insulina.

1. Precalienta el horno a 375°F (175°C). Cubre una bandeja para hornear con papel encerado.

2. Corta el tofu en tiras de ½ pulgada y colócalo en la bandeja para hornear. Hornea por 25 minutos o hasta que el tofu esté crujiente y firme al tacto.

3. Llena un tazón o plato grande con agua. Sumerge una hoja de papel de arroz en el agua durante 10-15 segundos hasta que el papel esté suave y maleable. Retira del agua y coloca sobre una superficie plana.

4. En un lado del papel de arroz, coloca por capas una pequeña cantidad de tofu, vegetales y cilantro.

5. Dobla los lados del papel de arroz, luego comienza a enrollarlo hacia afuera, como si enrollaras un burrito. Continúa enrollando el resto de la hoja.

6. Repite los pasos 3-5 con los papeles de arroz restantes. Sirve con la salsa de maní.

Pasta Primavera

Por 1 ½ tazas: Calorías: 265 | Grasa: 4g | Carbohidratos: 48g | Fibra: 12g | Proteína: 18g

8 onzas de pasta de garbanzos
o de lentejas

½ cebolla morada mediana,
en rodajas

6 dientes de ajo, picados

½ cucharadita de sal, y un poco
más al gusto

½ cucharada de orégano seco o
condimento italiano

1 taza de floretes de brócoli cortados

½ pimiento amarillo mediano,
cortado en julianas finas

1 calabaza amarilla mediana, cortada
en medias lunas

1 calabacín mediano, cortado en
medias lunas

2 tazas de Salsa de Tomate
y Albahaca Fresca (página 224)
o salsa para pasta comercial

¼ taza de perejil fresco

Pimienta negra, al gusto

Cobertura de "Queso" de Nueces
(página 237), opcional

Porciones: 4   🕐 Tiempo de cocción: 25 minutos

Las pastas a base de frijoles aumentan el contenido de fibra y proteínas de una comida, lo que las hace ideales para controlar el azúcar en la sangre. Combinar pasta de frijoles con muchos vegetales, como en esta pasta primavera, aumenta el contenido de fibra y agua de la comida, contribuyendo a una mayor saciedad.

1. Prepara la pasta siguiendo las instrucciones del empaque.

2. Mientras, en una sartén antiadherente (o una sartén ligeramente rociada con aceite de oliva en aerosol), cocina la cebolla morada, el ajo, la sal y el orégano a fuego medio durante 2-3 minutos, revolviendo con frecuencia,

3. Agrega el brócoli y los pimientos a la sartén y cocina por otros 2-3 minutos, luego agrega la calabaza y el calabacín y cocina hasta que todos los vegetales se hayan ablandado, aproximadamente 5 minutos.

4. En un tazón grande, combina la pasta, los vegetales salteados y la salsa de tomate. Mezcla bien hasta que la pasta esté cubierta con la salsa.

5. Ajusta la sal y la pimienta al gusto. Sirve con perejil fresco y queso de nueces, si lo deseas.

*La información nutricional es por porción

Fideos Pad Thai de Vegetales

Per 1½ cups: Calories: 312 | Fat: 8g | Carbs: 50g | Fiber: 9g | Protein: 14g

6 onzas de fideos de arroz integral

¼ taza de caldo de vegetales

3 dientes de ajo, picados

2 tazas de floretes de brócoli picados

1 zanahoria mediana, pelada
y cortada en tiras delgadas en forma
de fideos (usa un pelador
de vegetales)

1 pimiento rojo, sin semillas
y en rodajas

½ cebolla morada, en rodajas

1 ½ tazas de edamame sin cáscara,
congelado

1 taza de col morada rallada

¼ taza de maníes triturados

3 cebollines, picados

Salsa

3 cucharadas de salsa de soja
o tamari bajo en sodio

2 cucharadas de edulcorante de
fruta del monje

2 cucharadas de vinagre de arroz

2 cucharadas de jugo de limón
fresco

1 cucharadita de sriracha

Porciones: 4   🕐 Tiempo de cocción: 35 minutos

Este pad thai casero de vegetales utiliza fideos de arroz integral para aumentar el contenido de fibra del plato. La variedad de vegetales agrega volumen y nutrientes, lo que ayuda a que te sientas lleno y a mantenerte saciado.

1. Cocina los fideos de arroz de acuerdo con las instrucciones del empaque, luego enjuaga con agua fría para evitar que se peguen y reserve.

2. En una sartén grande, combina el caldo de vegetales, el ajo picado y la cebolla morada. Sofríe a fuego medio hasta que esté fragante, aproximadamente 2 minutos.

3. Agrega el brócoli, las zanahorias, los pimientos, el edamame y la col a la sartén y cocina durante 6 minutos, revolviendo con frecuencia.

4. Mientras tanto, en un tazón pequeño, mezcla todos los ingredientes de la salsa y reserva..

5. Una vez que todos los vegetales estén cocidos y blandos, agrega los fideos de arroz a la sartén y mezcla todo.

6. Vierte la salsa en la sartén y revuelve para cubrir los fideos y los vegetales.

7. Agrega cebollín y maní triturado por encima.

NOTAS:

Hazlo sin soja: Cambia el edamame por frijoles lima (que generalmente se encuentran en la sección de congelados de la tienda de comestibles) y usa aminos de coco en lugar de salsa de soja.

*La información nutricional es por porción

Quesadillas de Frijoles Negros con Salsa para Nachos de "Queso" de Anacardos

Por quesadilla: Calorías: 409 | Grasa: 15g | Carbohidratos: 55g | Fibra: 17g | Proteína: 18g

2 tortillas (10 pulgadas) de trigo integral

½ cebolla pequeña, en cubos

½ pimiento rojo, en cubos

6 champiñones pequeños, cortados en rodajas

2 tazas de espinacas picadas

1 taza de frijoles negros cocidos

2 dientes de ajo, picados

½ cucharadita de paprika

½ cucharadita de chile en polvo

½ cucharadita de sal

¼ cucharadita de pimienta negra

¼ cucharadita de comino molido

⅓ taza de Salsa para Nachos de «Queso» de Anacardos (página 232)

NOTAS:

Disminuye el desperdicio de alimentos: Usa las sobras de cebolla, pimiento, champiñones y frijoles negros en una ensalada o rollito.

¿No tienes frijoles negros? Usa frijoles rojos o pintos en su lugar.

Hazlo libre de gluten: En su lugar, usa tortillas sin gluten o de maíz.

Porciones: 2   🕐 Tiempo de cocción: 25 minutos

Sí, las quesadillas pueden ser parte de un patrón de alimentación favorable para el azúcar en la sangre. Agregar frijoles negros, champiñones, pimientos y espinacas a la quesadilla aumenta su contenido de fibra. Además, usar "queso" de anacardos en lugar de queso regular disminuye el contenido de grasas saturadas, lo que hace que esta quesadilla sea una buena opción para controlar el azúcar en la sangre.

1. En una sartén antiadherente (o una sartén ligeramente rociada con aceite de oliva en aerosol), cocina la cebolla a fuego medio durante 2-3 minutos, luego agrega los pimientos y los champiñones y cocina por otros 2-3 minutos, hasta que estén suaves, revolviendo con frecuencia.

2. Agrega las espinacas, los frijoles negros, el ajo, la paprika, el chile en polvo, la sal, la pimienta y el comino a la sartén y mezcla hasta que todo esté combinado. Cocina hasta que todos los ingredientes se hayan calentado bien.

3. Coloca una tortilla en una sartén antiadherente a fuego medio. Unta la mitad de la Salsa para Nachos de "Queso" de Anacardos en un lado de la tortilla, luego agrega la mitad del relleno. Dobla la tortilla para mantener dentro el relleno y fríela por ambos lados hasta que esté dorada. Sigue los mismos pasos con la segunda tortilla.

*La información nutricional es por porción

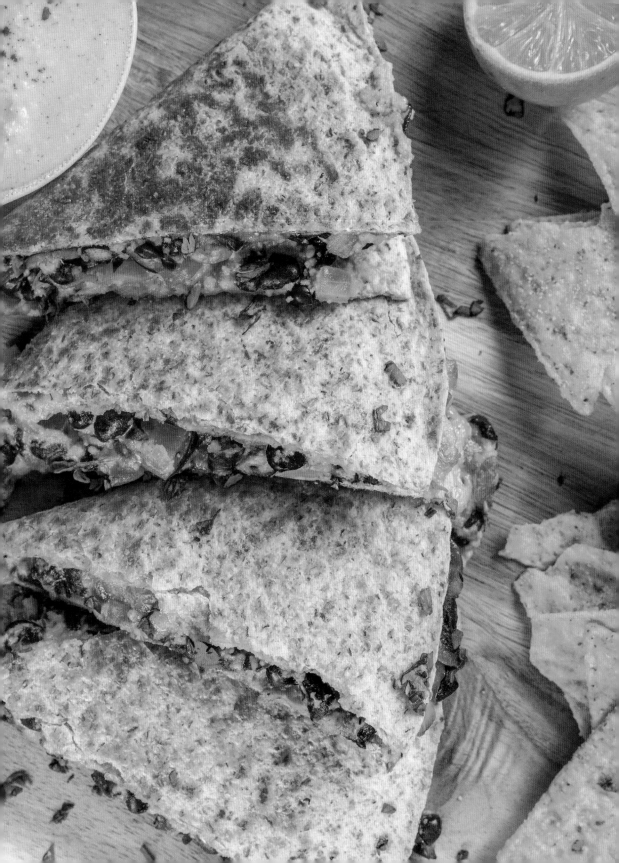

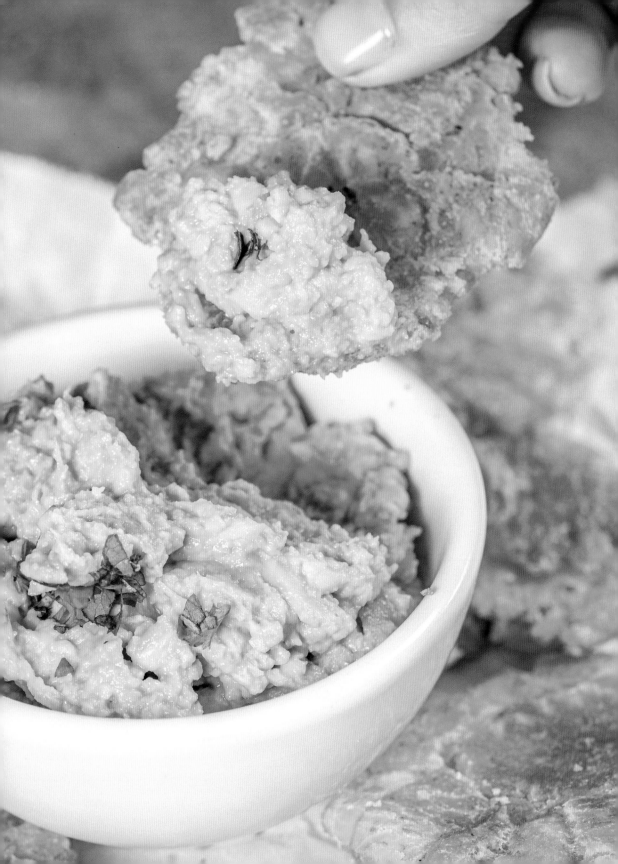

Meriendas

Edamame Especiado con Ajo 188

Garbanzos Crujientes (3 Maneras) 191

Tostadas (3 Maneras) 192

Tostones Doblemente Fritos con Aire
con Guacamole Cargado de Proteínas 195

Tortillas de Lentejas Rojas 196

Palomitas de Maíz con Queso 197

Batatas Fritas con Salsa
de Pepino y Yogur 199

Edamame Especiado con Ajo

Por porción: Calorías: 207 | Grasa: 9g | Carbohidratos: 16g | Fibra: 9g | Proteína: 21g

1 ½ tazas de edamame congelado, en su vaina

3 cucharadas de salsa de soja o tamari bajo en sodio

1 diente de ajo, picado

¼ cucharadita de paprika

NOTAS:

Atento al tiempo: Es posible que tengas que experimentar con el tiempo de cocción dependiendo de tu microondas.

Hazlo sin soja: Usa frijoles lima en lugar del edamame. Cambia la salsa de soja por aminos de coco.

Ahorra tiempo: ¡Sáltate los condimentos y solo agrega una pizca de sal!

Porciones: 1   🕐 Tiempo de cocción: 5 minutos

Controla el hambre y satisface los antojos salados con edamame. Esta excelente merienda, cargada de proteínas y baja en carbohidratos te brinda energía sin causar picos en el azúcar en la sangre.

1. Distribuye uniformemente el edamame en un plato apto para microondas y agrega 2 cucharadas de agua por encima. Cúbrelo ligeramente, dejando espacio para que escape un poco el aire.

2. Cocina en el microondas durante 2–3 minutos, o hasta que el edamame esté humeante y caliente.

3. Agrega la salsa de soja, el ajo y la paprika por encima. Revuelve hasta que estén combinados.

*La información nutricional es por porción

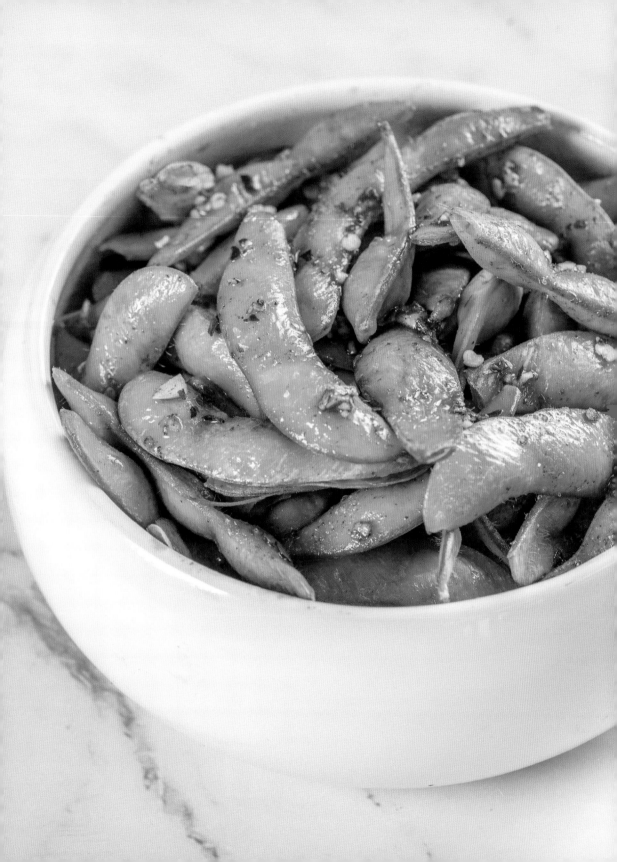

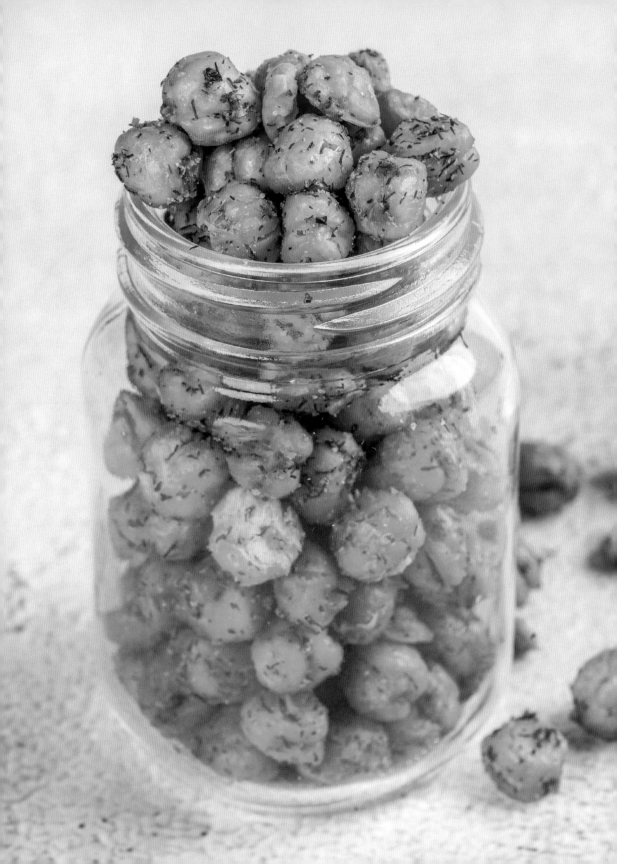

Garbanzos Crujientes (3 Maneras)

INGREDIENTES PARA LA BASE

1 lata (15 onzas) de garbanzos, escurridos y enjuagados

RANCH

½ cucharada de vinagre de sidra de manzana

1 cucharadita de eneldo seco

1 cucharadita de perejil seco

½ cucharadita de ajo en polvo

½ cucharadita de cebolla en polvo

½ cucharadita de sal

¼ cucharadita de pimienta negra

SAL Y VINAGRE

¼ taza de vinagre de vino blanco

1 cucharadita de sal

"QUESO" DE NACHOS

¼ taza de levadura nutricional

1 cucharadita de paprika

1 cucharadita de cebolla en polvo

1 cucharadita de chile en polvo

½ cucharadita de sal

Porciones: 2　🕐 Tiempo de cocción: 45 minutos

Sabrosos y crujientes, estos garbanzos satisfacen cualquier antojo. Los garbanzos son una excelente fuente de proteínas y fibra de origen vegetal: las meriendas ricas en proteínas y fibra ayudan a mantener la energía y los niveles de azúcar en la sangre estables durante todo el día.

1. Precalienta el horno a 375°F (190°C) y cubre una bandeja para hornear con papel encerado.

2. Para la variación de sal y vinagre, remoja los garbanzos en vinagre de vino blanco durante 30 minutos. Luego escúrrelos pero no los enjuagues.

3. Seca los garbanzos con un paño de cocina, quitando la mayor cantidad de cáscara posible.

4. Extiende los garbanzos de manera uniforme sobre la bandeja para hornear y rocía con aceite de oliva en aerosol. Hornea durante 30 minutos.

5. Mezcla los garbanzos con todas las especias y condimentos para hacer tu variación preferida, luego hornea por 10 minutos adicionales, vigilando atentamente, ya que pueden quemarse fácilmente.

6. Deja enfriar y almacena en un recipiente hermético a temperatura ambiente hasta por una semana.

Por porción de Ranch:
Calorías: 210 | Grasa: 3g | Carbohidratos: 35g | Fibra: 10g | Proteína: 11g

● Relación de carbohidratos a fibra: 3.5:1

Por porción de Sal y Vinagre:
Calorías: 210 | Grasa: 3g | Carbohidratos: 34g | Fibra: 9g | Proteína: 11g

● Proporción de carbohidratos a fibra: 3:1

Por porción "Queso" de Nachos:
Calorías: 243 | Grasa: 4g | Carbohidratos: 38g | Fibra: 12g | Proteína: 15g

● Proporción de carbohidratos a fibra: 3:1

*La información nutricional es por porción

Tostadas (3 Maneras)

1 rebanada de pan integral tostado

Porciones: 1   🕐 Tiempo de cocción: 5 minutos

No existe necesidad de temer o limitar el pan cuando padeces diabetes. En su lugar, opta por tostadas integrales, que brindan una cantidad significativa de proteínas y fibra necesarias para controlar el azúcar en la sangre. El pan integral también viene cargado de vitaminas B, que ayudan con el metabolismo de los carbohidratos.

MANTEQUILLA DE NUECES Y FRUTA

1 ½ cucharadas de mantequilla de nueces

½ taza de bayas o 1 manzana, en rodajas

1. Unta la mantequilla de nueces, el hummus o el puré de aguacate sobre la tostada.
2. Agrega encima el resto de los ingredientes.

HUMMUS Y PEPINO

3 cucharadas de Hummus Sin Aceite (página 226) o hummus comercial

¼ pepino, en rodajas

Por rebanada de Tostadas de Mantequilla de Nueces y Bayas:
Calorías: 247 | Grasa: 10g | Carbohidratos: 32g | Fibra: 6g | Proteína: 10g

● Proporción de carbohidratos a fibra: 5:1

AGUACATE Y TOMATE

¼ aguacate mediano, machacado

¼ taza de tomates cherry cortados

½ cucharada de semillas de cáñamo

Por rebanada de Tostadas de Hummus y Pepino:
Calorías: 227 | Grasa: 10g | Carbohidratos: 27g | Fibra: 6g | Proteína: 10g

● Relación de carbohidratos a fibra: 4.5:1

Por rebanada de Tostadas de Aguacate y Tomate:
Calorías: 224 | Grasa: 12g | Carbohidratos: 24g | Fibra: 7g | Proteína: 8g

● Proporción de carbohidratos a fibra: 3:1

NOTAS:

Hazlo sin nueces: Usa mantequilla de semillas de girasol en lugar de mantequilla de nueces..

Hazlo libre de gluten: En su lugar, usa pan sin gluten, tortitas de arroz o tortillas de maíz.

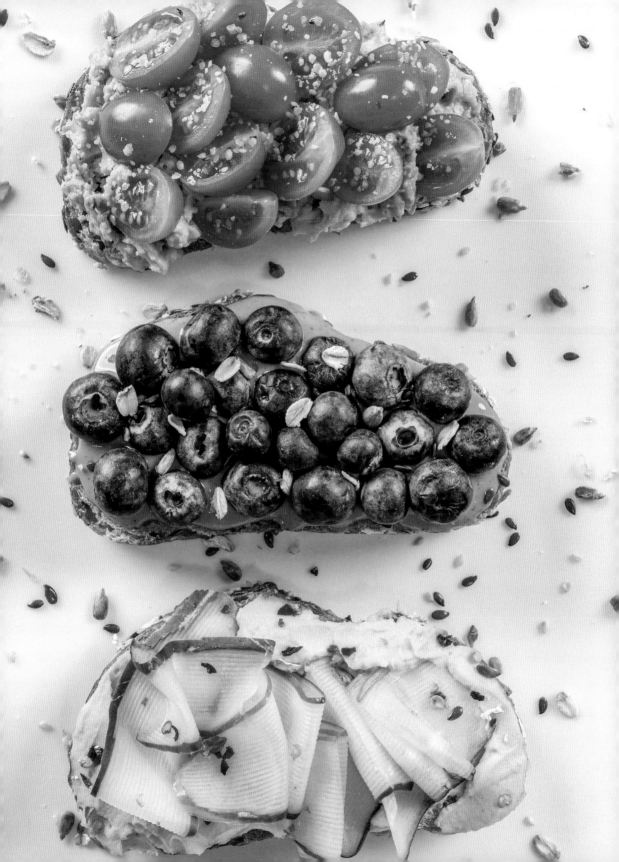

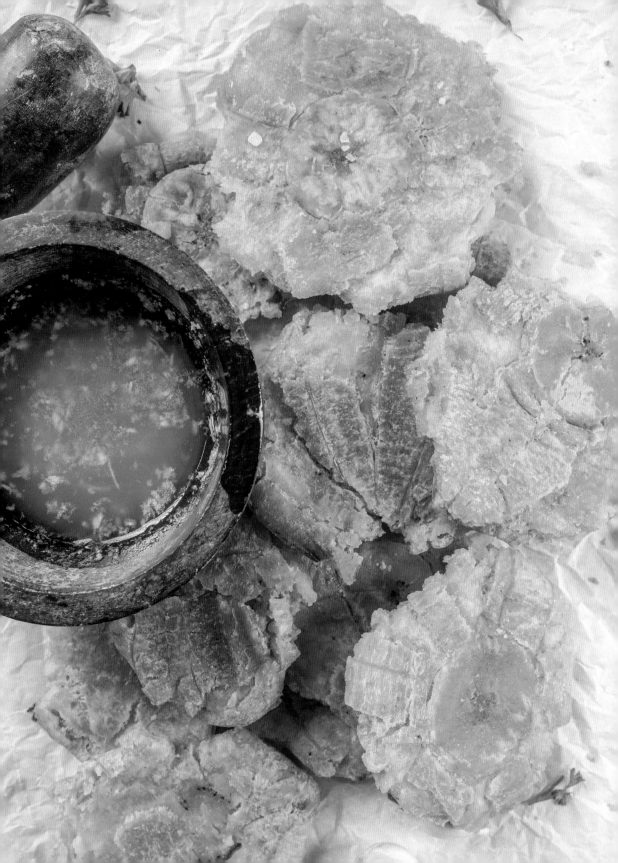

Tostones Doblemente Fritos con Aire con Guacamole Cargado de Proteínas

Por 2-4 tostones y ½ taza de guacamole: Calorías: 363 | Grasa: 15g | Carbohidratos: 59g | Fibra: 11g | Proteína: 6g

2 plátanos verdes grandes

1 cucharadita de sal, o más al gusto

½ cucharadita de ajo en polvo

1 porción de Guacamole Cargado de Proteínas (página 229)

NOTAS:

Atento al tiempo: Es posible que tengas que experimentar con el tiempo de cocción dependiendo de tu freidora de aire.

¿No tienes freidora de aire? Sigue los mismos pasos con un horno.

`Porciones: 4` 🕐 `Tiempo de cocción: 35 minutos`

Los tostones son un acompañamiento común de la cocina latinoamericana y caribeña. Freírlos al aire ayuda a disminuir la cantidad de aceite utilizado durante la preparación. Los tostones están hechos de plátanos verdes, que contienen almidón resistente. Este almidón similar a la fibra no es absorbido en el torrente sanguíneo, por lo que es excelente para controlar el azúcar en la sangre. Combinar tostones con nuestro guacamole cargado de proteínas ayuda a aumentar la proteína para crear una merienda más equilibrada.

1. Precalienta la freidora de aire (si es necesario) a 350°F. Cubre una bandeja para hornear con papel encerado.

2. Pela los plátanos y córtalos en trozos en diagonal de ½ pulgada.

3. Rocía los plátanos ligeramente con aceite de oliva en aerosol y fríe al aire durante 7 minutos por cada lado.

4. Mientras tanto, combina ½ taza de agua con la sal y el ajo en polvo en un tazón pequeño.

5. Retira los plátanos de la freidora y aumenta la temperatura de la freidora a 450°F (230°C). Aplasta los plátanos usando un prensador de plátanos, el fondo de una taza o un frasco de cristal.

6. Pasa cada plátano prensado por la mezcla de agua, sal y ajo.

7. Fríe con aire los plátanos una vez más durante 5 minutos por cada lado, o hasta que estén crujientes y los bordes estén dorados.

8. Sirve con el guacamole cargado de proteínas.

Tortillas de Lentejas Rojas

Por 2 tortillas de lentejas: Calorías: 152 | Grasa: 0g | Carbohidratos: 27g | Fibra: 6g | Proteína: 10g

1 taza de lentejas rojas secas

1 cucharadita de sal

½ cucharadita de orégano seco
o condimento italiano

NOTAS:

Agrega vegetales: Acompaña
con aguacate, tomates y cualquier
otro vegetal de tu elección para
un refrigerio saciante.

Porciones: 9-10   🕐 Tiempo de cocción: 15 minutos, más 3 horas de remojo

Nuestra versión del pan plano, estas tortillas de lentejas rojas están cargadas de proteínas y fibra, dos ingredientes cruciales para una merienda abundante y favorable para el azúcar en la sangre.

1. Remoja las lentejas en 2 tazas de agua durante un mínimo de 3 horas, o durante toda la noche.

2. Vierte las lentejas remojadas, la sal, el orégano y el agua en la licuadora y licúa hasta que obtengas una mezcla cremosa.

3. Precalienta una sartén antiadherente o plancha a fuego medio-alto.

4. Usa una taza medidora para verter ⅓ de taza de mezcla para hacer cada tortilla. Cocina hasta que aparezcan burbujas en la mezcla, 3–5 minutos, similar a como cocinas panqueques.

5. Voltea y cocina por el otro lado hasta que estén doradas, aproximadamente 3 minutos. Repite con el resto de la mezcla.

6. Cómelas de inmediato o guárdalas en un recipiente en el refrigerador hasta por una semana.

Palomitas de Maíz con Queso

Por 3½ tazas: Calorías: 121 | Grasa: 1g | Carbohidratos: 20g | Fibra: 5g | Proteína: 8g

¼ taza de granos de maíz para palomitas

2 cucharadas de levadura nutricional

1 cucharadita de sal

Porciones: 2   🕐 Tiempo de cocción: 15 minutos

¡Haz palomitas de maíz para disfrutar de una merienda divertida, rica en fibra y favorable con el azúcar en la sangre! Espolvorea con levadura nutricional para darle un sabor a queso y aumentar el valor nutricional, o experimenta con otras especias y hierbas para cambiar el sabor.

NOTAS:

Atento al tiempo: Es posible que tengas que experimentar con el tiempo de cocción dependiendo de tu microondas.

1. Coloca los granos de palomitas de maíz en un recipiente apto para microondas, grande y con tapa. Tapa parcialmente, lo suficiente para mantener los granos dentro del tazón y permitir que escape un poco de aire.

2. Cocina en el microondas durante 3-5 minutos, o hasta que las palomitas estallen solo cada 1-2 segundos. Retira el recipiente del microondas.

3. Rocía ligeramente las palomitas de maíz con aceite de oliva en aerosol. Agrega la levadura nutricional y la sal y mezcle bien.

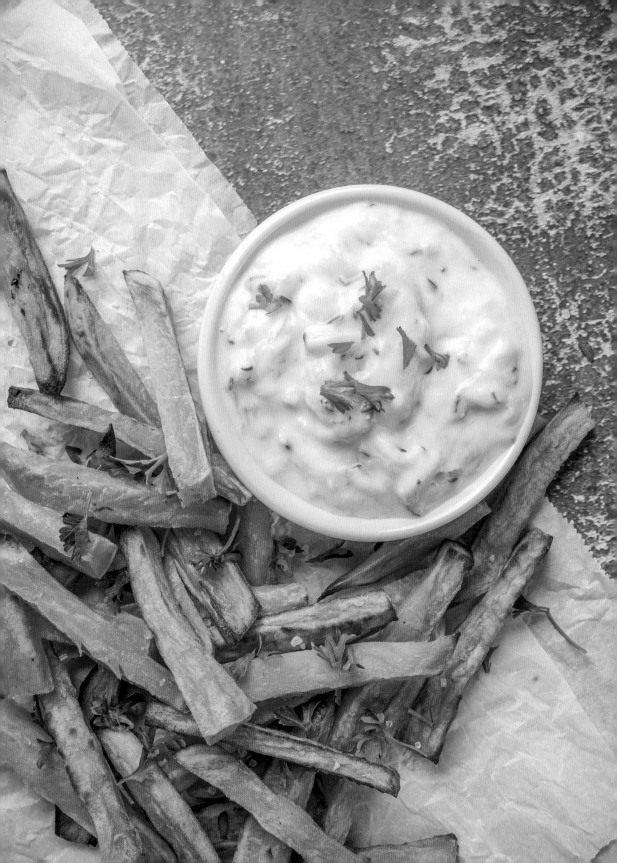

Batatas Fritas con Salsa de Yogur de Pepino y Yogur

Por porción: Calorías: 287 | Grasa: 6g | Carbohidratos: 56g | Fibra: 9g | Proteína: 8g

1 libra de batatas (1 muy grande o 2 pequeñas), peladas

½ cucharadita de ajo en polvo

½ cucharadita de paprika

½ cucharadita de sal, y más para espolvorear

¼ cucharadita de pimienta negra

2 cucharadas de perejil fresco picado, para decorar

1 lote de Salsa de Yogur de Pepino al Estilo Libanés (página 235)

Porciones: 2 🕐 Tiempo de cocción: 40 minutos

Las batatas están llenas de magnesio, un mineral esencial para el metabolismo de la glucosa. Las dietas con alto contenido de magnesio se asocian a un menor riesgo de padecer diabetes tipo 2, y las personas con resistencia a la insulina parecen tener niveles más bajos de magnesio. Combina estas batatas fritas con nuestra salsa de yogur para aumentar el contenido de proteínas y hacer de esta merienda una comida equilibrada y saciante.

1. Precalienta el horno a 400°F (200°C) y cubre una bandeja para hornear con papel encerado.

2. Corta las batatas en palitos de ¼ a ½ pulgada de ancho y 3 pulgadas de largo, y rocía con aceite de oliva en aerosol.

3. Mezcla el ajo en polvo, la paprika, la sal y la pimienta en un tazón pequeño, luego mezcla con las batatas.

4. Hornea durante 15 minutos, o hasta que estén doradas y crujientes por debajo, luego voltea las batatas y cocina hasta que el otro lado esté crujiente, aproximadamente 15 minutos.

5. Espolvorea con más sal, decora con perejil picado y sirve con la salsa de yogur de pepino.

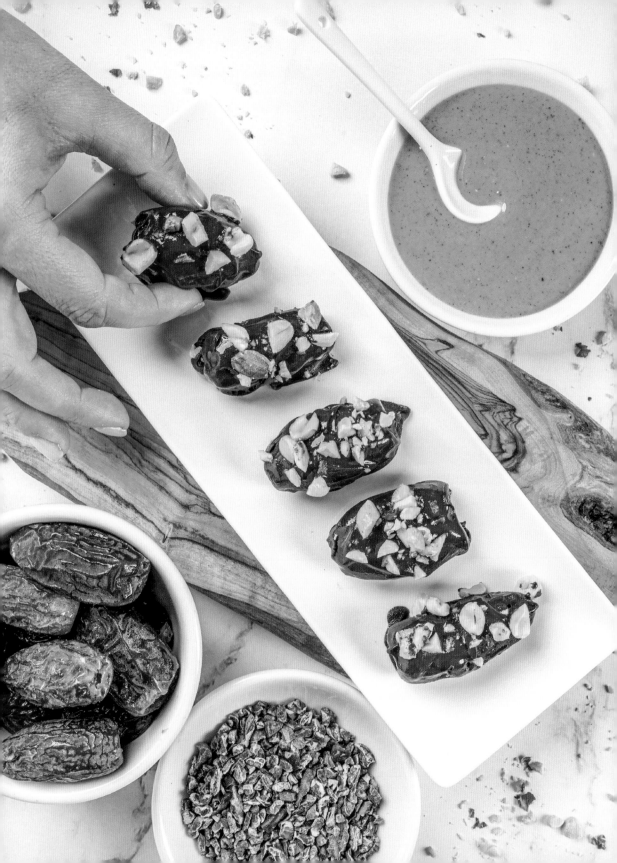

Postres

Helado Sin Azúcar Agregada (4 Maneras) 202

Bolitas de Chocolate de Dátiles 203

Sorbete Frutal (3 Maneras) 205

Dátiles Snicker Cubiertos de Chocolate 206

Pudín de Chocolate de Chía 208

Ensalada de Frutas Epic Rainbow 211

Compota de Manzana y Canela en Olla de

Cocción Lenta 212

Melocotones a la Plancha con Canela 213

Brownies Fudgy 214

Fresas Cubiertas de Chocolate 217

Helado Sin Azúcar Agregada (4 Maneras)

INGREDIENTES PARA LA BASE

2 bananas maduras, peladas, cortadas en rodajas y congeladas

CHOCOLATE

3 cucharadas de cacao en polvo

FRESA CREMOSA

1 taza de fresas congeladas

¼ taza de yogur no lácteo, natural y sin azúcar

CHOCOLATE Y MANTEQUILLA DE MANÍ

3 cucharadas de cacao en polvo

2 cucharadas de mantequilla de maní

VAINILLA Y CHISPAS DE CHOCOLATE

¼ taza de chispas de chocolate sin azúcar, divididas

1 cucharadita de extracto de vainilla

NOTAS:

Almacena los sobrantes: Congela en un recipiente hermético por hasta tres meses.

Hazlo sin nueces: Congela en un recipiente hermético por hasta tres meses.

Hazlo sin nueces: Usa mantequilla de semillas de girasol para la versión de chocolate y mantequilla de maní.

Porciones: 2   🕐 Tiempo de cocción: 10 minutos

¿Sabías que puedes hacer helado con bananas? Nuestro helado emplea bananas como base y para agregar dulzura, por lo que no contiene grasas saturadas y no necesita azúcar agregada. Experimenta con diferentes frutas y acompañantes para crear tus propias variedades favoritas.

1. Combina todos los ingredientes en una licuadora de alta velocidad o procesador de alimentos. (Para la versión de vainilla y chispas de chocolate, Agrega solo 2 cucharadas de chispas de chocolate a la licuadora). Licúa raspando ocasionalmente los lados, hasta que tenga una mezcla suave, 3–5 minutos. Para la versión de vainilla y chispas de chocolate, mezcla las 2 cucharadas restantes de chispas de chocolate después de licuar.

2. Colócalo en un tazón y disfrútalo inmediatamente como un helado suave, o para un helado más firme, colócalo en un recipiente hermético apto para congelador y congélalo durante al menos 1 hora.

Por porción de Chocolate:
Calorías: 123 | Grasa: 2g | Carbohidratos: 32g | Fibra: 6g | Proteína: 3g

● Proporción de carbohidratos a fibra: 5:1

Por porción de Fresa Cremosa:
Calorías: 167 | Grasa: 2g | Carbohidratos: 39g | Fibra: 6g | Proteína: 2g

● Relación de carbohidratos a fibra: 6.5:1

Por porción de Chocolate y Mantequilla de Maní:
Calorías: 219 | Grasa: 10g | Carbohidratos: 35g | Fibra: 7g | Proteína: 6g

● Proporción de carbohidratos a fibra: 5:1

Por porción de Vainilla y Chispas de Chocolate:
Calorías: 211 | Grasa: 8g | Carbohidratos: 43g | Fibra: 13g | Proteína: 3g

● Proporción de carbohidratos a fibra: 3:1

*La información nutricional es por porción

Bolitas de Chocolate de Dátiles

Por 4 bolitas de dátiles: Calorías: 154 | Grasa: 8g | Carbohidratos: 22g | Fibra: 3g | Proteína: 3g

1 taza de dátiles Medjool sin semilla

¼ taza de nueces o nueces pecanas

¼ taza de anacardos

1 cucharada de cacao en polvo

1 cucharada de mantequilla de nueces o tahini

½ cucharada de leche vegetal sin azúcar

¼ cucharadita de extracto de vainilla

Una pizca de sal

Porciones: 24   🕐 Tiempo de cocción: 30 minutos

Estas bolitas de dátiles de chocolate son una gran alternativa de postre. Los dátiles no solo son excelentes para endulzar naturalmente, sino que también contienen fibra, lo que mantiene bajo control el índice glucémico. Cuanto más bajo es el índice glucémico de un alimento, menos probable es que cause un aumento drástico en el azúcar en la sangre.

1. Combina todos los ingredientes en un procesador de alimentos y licúa hasta tener una mezcla suave y homogénea.

2. Haz bolitas pequeñas con la mezcla y sirve.

NOTAS:

Almacena los sobrantes: Guarda las bolitas de dátiles de chocolate en el refrigerador en un recipiente hermético por hasta diez días o en el congelador por hasta cuatro meses.

Hazlo sin nueces: Usa tahini o mantequilla de semillas de girasol en lugar de mantequilla de nueces. Usa semillas de girasol o de calabaza en lugar de nueces.

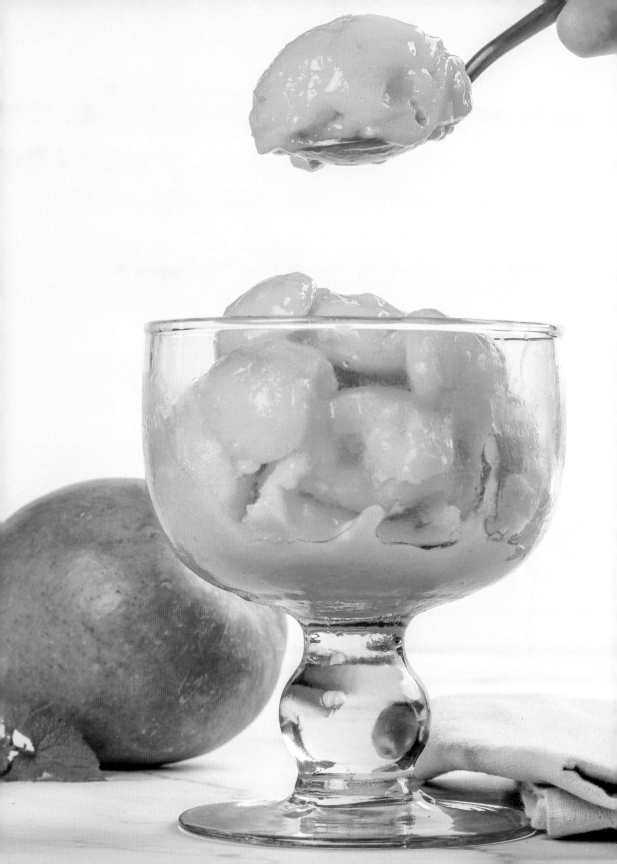

Sorbete Frutal (3 Maneras)

CEREZA Y MENTA

2 tazas de cerezas congeladas

¼ taza de agua

2 cucharadas de menta fresca

MANGO Y COCO

2 tazas de mango congelado

½ taza de yogur de coco natural y sin azúcar

½ cucharadita de canela molida

DÁTIL CON FRESA Y LIMÓN

2 tazas de fresas congeladas

3-4 dátiles Medjool

2 cucharaditas de jugo de limón fresco

¼ taza de agua

Porciones: 2   ⊙ Tiempo de cocción: 5 minutos

Los sorbetes frutales brindan una solución dulce junto con nutrientes y antioxidantes importantes para regular el azúcar en la sangre. Agregar hierbas y especias al sorbete aumenta el contenido de antioxidantes y beneficios para el azúcar en la sangre incluidos en este postre.

1. Deja que la fruta se descongele durante aproximadamente 5 minutos.

2. Combina todos los ingredientes en un procesador de alimentos o licuadora de alta velocidad. Licúa hasta que quede suave, raspando los lados según sea necesario para asegurarse de que todos los ingredientes se mezclen uniformemente.

3. Sirve inmediatamente.

Por porción de Cereza y Menta:
Calorías: 72 | Grasa: 1g | Carbohidratos: 17g | Fibra: 3g | Proteína: 1g

● Proporción de carbohidratos a fibra: 6:1

Por porción de Mango y Coco:
Calorías: 128 | Grasa: 2g | Carbohidratos: 28g | Fibra: 4g | Proteína: 2g

● Proporción de carbohidratos a fibra: 7:1

Por porción de Dátil con Fresa y Limón:
Calorías: 168 | Grasa: 0g | Carbohidratos: 44g | Fibra: 7g | Proteína: 2g

● Proporción de carbohidratos a fibra: 6:1

Dátiles Snicker Cubiertos de Chocolate

Por 2 fechas: Calorías: 286 | Grasa: 14g | Carbohidratos: 49g | Fibra: 14g | Proteína: 6g

6 dátiles Medjool

1 cucharada de mantequilla de maní

2 cucharadas de maní triturado, divididas

6 cucharadas de chispas de chocolate sin azúcar añadido

Porciones: 3   🕐 Tiempo de cocción: 20 minutos

Los dátiles snicker son una excelente opción para un postre equilibrado del tamaño de un bocado o para un dulce en las tardes. La fibra en los dátiles y las proteínas y grasas saludables en la mantequilla de maní ayudan a retardar la digestión del azúcar natural que se encuentra en los dátiles.

NOTAS:

Ahorra tiempo: En lugar de derretir el chocolate, coloca las chispas de chocolate dentro de los dátiles junto con la mantequilla de maní.

Hazlo sin nueces: Usa mantequilla de semillas de girasol y semillas de girasol o de calabaza trituradas

Planifica con anticipación: Haz un lote grande y guárdalo en el congelador durante uno o dos meses.

1. Cubre un recipiente para hornear con papel encerado.

2. Haz un corte en cada dátil y retira las semillas.

3. Rellena cada dátil con aproximadamente ½ cucharadita de mantequilla de maní y aproximadamente 1 cucharadita de maní triturado. Reserva.

4. Derrite las chispas de chocolate a baño de maría o en el microondas usando un recipiente apto para microondas. Si usas un microondas, derrite el chocolate en intervalos de 15 segundos, agitando entre cada intervalo; durante 1–2 minutos en total.

5. Usando un palillo de dientes, sumerge cada dátil en el chocolate derretido y usa una cuchara para bañarlo hasta que el dátil esté completamente cubierto. Coloca los dátiles cubiertos de chocolate en el recipiente preparado. Agrega el maní triturado restante por encima de cada dátil.

6. Coloca los dátiles en el congelador durante al menos 1-2 horas para permitir que el chocolate se endurezca.

*La información nutricional es por porción

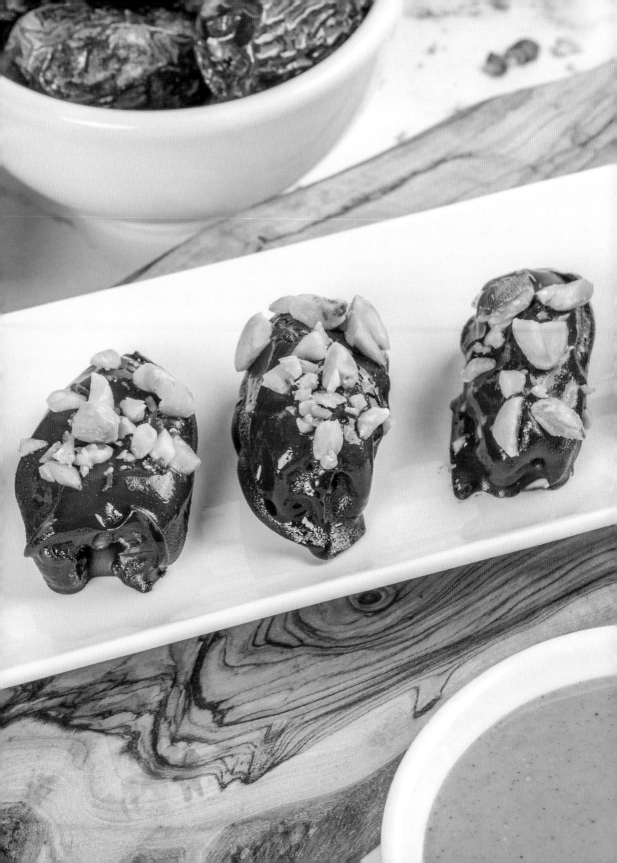

Pudín de Chocolate de Chía

Por porción: Calorías: 166 | Grasa: 10g | Carbohidratos: 14g | Fibra: 10g | Proteína: 8g

1 taza de leche vegetal, sin azúcar

1 ½ cucharadas de cacao al 100% en polvo

1–2 cucharadas de edulcorante de fruta del monje

½ cucharadita de extracto de vainilla

¼ taza de semillas de chía

NOTAS:

Agrega más sabor: Acompaña con bayas frescas de tu preferencia.

¿Sin edulcorante de fruta del monje? En su lugar, usa 1–2 dátiles picados.

Porciones: 2   🕐 Tiempo de cocción: 10 minutos, más 4 horas de remojo

El pudín de semillas de chía es un postre delicioso y saciante. Además, las semillas de chía son una excelente fuente de grasas saludables y fibra. Incluir semillas de chía en la dieta puede ayudar a mejorar la resistencia a la insulina.

1. Combina la leche, el cacao en polvo, el edulcorante de fruta del monje y el extracto de vainilla en un tazón y bate hasta que esté todo combinado.

2. Agrega las semillas de chía y revuelve. Deja reposar durante 5 minutos, luego revuelve nuevamente.

3. Refrigera la mezcla durante al menos 4 horas.

4. Cuando esté listo para servir, revuelve para mezclar el pudín.

*La información nutricional es por porción

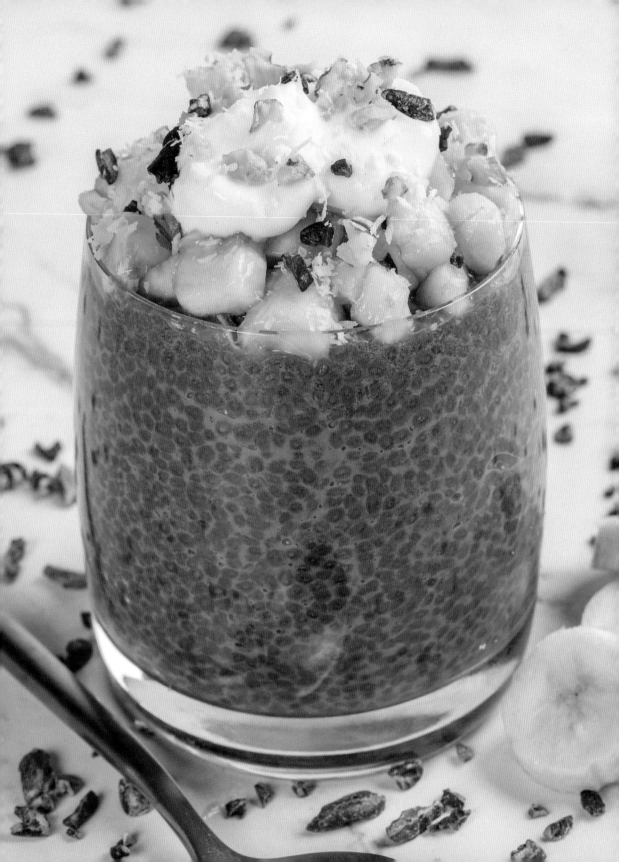

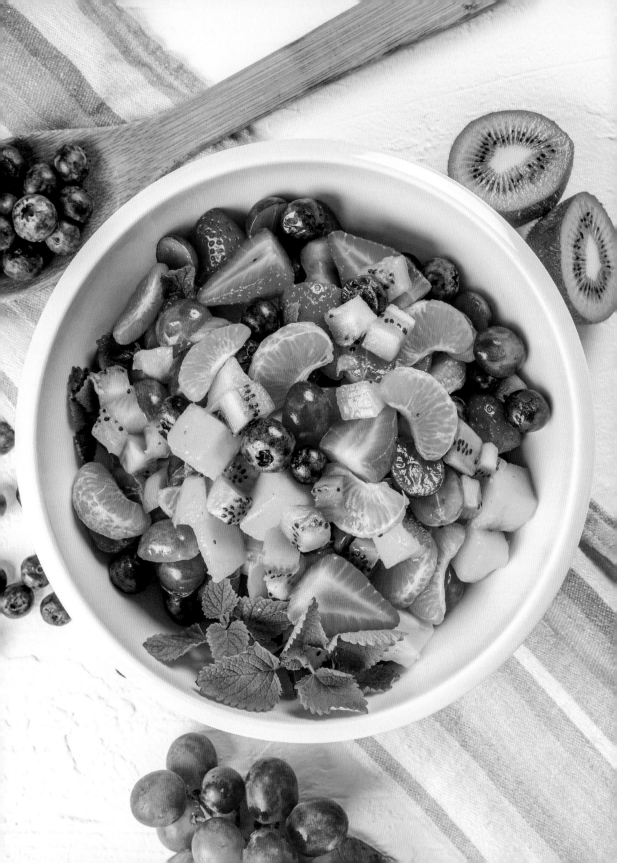

Ensalada de Frutas Epic Rainbow

Por 1 taza: Calorías: 100 | Grasa: 1g | Carbohidratos: 25g | Fibra: 4g | Proteína: 2g

1 taza de mango, en cubos

1 taza de fresas cortadas a la mitad, sin tallos

1 taza de arándanos

1 taza de uvas rojas cortadas a la mitad

3 kiwis, pelados y picados

2 mandarinas, peladas y en gajos

¼ taza de menta fresca

½ cucharada de jugo de lima

Porciones: 6   🕐 Tiempo de cocción: 15 minutos

La fruta es una excelente fuente de antioxidantes, que minimizan el daño celular que resulta del estrés, como el azúcar en la sangre y la diabetes. Y las dietas ricas en frutas, como una dieta a base de plantas, se asocian con menores riesgos de desarrollar diabetes tipo 2.

1. Combina el mango, las fresas, los arándanos, las uvas, el kiwi y las rodajas de mandarina en un tazón grande.

2. Agrega la menta y la lima. Mezcla y disfruta.

NOTAS:

Hazlo diferente: Usa sandía, duraznos o piña.

Ahorra tiempo: Compra fruta previamente cortada.

Disminuye el desperdicio de alimentos: Congela la fruta extra y úsala para hacer batidos o sorbetes. Usa la menta sobrante para hacer Mermelada de Chía y Bayas Sin Azúcar Agregada (página 238).

Compota de Manzana
y Canela en Olla de Cocción Lenta

Por ⅔ taza: Calorías: 95 | Grasa: 0g | Carbohidratos: 25g | Fibra: 6g | Proteína: 0g

---

6 manzanas grandes, sin corazón
y en cubos

2 ramas de canela

NOTAS:

Almacena los sobrantes: Refrigera
en un recipiente hermético por hasta
diez días, o congela hasta por un año

Porciones: 6   ⏱ Tiempo de cocción: 15 minutos,
más 4 horas en la olla de cocción lenta

Muchas compotas de manzana contienen azúcar agregada. Pero esto es innecesario, ya que la cocción carameliza el azúcar de las manzanas, resultando en una compota de manzana naturalmente dulce. Dejar las cáscaras de las manzanas brinda beneficios nutricionales adicionales: las cáscaras son ricas en polifenoles (moléculas en alimentos de origen vegetal con beneficios para la salud). Comer alimentos ricos en polifenoles se asocia con un menor riesgo de diabetes tipo 2 y mejores niveles de glucosa en sangre y sensibilidad a la insulina.

1. Combina la manzana picada, la canela y ½ taza de agua en una olla de cocción lenta y revuelve bien para mezclar.

2. Cocina a temperatura alta durante 4 horas, revolviendo ocasionalmente.

3. Retira las ramas de canela. Usa una licuadora de inmersión para licuar la compota de manzana, o pásala a una licuadora y licúa hasta obtener la consistencia que prefieras.

*La información nutricional es por porción

Melocotones a la Plancha con Canela

Por porción: Calorías: 62 | Grasa: 0g | Carbohidratos: 15g | Fibra: 3g | Proteína: 1g

1 melocotón, cortado por la mitad y sin semilla

Aceite de oliva, para untar

½ cucharadita de canela molida

Porciones: 1   🕐 Tiempo de cocción: 15 minutos

Los duraznos son una buena fuente de vitamina C, que actúa como antioxidante en el cuerpo para disminuir el daño celular que puede ocurrir con la elevación del azúcar en la sangre.

NOTAS:

Almacena los sobrantes: Refrigera en un recipiente hermético por hasta cuatro días. Para evitar que se oxiden, exprime jugo de limón sobre los duraznos antes de refrigerarlos.

Agrega ingredientes adicionales: Cubre con yogur no lácteo, coco rallado o semillas de cáñamo.

1. Precalienta una parrilla o sartén a fuego medio.

2. Unta las mitades de durazno con un poco de aceite de oliva para evitar que se peguen a la parrilla.

3. Coloca los duraznos en la parrilla con el lado cortado hacia abajo. Asa a la parrilla hasta que estén suaves y tostados, más o menos 4 minutos por cada lado. Retira del fuego.

4. Espolvorea los duraznos asados con la canela. Sirve inmediatamente.

Brownies Fudgy

Por brownie: Calorías: 171 | Grasa: 10g | Carbohidratos: 16g | Fibra: 4g | Proteína: 5g

3 bananas grandes y maduras
½ taza de mantequilla de maní

½ taza de cacao al 100% en polvo

1 cucharadita de levadura en polvo
Una pizca de sal

NOTAS:

Hazlo sin nueces: Usa mantequilla de semillas de girasol en lugar de mantequilla de maní.

¿Quieres que sea más dulce?
Agrega 2-3 dátiles picados.

Porciones: 8   ⏱ Tiempo de cocción: 45 minutos

Más suave que un brownie clásico, esta versión usa cacao en polvo para brindar el sabor a chocolate. El cacao es rico en polifenoles, compuestos presentes en alimentos de origen vegetal que son beneficiosos para la salud. En particular, los polifenoles en el cacao pueden ayudar a disminuir la resistencia a la insulina.

1. Precalienta el horno a 350°F (175°C). Cubre un molde para brownie de 8x8 pulgadas con papel encerado.

2. Tritura las bananas en un tazón. Agrega el resto de los ingredientes y mezcla hasta que estén bien combinados.

3. Transfiere la mezcla al molde para brownies y hornea durante 25–30 minutos, hasta que los brownies estén listos.

4. Deja enfriar durante 10 minutos para que solidifique, luego córtalo en 8 cuadrados para servir.

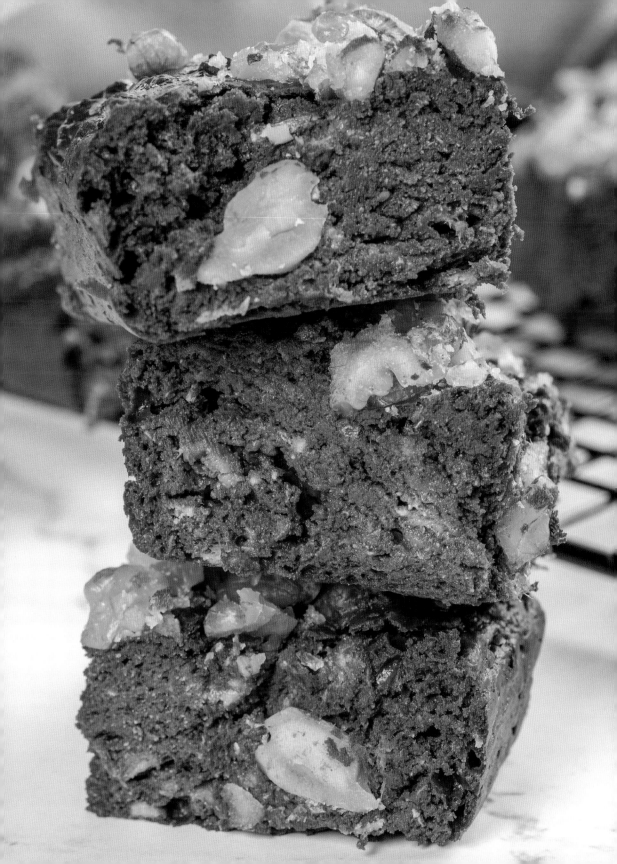

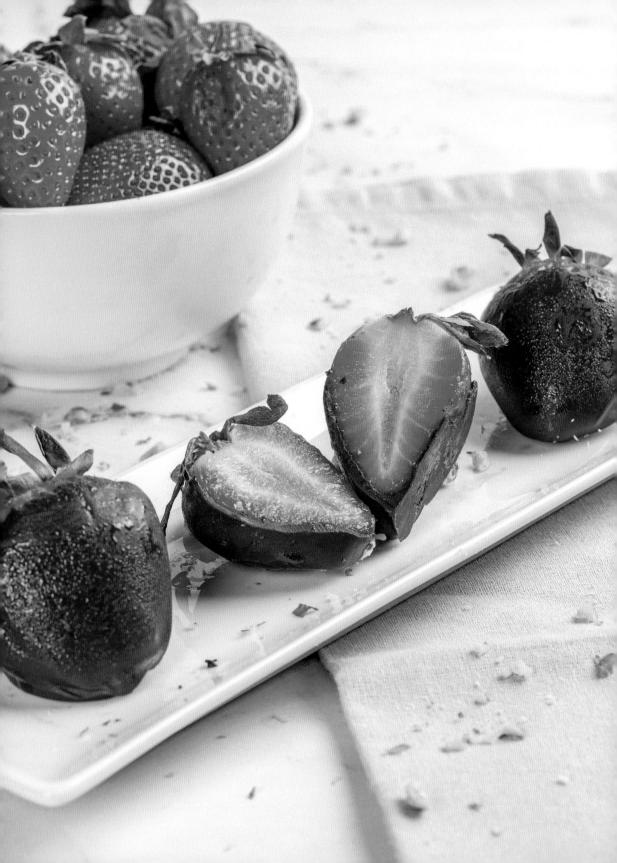

Fresas Cubiertas de Chocolate

Por 3 fresas: Calorías: 158 | Grasa: 11g | Carbohidratos: 27g | Fibra: 15g | Proteína: 3g

½ taza de chispas de chocolate sin azúcar agregada

½ libra de fresas (5–10)

Porciones: 3   🕐 Tiempo de cocción: 20 minutos, más 1 hora de refrigeración

Aún puedes disfrutar del chocolate mientras controlas sus niveles de azúcar en la sangre. Opta por chocolate negro o sin azúcar agregada para mantener un nivel óptimo de glucosa en la sangre. Combinar el chocolate con frutas—como las fresas, en esta receta hace que el postre sea saludable y equilibrado.

1. Cubre una bandeja para hornear con papel encerado.

2. Derrite las chispas de chocolate a baño de maría o en el microondas usando un recipiente apto para microondas. Si usas un microondas, derrite el chocolate e intervalos de 15 segundos, agitando entre cada intervalo; durante 1–2 minutos en total.

3. Sumerge las fresas en el chocolate derretido. Deja caer el exceso de chocolate de las fresas antes de colocarlas en la bandeja para hornear.

4. Una vez que todas las fresas estén cubiertas con chocolate, coloca la bandeja para hornear en el refrigerador durante al menos 1 hora para dejar que el chocolate se endurezca antes de servir.

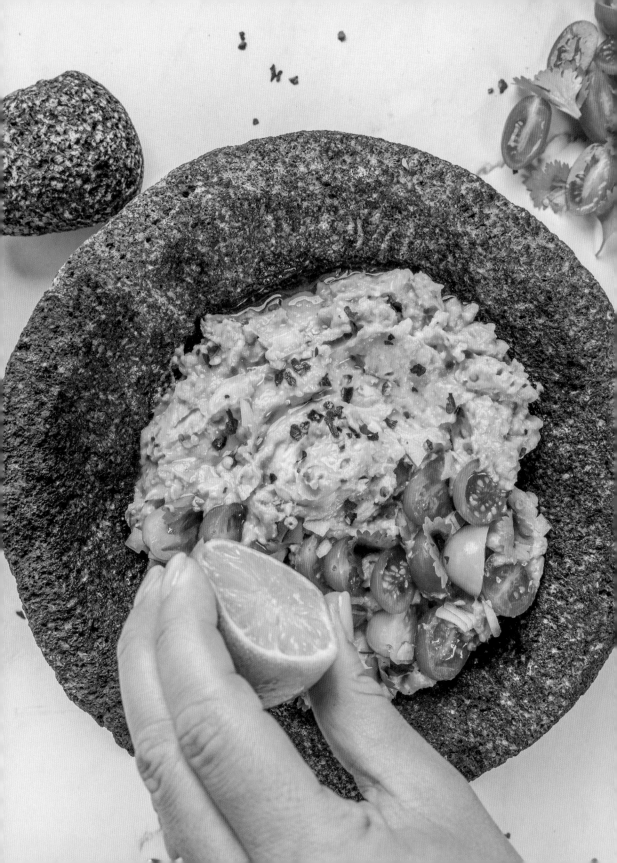

Salsas, dips y aderezos

Salsa de Lentejas "Sin Carne" 220

Relleno de "Ricotta" con Hierbas 221

Pesto de Albahaca y Espinacas 223

Salsa de Tomate y Albahaca Fresca 224

Salsa "Alfredo" de Coliflor 225

Hummus Sin Aceite (6 Maneras) 226

Guacamole Cargado de Proteínas 229

Salsa de Mango Rica En Vitamina C 230

Salsa para Nachos de "Queso" de Anacardos 232

Salsa de Yogur de Pepino al Estilo Libanés .. 235

Salsa de Maní 236

Cobertura de "Queso" de Nueces 237

Mermelada de Chía y Bayas Sin Azúcar

Agregada 238

Mayonesa sin Huevo 240

Crema Agria de Anacardos 241

Aderezo Green Goddess 243

Vinagreta Balsámica Cremosa 244

Aderezo Cremoso de Naranja y Jengibre 245

Aderezo César Tahini 247

Salsa de Lentejas "Sin Carne"

Por 1 taza: Calorías: 198 | Grasa: 10g | Carbohidratos: 22g | Fibra: 7g | Proteína: 8g

½ cebolla grande, en cubos

3 dientes de ajo, picados en trozos grandes

¾ taza de zanahorias cortadas en cubitos

1 cucharadita de orégano seco

¾ cucharadita de sal

¼ cucharadita de pimienta negra

⅛ de cucharadita de hojuelas de pimiento rojo ⅛ de cucharadita de comino molido

2 cucharadas más ² cucharaditas de pasta de tomate

2 tomates medianos, en cubos con sus jugos

2 tazas de caldo de vegetales, y un poco más para saltear

⅔ taza de lentejas rojas secas

6 cucharadas de nueces trituradas

Porciones: 3   🕐 Tiempo de cocción: 35 minutos

Esta salsa sin carne contiene un ingrediente sorpresa: nueces. Las nueces son una gran fuente vegetal de ácidos grasos omega-3, un tipo de grasa poliinsaturada beneficiosa para la salud. En particular, los ácidos grasos omega-3 contribuyen a niveles más bajos de inflamación, común en la diabetes tipo 2. Además, el consumo regular de nueces está asociado con un menor riesgo de diabetes debido al alto contenido de fibra y proteínas que se encuentran en este tipo de nueces.

1. En una sartén grande a fuego medio, sofríe la cebolla y el ajo en un chorrito de caldo de vegetales durante 2–3 minutos, agregando más caldo de vegetales según sea necesario.

2. Agrega las zanahorias, el orégano, la sal, la pimienta, las hojuelas de pimiento rojo y el comino. Cocina durante 7–8 minutos, revolviendo ocasionalmente, agregando más caldo de vegetales según sea necesario para evitar que se pegue.

3. Agrega la pasta de tomate y los tomates con sus jugos y cocina durante 2-3 minutos.

4. Agrega el caldo de vegetales, las lentejas y las nueces. Hierve luego cubre bien, disminuye el calor, y cocina a fuego lento durante 20-25 minutos, o hasta que las lentejas estén suaves. Destapa.

5. Continúa cocinando sin cubrir hasta que la mayor parte del líquido se haya cocido, o hasta que se alcance la consistencia deseada.

NOTAS:

Hazlo sin nueces: Usa semillas de cáñamo en lugar de nueces.

Sírvelo Sirve con pasta de trigo integral, frijoles o fideos de calabacín.

Almacena los sobrantes: Guarda la salsa en un recipiente hermético en el refrigerador hasta por cinco días.

Relleno de "Ricotta" con Hierbas

Por ½ taza: Calorías: 75 | Grasa: 4g | Carbohidratos: 4g | Fibra: 2g | Proteína: 9g

½ cebolla amarilla pequeña, picada en trozos grandes

4 dientes de ajo, picados en trozos grandes

½ cucharadita de orégano seco o condimento italiano

1 cucharadita de sal

¼ cucharadita de pimienta negra

1 tofu en bloque (14 onzas), extra firme, escurrido y prensado

1 taza de espinacas, picadas en trozos grandes

2 cucharadas de levadura nutricional

2 cucharadas de jugo fresco de limón

Porciones: 9 tazas ◷ Tiempo de cocción: 15 minutos

Licúa el tofu para obtener una textura suave y cremosa similar a la del queso ricotta.

Agregar cebolla y espinacas resulta en un relleno más sustancial para usar en cualquier receta que requiera ricotta, como lasaña o rollitos de berenjena. Además, usar tofu en lugar de ricotta aumenta la proteína y disminuye el contenido de grasa de tu plato.

1. En una sartén antiadherente (o una sartén ligeramente rociada con aceite de oliva en aerosol), combina las cebollas y el ajo a fuego medio. Agrega el orégano o el condimento italiano, sal y pimienta y sofríe durante 3–5 minutos, o hasta que las cebollas estén transparentes. Deja que la mezcla se enfríe.

2. Divide el tofu y transfiere a un procesador de alimentos o a una licuadora de alta velocida3.

3. Agrega todos los ingredientes restantes, incluida la mezcla de cebolla y ajo, y mezcla hasta que se combinen.

NOTAS:

Hazlo sin soja: Usa 2 tazas de anacardos crudos en lugar del tofu. Es posible que debas agregar agua para lograr la consistencia deseada.

Almacena los sobrantes: Refrigera en un recipiente hermético por hasta cinco días.

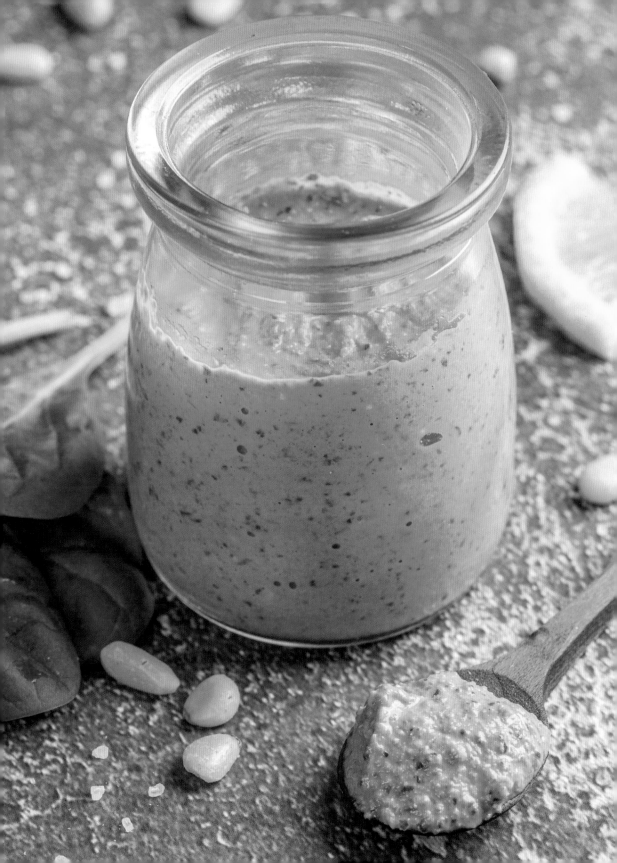

Pesto de Albahaca y Espinacas

Por ¼ taza: Calorías: 172 | Grasa: 16g | Carbohidratos: 6g | Fibra: 2g | Proteína: 5g

2 tazas de hojas frescas de albahaca (sin tallos)

2 tazas de espinacas tiernas, frescas

1 tomate mediano, picado en trozos grandes

1 taza de piñones crudos

¼ taza de levadura nutricional

2 dientes de ajo

½ cucharadita de sal

Pimienta negra, al gusto

1 cucharada de jugo de limón fresco

Porciones: 1 ½ tazas   🕐 Tiempo de cocción: 5 minutos

Nuestro pesto sin aceite contiene vegetales adicionales—espinacas y tomates—para aumentar su contenido nutricional y de fibra. El toque de levadura nutricional imita el queso parmesano típicamente encontrado en el pesto, pero sin incluir la grasa saturada.

1. En licuadora de alta velocidad o procesador de alimentos, mezcla todos los ingredientes, excepto el jugo de limón, hasta que la mezcla esté suave.

2. Raspa los lados, agrega el jugo de limón y vuelve a licuar.

NOTAS:

¿No tienes piñones? Usa semillas de girasol o anacardos.

Almacena los sobrantes: Refrigera en un recipiente hermético por hasta cinco días.

Salsa de Tomate y Albahaca Fresca

Por ½ taza: Calorías: 37 | Grasa: 0g | Carbohidratos: 8g | Fibra: 2g | Proteína: 2g

6—8 tomates medianos

½ cebolla amarilla, en cubos

6 dientes de ajo, picados

3 cucharadas de albahaca fresca picada

1 cucharada de edulcorante de fruta del monje

1 cucharada de aceite de oliva, opcional

½ cucharada de orégano seco

2 cucharaditas de pasta de tomate

1 cucharadita de sal

¼ cucharadita de pimienta negra

NOTAS:

Almacena los sobrantes: Refrigera en un recipiente hermético por hasta cinco días o congela en un recipiente hermético por hasta tres o cuatro meses.

Porciones: 2 ½ tazas   🕐 Tiempo de cocción: 20 minutos

Te sorprendería saber que muchas salsas de tomate comerciales contienen azúcar agregada. Esta versión casera usa una pequeña cantidad de fruta del monje para equilibrar la acidez de los tomates, pero puedes omitirla si tu salsa tiene un sabor lo suficientemente dulce.

1. Coloca a hervir una olla grande con agua. Agrega los tomates y deja hervir durante 10 minutos, o hasta que la piel comience a desprenderse.

2. Mientras tanto, en una sartén antiadherente (o una sartén ligeramente rociada con aceite de oliva en aerosol), sofríe las cebollas y el ajo a fuego medio durante 3-5 minutos, o hasta que las cebollas estén translúcidas. Reserva.

3. Escurre y retira la piel de los tomates. Pasa los tomates a una licuadora y licúa hasta obtener una mezcla suave.

4. En una olla, coloca los tomates licuados con la cebolla y el ajo y todos los ingredientes restantes a fuego medio bajo. Revuelve hasta que se combinen y se calienten por completo.

Salsa "Alfredo" de Coliflor

Por ½ taza: Calorías: 56 | Grasa: 1g | Carbohidratos: 7g | Fibra: 3g | Proteína: 4g

½ coliflor, en floretes
(aproximadamente 3 tazas)

½ cebolla amarilla o blanca, picada

3 dientes de ajo, picados

1 taza de leche vegetal, sin azúcar

2 cucharadas de levadura nutricional

1 cucharadita de mostaza Dijon

1 cucharadita de jugo de limón fresco

1 cucharadita de sal

½ cucharadita de pimienta negra

NOTAS:

Sirve Sirve con pasta de trigo integral o de frijoles con champiñones y espárragos.

Almacena los sobrantes: Refrigera en un recipiente hermético por hasta cinco días.

Porciones: 2 tazas   🕐 Tiempo de cocción: 15 minutos

A diferencia de una salsa Alfredo típica, nuestra versión no contiene lácteos y en su lugar utiliza un ingrediente secreto: la coliflor. Mezclar coliflor con especias crea una deliciosa salsa tan sabrosa y cremosa como la clásica salsa Alfredo. Además, la coliflor proporciona una porción disimulada de vegetales y fibra.

1. Hierve una olla con agua y agrega la coliflor. Hierve hasta que esté suave, unos 10 minutos.

2. Mientras tanto, en una sartén antiadherente (o una sartén ligeramente rociada con aceite de oliva en aerosol), sofríe la cebolla y el ajo durante 3-5 minutos a fuego medio.

3. En una licuadora de alta velocidad o procesador de alimentos, combina la coliflor, la mezcla de cebolla y ajo y todos los ingredientes restantes y mezcla hasta que estén bien combinados.

Hummus Sin Aceite (6 Maneras)

ORIGINAL

1 lata (15 onzas) de garbanzos, escurridos y enjuagados

⅓ taza de tahini

3 cucharadas de jugo de limón fresco

2 dientes de ajo (omita para la variación de Ajo Asado)

½ cucharadita de sal, o al gusto

Pimienta negra, al gusto

¼ taza de caldo de vegetales, o más para una textura más suave y ligera

ESPINACAS Y ALCACHOFAS

2 tazas de espinacas frescas

1 lata (15 onzas) de corazones de alcachofa, escurridos y enjuagados

TOMATES SECADOS AL SOL

¼ taza de tomates secados al sol

¼ taza de albahaca fresca picada

PIMIENTO ROJO ASADO

1 pimiento rojo asado (si es de lata, enjuaga y seca a palmaditas)

½ cucharadita de paprika ahumada

REMOLACHA

2 remolachas pequeñas, peladas y asadas

AJO ASADO

1 cabeza de ajo asado

Porciones: 1½–2 tazas   ⏱ Tiempo de cocción: 10 minutos

El tahini es un condimento a base de sésamo que se usa en el hummus para agregar suavidad y cremosidad. El tahini también es una grasa saludable, que mejora la sensibilidad a la insulina. El alto contenido de fibra del hummus, que es rico en tahini y garbanzos, contribuye aún más al equilibrio del azúcar en la sangre.

1. Licúa los garbanzos en un procesador de alimentos hasta que estén hechos puré.

2. Agrega el tahini, el jugo de limón, el ajo, la sal y la pimienta. Enciende el procesador de alimentos a velocidad alta y agrega lentamente el caldo de vegetales.

3. Agrega todos los ingredientes restantes para su variación preferida. Continúa mezclando hasta que quede suave y cremoso.

Por ¼ taza de Original:
Calorías: 161 | Grasa: 8g | Carbohidratos: 17g | Fibra: 5g | Proteína: 7g

● Proporción de carbohidratos a fibra: 3:1

Por ¼ taza de Espinacas y Alcachofas:
Calorías: 178 | Grasa: 8g | Carbohidratos: 20g | Fibra: 8g | Proteína: 8g

● Relación de carbohidratos a fibra: 2.5:1

Por ¼ taza de Tomate Secado al Sol:
Calorías: 168 | Grasa: 9g | Carbohidratos: 18g | Fibra: 5g | Proteína: 7g

● Proporción de carbohidratos a fibra: 4:1

Por ¼ taza de Pimiento Rojo Asado:
Calorías: 166 | Grasa: 8g | Carbohidratos: 18g | Fibra: 5g | Proteína: 7g

● Proporción de carbohidratos a fibra: 4:1

Por ¼ taza de Remolacha:
Calorías: 173 | Grasa: 8g | Carbohidratos: 19g | Fibra: 6g | Proteína: 7g

● Proporción de carbohidratos a fibra: 3:1

Por ¼ taza de Ajo Asado:
Calorías: 169 | Grasa: 8g | Carbohidratos: 19g | Fibra: 5g | Proteína: 7g

● Proporción de carbohidratos a fibra: 4:1

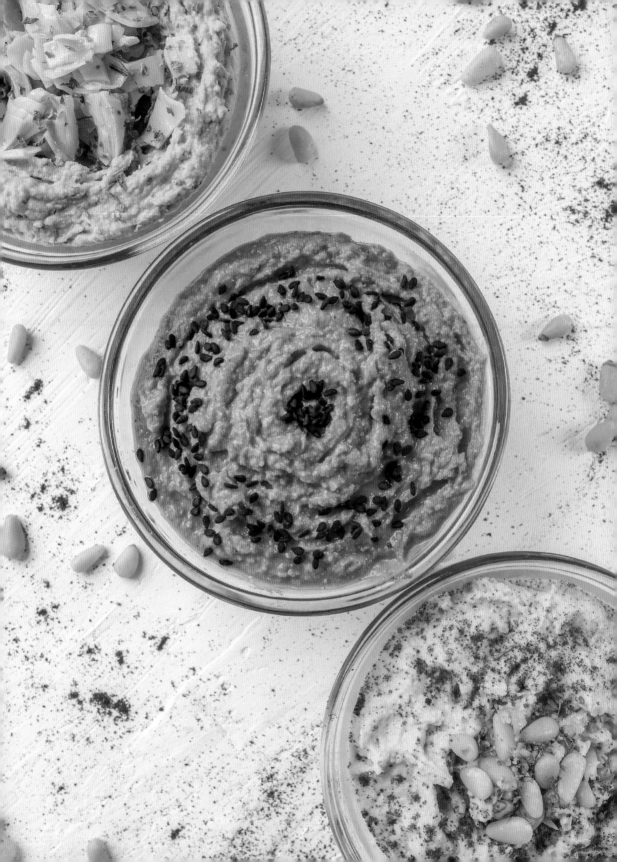

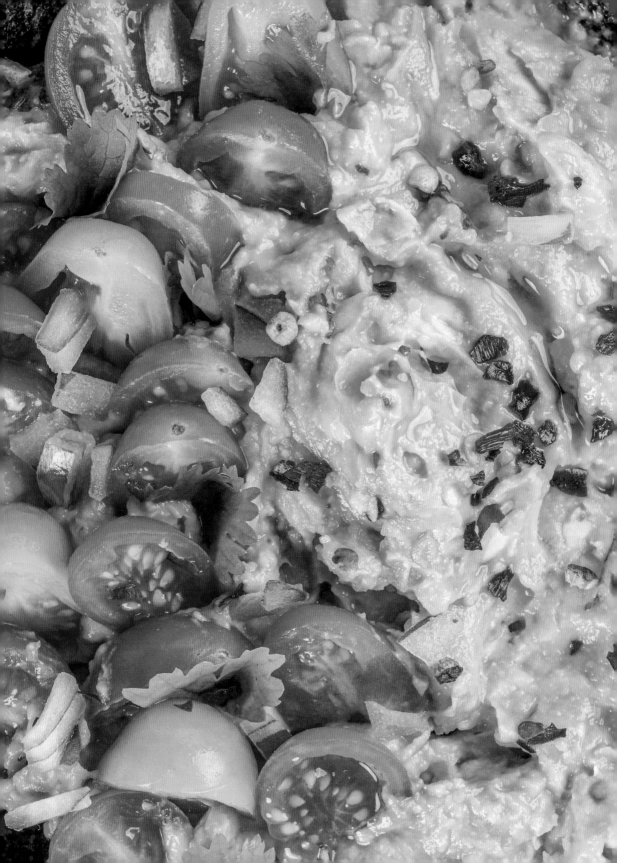

Guacamole Cargado de Proteínas

Por ½ taza: Calorías: 201 | Grasa: 15g | Carbohidratos: 16g | Fibra: 9g | Proteína: 4g

½ taza de frijoles blancos cocidos

2 aguacates medianos maduros

2 dientes de ajo, picados

¼ taza de cilantro fresco picado

¼ taza de cebolla blanca en cubos pequeños

¼ taza de tomates picados

2 cucharaditas de jugo de limón fresco

½ cucharadita de sal

¼ cucharadita de hojuelas de pimiento rojo Pimienta negra, al gusto

Porciones 2   Tiempo de cocción: 10 minutos

Aumentamos el contenido de proteínas de este guacamole con frijoles blancos. Los frijoles blancos son una gran fuente de zinc de origen vegetal, un mineral esencial para la salud. En particular, el zinc influye en el funcionamiento de la insulina, por lo que obtener suficiente zinc puede beneficiar la resistencia a la insulina y los niveles de glucosa en la sangre en ayunas.

1. En un tazón mediano, machaca los frijoles blancos con un tenedor hasta que estén suaves.

2. Agrega los aguacates y el ajo. Machaca con un tenedor nuevamente, dejando trozos enteros.

3. Incorpora el cilantro, la cebolla, los tomates y el jugo de lima.

4. Sazona con sal, hojuelas de pimiento rojo y pimienta negra. Prueba y ajusta los condimentos según sea necesario.

NOTAS:

Almacena los sobrantes: Refrigera en un recipiente hermético por hasta tres días.

Salsa de Mango Rica En Vitamina C

Por ½ taza: Calorías: 93 | Grasa: 1g | Carbohidratos: 22g | Fibra: 3g | Proteína: 2g

1 mango, pelado y en cubos

1 taza de maíz, congelado o enlatado

½ pimiento rojo, finamente picado

¼ taza de cilantro fresco picado

2 cucharadas de cebolla morada finamente picada

El jugo de 1 lima

½ cucharadita de sal

NOTAS:

Ahorra tiempo: Compra mango previamente cortado.

Almacena los sobrantes: Refrigera en un recipiente hermético por hasta cinco días.

Porciones: 6   🕐 Tiempo de cocción: 10 minutos

Esta salsa está cargada de vitamina C del pimiento rojo, el mango y el jugo de lima. La vitamina C es un antioxidante, por lo que ayuda a reducir el daño celular en el cuerpo, que puede ser resultado de niveles elevados de azúcar en la sangre. ¡Acompaña cualquier plato con un poco de salsa de mango para obtener una porción extra de fruta y aumentar su contenido de vitamina C!

1. Combina todos los ingredientes en un tazón grande. Refrigera hasta que estés listo para servir.

*La información nutricional es por porción

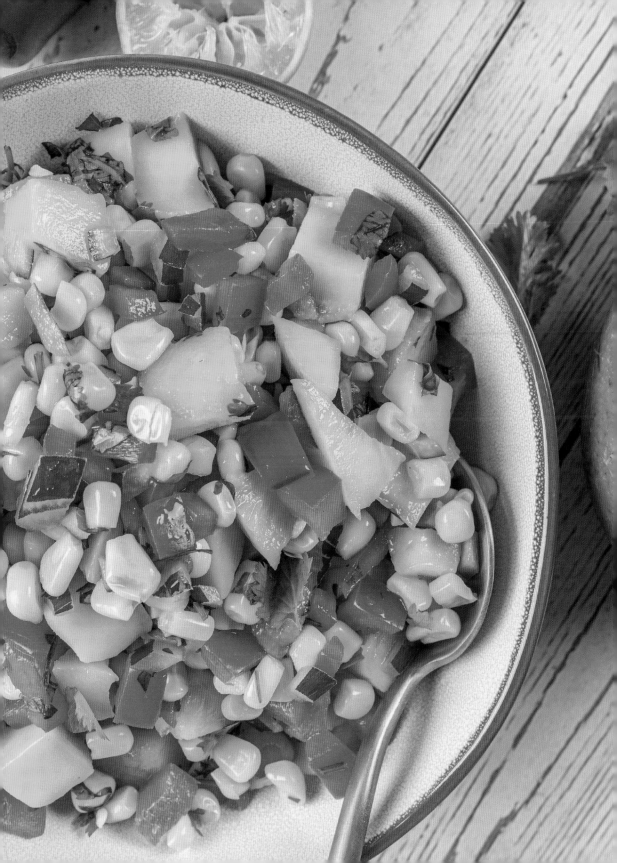

Salsa para Nachos de "Queso" de Anacardos

Por 3 cucharadas: Calorías: 153 | Grasa: 12g | Carbohidratos: 10g | Fibra: 2g | Proteína: 5g

1 ½ tazas de anacardos crudos

1 ½ tazas de caldo de vegetales

¼ taza de levadura nutricional

1 cucharada + 1 cucharadita de jugo de limón fresco

1 cucharadita de cebolla en polvo

1 cucharadita de ajo en polvo

1 cucharadita de mostaza Dijon

½ cucharadita de paprika

Una pizca de sal

Rinde 1⅔ tazas 🕐 Tiempo de cocción: 5 minutos

Esta salsa utiliza anacardos como base para proporcionar una alternativa al queso para nachos regular, siendo bajo en grasas saturadas, pero aún cremoso y lleno de sabor. La levadura nutricional es un polvo a base de plantas repleto de vitaminas y minerales que brinda un sabor a queso y también puede beneficiar el azúcar en la sangre.

1. En una licuadora de alta velocidad o procesador de alimentos, mezcla todos los ingredientes hasta obtener una mezcla suave, raspando los lados según sea necesario.

NOTAS:

Hazlo sin nueces: Usa semillas de girasol o de calabaza en lugar de anacardos. Es posible que necesites agregar más caldo de vegetales para lograr la consistencia deseada.

Almacena los sobrantes: Refrigera en un recipiente hermético por hasta cinco días.

*La información nutricional es por porción

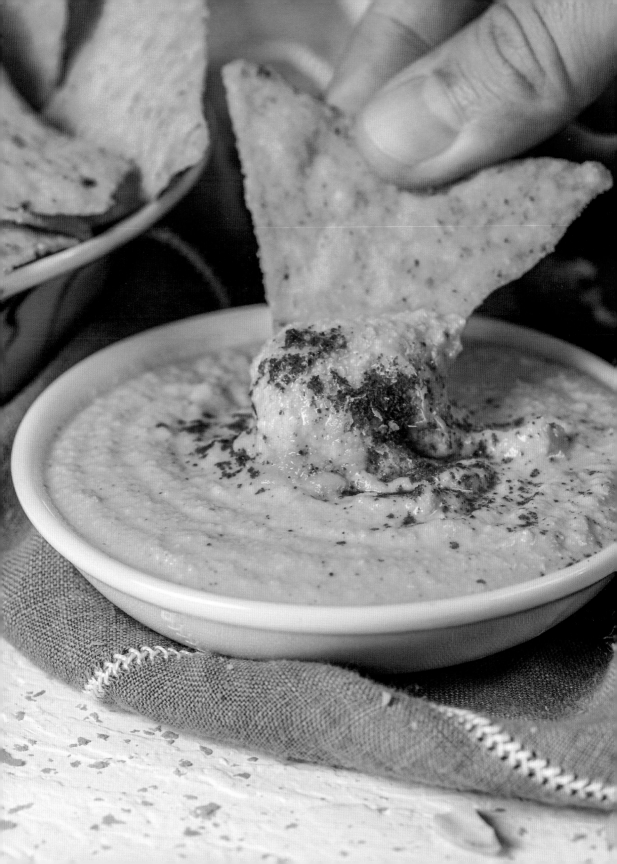

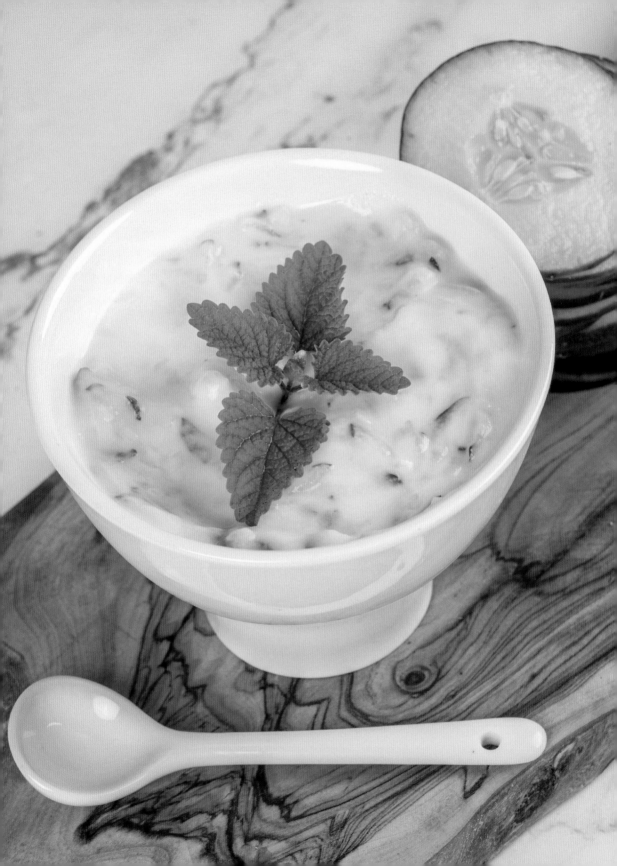

Salsa de Yogur de Pepino al Estilo Libanés

Por ½ taza: Calorías: 89 | Grasa: 5g | Carbohidratos: 9g | Fibra: 2g | Proteína: 3g

½ pepino grande, rallado

¾ taza de yogur no lácteo, sin azúcar

½ cucharada de jugo de limón

2 dientes de ajo, picados

¼ cucharadita de sal

1 cucharadita de menta seca o 1 cucharada de menta fresca picada

NOTAS:

Compra inteligente: El yogur a base de almendras o soya funciona mejor para esta receta.

Almacena los sobrantes: Refrigera en un recipiente hermético por hasta cinco días.

Porciones: 2 🕐 Tiempo de cocción: 10 minutos

Esta salsa libanesa se asemeja al tzatziki y está hecha de yogur, pepinos, limón y ajo. Tiene un sabor ácido y fresco y puede ser usado como salsa o aderezo. El nuestro mantiene la integridad de la versión clásica, pero utiliza yogur no lácteo para hacerlo a base de plantas.

1. Coloca el pepino rallado en una toalla de papel o una gasa y exprime para escurrir el exceso de agua.

2. En un tazón, combina el pepino con todos los ingredientes restantes y mezcla hasta que se combinen.

Salsa de Maní

Por 2 cucharadas: Calorías: 133 | Grasa: 11g | Carbohidratos: 6g | Fibra: 1g | Proteína: 5g

½ taza de mantequilla de maní cremosa

3 cucharadas de jugo de lima

2 cucharadas de salsa de soja o tamari bajo en sodio

1-2 cucharadas de edulcorante de fruta del monje, según el nivel de dulzura deseado

¼ cucharadita de hojuelas de pimiento rojo

Porción: ¾ tazas   🕐 Tiempo de cocción: 5 minutos

Esta salsa de maní usa edulcorante de fruta del monje en lugar de azúcar para brindar algo de dulzura, lo que la hace más adecuada que las versiones comerciales para controlar el azúcar en la sangre.

1. En licuadora de alta velocidad o procesador de alimentos, combina todos los ingredientes con ¼ de taza o más de agua para diluir el aderezo hasta alcanzar la consistencia que prefieras. Licúa hasta obtener una mezcla suave, raspando los lados según sea necesario.

NOTAS:

Hazlo sin nueces: Usa mantequilla de semillas de girasol en lugar de mantequilla de maní.

Almacena los sobrantes: Refrigera en un recipiente hermético por hasta una semana.

Hazlo libre de soja: Usa aminos de coco en lugar de salsa de soja.

*La información nutricional es por porción

Cobertura de "Queso" de Nueces

Por 2 cucharadas: Calorías: 80 | Grasa: 7g | Carbohidratos: 2g | Fibra: 1g | Proteína: 2g

½ taza de nueces de Brasil

1 cucharada de levadura nutricional

½ cucharadita de ajo en polvo

¼ cucharadita de sal

NOTAS:

¿No tienes nueces de Brasil? En su lugar, usa almendras crudas o anacardos.

Almacena los sobrantes: Refrigera en un recipiente hermético por hasta diez días.

Hazlo sin nueces: Usa semillas de girasol o de calabaza en lugar de nueces de Brasil.

Porción: ¾ tazas   🕐 Tiempo de cocción: 5 minutos

Mezclar nueces, levadura nutricional y ajo en polvo crea un "queso" al estilo parmesano favorable para el control del azúcar en la sangre. Las nueces de Brasil son una fuente rica de selenio, un nutriente que desempeña un papel en el metabolismo de la glucosa y en el combate del estrés en el cuerpo. A través de sus capacidades antioxidantes, el selenio puede reducir el daño celular, que se correlaciona con la resistencia a la insulina. Por lo tanto, incluir fuentes de selenio en la dieta puede ayudar a mejorar la resistencia a la insulina.

1. En licuadora de alta velocidad o procesador de alimentos, licúa todos los ingredientes hasta que la mezcla alcance la textura de una harina fina.

Mermelada de Chía y Bayas Sin Azúcar Agregada

Por 2 cucharadas: Calorías: 26 | Grasa: 1g | Carbohidratos: 7g | Fibra: 2g | Proteína: 1g

2 tazas de fresas o cerezas congeladas

2 cucharadas de semillas de chía

2 cucharadas de edulcorante de fruta del monje

4 cucharaditas de jugo de limón fresco

Una pizca de sal

2-3 hojas de menta, picadas, opcional

NOTAS:

Úsalo: ¡Disfrútalo en tostadas, avena, parfaits de yogur, helado y más!

Almacena los sobrantes: Refrigera en un recipiente hermético por hasta una semana.

¿Sin edulcorante de fruta del monje? En su lugar, usa dos dátiles picados.

Disminuye el desperdicio de alimentos: Usa las sobras de menta en la Ensalada de Frutas Epic Rainbow (página 211).

Porciones: 1 taza   🕐 Tiempo de cocción: 10 minutos, más 30 minutos de descanso

A diferencia de las típicas mermeladas, esta versión usa semillas de chía para crear una consistencia similar a un gel. Las semillas de chía también están llenas de fibra, lo que ayuda a equilibrar el azúcar en la sangre y mejora la sensibilidad a la insulina. La fruta del monje agrega dulzura mientras mantiene la mermelada amigable con el azúcar en la sangre.

1. Descongela las bayas en una olla a fuego medio. Cuando estén suaves, tritúralas con un tenedor o una espátula.

2. Agrega las semillas de chía, el edulcorante de fruta del monje, el jugo de limón y la sal. Retira del fuego y deja reposar a temperatura ambiente durante 30 minutos para que las semillas de chía se gelifiquen, revolviendo una vez mientras reposan.

3. Transfiere a un frasco.

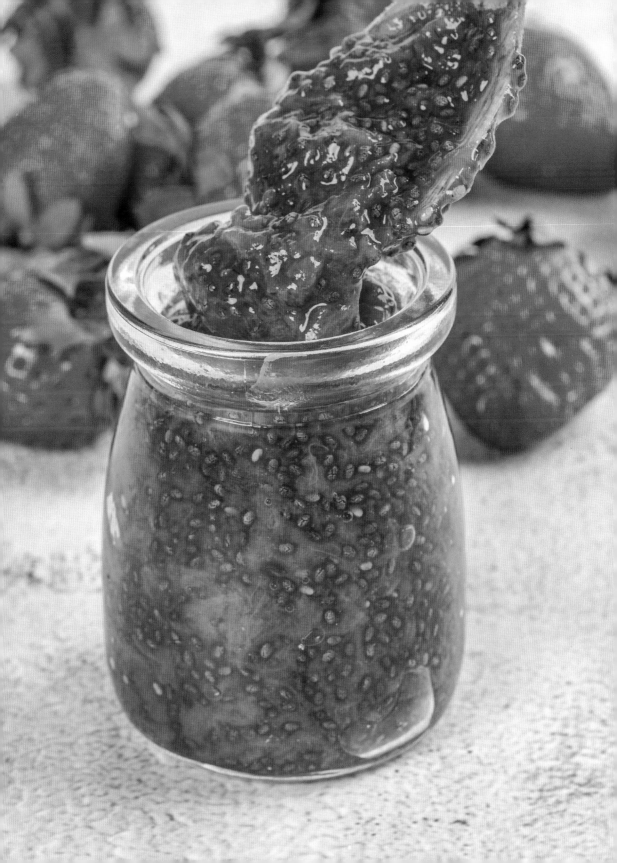

Mayonesa sin Huevo

Por 2 cucharadas: Calorías: 32 | Grasa: 2g | Carbohidratos: 1g | Fibra: 0g | Proteína: 2g

1 caja (12 onzas) de tofu sedoso, extra firme

¼ taza de aquafaba (el líquido de una lata de garbanzos)

2 cucharaditas de mostaza Dijon

½ cucharada de jugo de limón fresco

½ cucharada de vinagre de sidra de manzana

½ cucharada de aceite de oliva

1 diente de ajo

½ cucharadita de sal

Porciones 2   🕐 Tiempo de cocción: 5 minutos

El aquafaba es el líquido espeso que rodea los garbanzos cocidos, enlatados. Tiene propiedades funcionales similares a las de los huevos, por lo que es un buen sustituto en muchas recetas. Esta receta usa aquafaba y tofu para hacer una mayonesa a base de plantas que es baja en calorías y no contiene grasas saturadas.

1. En licuadora de alta velocidad o procesador de alimentos, licúa todos los ingredientes hasta alcanzar una mezcla completamente suave.

NOTAS:

Almacena los sobrantes: Refrigera en un recipiente hermético por hasta cinco días.

*La información nutricional es por porción

Crema Agria de Anacardos

Por 2 cucharadas: Calorías: 80 | Grasa: 6g | Carbohidratos: 5g | Fibra: 1g | Proteína: 2g

---

1 taza de anacardos crudos

2 cucharadas de vinagre de sidra de manzana

1 cucharada de jugo de limón fresco

¼ cucharadita de sal

NOTAS:

Hazlo sin nueces: Usa semillas de girasol o de calabaza en lugar de los anacardos. Es posible que debas aumentar la cantidad de agua para lograr la consistencia deseada.

Almacena los sobrantes: Refrigera en un recipiente hermético por hasta cinco días.

Porción: 1-1½ tazas   🕐 Tiempo de cocción: 5 minutos

Los anacardos son una excelente base para salsas. Aquí, licuamos anacardos con agua y condimentos para crear una salsa cremosa, similar al queso, llena de grasas saludables. Es más, los anacardos pueden incluso ayudar a mejorar la resistencia a la insulina, lo que hace que esta alternativa a la crema agria sea una mejor opción para el control de la diabetes.

1. Combina todos los ingredientes con ½ taza de agua en una licuadora de alta velocidad y licúa hasta que quede suave, deteniéndote para raspar los lados según sea necesario.

2. Sirve inmediatamente o refrigera para usarlo más tarde.

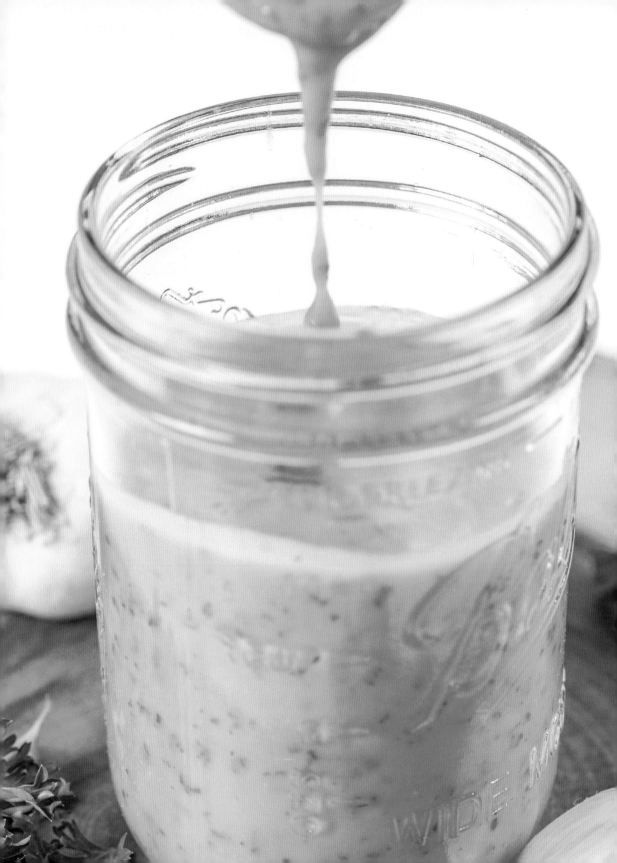

Aderezo Green Goddess

Por ¼ taza: Calorías: 89 | Grasa: 8g | Carbohidratos: 6g | Fibra: 4g | Proteína: 2g

1 taza de perejil fresco picado

1 aguacate mediano maduro

1 diente de ajo

2 cucharadas de albahaca fresca picada

½ cucharada de jugo de limón fresco

½ cucharada de vinagre de sidra de manzana

½ cucharadita de sal

½ cucharadita de cebolla en polvo

¼ cucharadita de pimienta negra

NOTAS:

Almacena los sobrantes: Guarda la salsa en un recipiente hermético en el refrigerador hasta por tres a cuatro días.

Porciones: 1   🕐 Tiempo de cocción: 10 minutos

Esta receta baja en carbohidratos usa aguacate en lugar de aceite para brindar una textura cremosa. Es perfecto para acompañar cualquier ensalada, tazón o cena.

1. En una licuadora de alta velocidad o procesador de alimentos, mezcla todos los ingredientes con ¼ de taza de agua hasta obtener una mezcla suave, raspando los lados según sea necesario.

Vinagreta Balsámica Cremosa

Por 2 cucharadas: Calorías: 103 | Grasa: 8g | Carbohidratos: 6g | Fibra: 1g | Proteína: 3g

1 taza de anacardos

3 cucharadas de vinagre balsámico

1 cucharadita de orégano seco

½ cucharadita de sal

½ cucharadita de pimienta negra

Porciones:1 taza 🕐 Tiempo de cocción: 5 minutos

Nuestra versión de la clásica vinagreta balsámica utiliza anacardos para crear un aderezo cremoso, libre de aceite, beneficioso para equilibrar el azúcar en la sangre.

1. En una licuadora de alta velocidad o procesador de alimentos, mezcla todos los ingredientes con ½ de taza de agua hasta obtener una mezcla suave, raspando los lados según sea necesario.

NOTAS:

Hazlo sin nueces: Usa semillas de girasol en lugar de anacardos y agrega ½ taza de agua adicional..

Almacena los sobrantes: Refrigera en un recipiente hermético por hasta cinco días.

*La información nutricional es por porción

Aderezo Cremoso de Naranja y Jengibre

Por 2 cucharadas: Calorías: 64 | Grasa: 5g | Carbohidratos: 4g | Fibra: 1g | Proteína: 2g

¼ taza de jugo de naranja recién exprimido (de 2 naranjas)

¼ taza de vinagre de arroz

3 cucharadas de tahini

2 cucharaditas de miso

1 diente de ajo

1 cucharadita de jengibre picado

½ cucharadita de edulcorante de fruta del monje o ½ dátil Medjool

Porciónes: ⅔ tazas   ◷ Tiempo de cocción: 5 minutos

El miso es una pasta espesa hecha de granos de soja fermentados mezclados con sal. El miso brinda un sabor salado y umami a los platos y agrega profundidad a los aderezos, y también puede ayudar a disminuir la resistencia a la insulina.

1. En una licuadora de alta velocidad o procesador de alimentos, mezcla todos los ingredientes hasta obtener una mezcla suave.

NOTAS:

Compra inteligente: Asegúrate de usar jugo de naranja recién exprimido, ya que el jugo de naranja comprado en la tienda cambia el sabor de esta receta.

Hazlo sin soja: Omite el miso de la receta.

Almacena los sobrantes: Refrigera en un recipiente hermético por hasta cinco días.

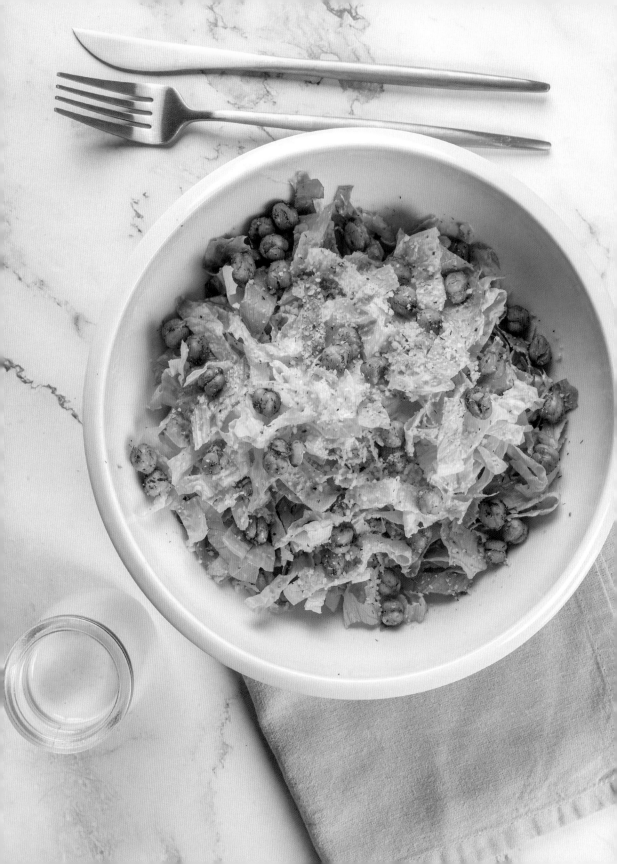

Aderezo César Tahini

Por 2 cucharadas: Calorías: 93 | Grasa: 8g | Carbohidratos: 4g | Fibra: 1g | Proteína: 3g

¼ taza de tahini

2 cucharadas de jugo de limón fresco

1 diente de ajo

1 cucharadita de alcaparras

2 cucharaditas de salmuera de las alcaparras (del frasco de alcaparras)

1 cucharadita de mostaza Dijon

1 cucharadita de levadura nutricional

¼ cucharadita de sal

Pimienta negra, al gusto

Porciónes: ½ tazas   🕐 Tiempo de cocción: 5 minutos

Este aderezo César a base de plantas y amigable con el azúcar en la sangre mantiene la acidez del clásico aderezo, pero sin los lácteos y las grasas saturadas. Las alcaparras agregan un sabor picante y salado que imita el sabor de las anchoas que se encuentran tradicionalmente en una ensalada César.

1. En una licuadora, combina todos los ingredientes y licúa hasta obtener una mezcla suave.

2. Agrega 3 cucharadas o más de agua para diluir el aderezo a la consistencia de tu preferencia.

NOTAS:

Almacena los sobrantes: : Refrigera en un recipiente hermético por hasta cinco días. Agrega más agua para diluir el aderezo si se espesa en el refrigerador.

Apéndice: Nuestras marcas favoritas

Si eres nuevo en la alimentación a base de plantas, elegir los ingredientes correctos y descifrar las etiquetas puede ser abrumador al principio. A continuación, encontrarás algunas de nuestras marcas favoritas para las categorías que pueden ser más difíciles de manejar. **Nota:** esta no es una lista exhaustiva, solo algunas de nuestras marcas favoritas.

Cereales integrales

- Cereal Food for Life Ezekiel 4:9
- Cereal Uncle Sam
- Grape-Nuts
- Cereal Engine 2 Plant-Strong
- Cereal One Degree Organic Foods Sprouted Brown Rice Crisps (cereal de arroz integral inflado)
- Cereal Nature's Path

Galletas integrales

- Galletas Mary's Gone (Originales o de Súper Semillas)
- Galletas de trigo integral Triscuit Reduced Fat
- Galletas Wasa
- Flackers
- Pan crujiente de Trader Joe's
- Galletas FINN CRISP
- Tortitas de Arroz Integral Lundberg
- Lundberg Brown Rice Thin Stackers (tortitas de arroz)

Pan integral

- Pan Food for Life Ezekiel 4:9
- Alvarado St. Bakery
- Mighty Manna Bread
- Mestemacher
- Silver Hills Sprouted Power

Tortillas

- Food for Life Sprouted Corn Tortillas (tortillas de maíz germinado)
- Food for Life Ezekiel 4:9 Sprouted Grain Tortillas (tortillas de grano germinado)

- Engine 2 Plant-Strong Sprouted Ancient Grains (granos antiguos)

Hamburguesas vegetarianas

Intenta comprar variedades con al menos 6 gramos de proteína por hamburguesa

- Engine 2 Plant-Strong Burgers
- Dr. Praeger's Burgers

- Amy's Veggie Burgers
- Hilary's Burgers

Edulcorante de fruta del monje

- Splenda Naturals Monk Fruit

- Edulcorante Lakanto Monk Fruit

Chocolate sin azúcar agregada

- Chocolate LILY'S
- Chocolate Lakanto
- Chocolate Sin Azúcar Agregada

- Chocolate Negro Serwe
- Chocolate Negro Taza

Alternativas para la sal

- Mrs. Dash
- Kingsford Original No Salt All-Purpose Seasoning (condimento para todo uso, sin sal)
- Chef Paul Prudhomme's Magic Seasoning Blends (mezcla de condimentos mágicos)
- Magic Salt-Free Seasoning (condimento libre de sal)

- Espiga Gourmet Natural
- Loisa Salt-Free Adobo (adobo libre de sal)
- Flavor Mate No Salt Seasoning (condimento libre de sal)
- Everything But the Salt Seasoning by Flavor God (todo menos la sal)

Yogur no lácteo

- Kite Hill Plain Unsweetened Almond Milk Yogurt (yogur natural, sin azúcar de leche de almendras)
- Kite Hill Plain Unsweetened Greek Style Yogurt (yogur natural, sin azúcar, estilo griego)
- Kite Hill Vanilla Unsweetened Greek Style Yogurt (yogur de vainilla, sin azúcar, estilo griego
- So Delicious Unsweetened Plain Coconut Milk Yogurt (yogur natural, sin azúcar de leche de coco)
- Silk Unsweetened Vanilla Almond Milk Yogurt (yogur de vainilla, sin azúcar, de leche de almendras)
- DAH! Plain Almond Yogurt (yogur natural de almendras)
- LAVA Pili Nut Yogurt (yogur de nueces, de cualquier sabor)

Cremas no lácteas

- Califia Farms Unsweetened Better Half half-and-half substitute (sustituto para mitad leche, mitad crema, natural)
- Califia Farms Unsweetened Almondmilk Creamer (crema sin azúcar de leche de almendras)
- Califia Farms Unsweetened Oat Creamer (crema sin azúcar de avena)
- Nutpods (crema sin azúcar)
- Elmhurst Unsweetened Oat Creamer (crema sin azúcar de avena)

Proteínas en polvo

- Garden of Life Raw Organic Protein (proteína orgánica)
- Sunwarrior Protein Warrior Blend (mezcla de proteína)
- Sprout Living Simple Sunflower Seed Protein (proteína de semillas de girasol)
- Hemp Yeah! Sin Azúcar
- Proteína de Cáñamo Nutiva
- Naked PB (mantequilla de maní en polvo)
- Truvani
- Orgain Organic Pea Protein (proteína de guisantes)

Proteína/Barritas

- No Cow Protein Bars (barras protéicas)
- IQBAR
- Garden of Life Organic Fit Bars (barras fit)
- Health Warrior Chia Bars (barras de chía)
- KIND Minis
- Raw Rev Bars

Referencias

TEXTO PRELIMINAR

Introducción

"...537 millones de personas en todo el mundo, y se espera que aumente a 643 millones para el 2030." (Página 5):
Federación Internacional de Diabetes. (2021). Atlas de Diabetes de la FID 10a edición. Obtenido de https://diabetesatlas.org/idfawp/resource-files/2021/07/IDF_Atlas_10th_ Edition_2021.pdf

"...octava causa principal de muerte y causa número uno de insuficiencia renal, amputaciones de miembros inferiores y ceguera en adultos." (Página 5):
Centros para el Control y la Prevención de Enfermedades. (2021). Conceptos básicos sobre la diabetes. Obtenido de https://www.cdc.gov/ diabetes/basics/diabetes.html

"...la revista de la Asociación de Colegios Médicos Americanos..." (Página 7):
Adams, K. M., Lindell, K. C., Kohlmeier, M., Zeisel, S. H. (2010). Educación nutricional en las facultades de medicina de los Estados Unidos: Última actualización de una encuesta nacional. Medicina académica, 85 (9), 1537-1542. https://doi.org/10.1097 / ACM.0b013e3181eab71b

"...dura apenas 20 minutos." (Página 7):
Irving G, Neves AL, Dambha-Miller H, et al Variaciones internacionales en el tiempo de la consulta médica de atención primaria: revisión sistemática de 67 países BMJ Open 2017; 7: e017902. doi: 10.1136/bmjopen-2017-017902

CAPÍTULO 1

Diagnóstico

"...diagnosticado a través de distintas pruebas..." (Página 14):
Nuha A. ElSayed, Grazia Aleppo, Vanita R. Aroda, Raveendhara R. Bannuru, Florence M. Brown, Dennis Bruemmer, Billy S. Collins, Marisa E. Hilliard, Diana Isaacs, Eric L. Johnson, Scott Kahan, Kamlesh Khunti, Jose Leon, Sarah K. Lyons, Mary Lou Perry, Priya Prahalad, Richard E. Pratley, Jane Jeffrie Seley, Robert C. Stanton, Robert A. Gabbay; on behalf of the American Diabetes Association, 2. Clasificación y diagnóstico de la diabetes: Estándares de atención en diabetes—2023. Atención de la diabetes 1 de enero de 2023; 46 (Complemento_1): S19–S40. https://doi.org/10.2337/ dc23-S002

Cómo la resistencia a la insulina conduce a la diabetes tipo 2

"...mejora significativamente la sensibilidad a la insulina..." (Página 18):

Risérus, U., Willett, W. C., y Hu, F. B. (2009). Grasas dietéticas y prevención de la diabetes tipo 2. Progreso en la investigación de lípidos, 48(1), 44–51. https://doi.org/10.1016/j. plipres.2008.10.002

Imamura, F., Micha, R., Wu, J. H., de Oliveira Otto, M. C., Otite, F. O., Abioye, A. I., y Mozaffarian, D. (2016). Efectos de las grasas saturadas, las grasas poliinsaturadas, las grasas monoinsaturadas y los carbohidratos en la homeostasis glucosa-insulina: Una revisión sistemática y un metanálisis de ensayos aleatorizados de alimentación controlada. PLoS medicine, 13(7), e1002087. https://doi.org/10.1371/journal.pmed.1002087

"...96 millones de estadounidenses (más de 1 de cada 3) tienen prediabetes..." (Página 19)
Centros para el Control y la Prevención de Enfermedades. (2021). Prediabetes. Obtenido de https://www.cdc.gov/diabetes/ basics/prediabetes.html

"afecta de 33 a 35 millones de estadounidenses."(Página 19):
Centros para el Control y la Prevención de Enfermedades. (2021). Diabetes tipo 2. Obtenido de https://www.cdc.gov/diabetes/ basics/type2.html

"...ensayo del programa de prevención de la diabetes 2002" (Página 19):
Knowler, W. C., Barrett-Connor, E., Fowler, S. E., Hamman, R. F., Lachin, J. M., Walker, E. A., Nathan, D. M., y el Grupo de investigación del programa de prevención de la diabetes (2002). Reducción de la incidencia de diabetes tipo 2 con intervención en el estilo de vida o metformina. Revista de medicina de Nueva Inglaterra, 346 (6), 393-403. https://doi.org/10.1056/NEJMoa012512 ¿Qué aumenta el riesgo de prediabetes y diabetes tipo 2?

"..factores de riesgo más importantes para la diabetes tipo 2..." (Page 20):
Nuha A. ElSayed, Grazia Aleppo, Vanita R. Aroda, Raveendhara R. Bannuru, Florence M. Brown, Dennis Bruemmer, Billy S. Collins, Marisa E. Hilliard, Diana Isaacs, Eric L. Johnson, Scott Kahan, Kamlesh Khunti, Jose Leon, Sarah K. Lyons, Mary Lou Perry, Priya Prahalad, Richard E. Pratley, Jane Jeffrie Seley, Robert C. Stanton, Robert A. Gabbay; on behalf of the American Diabetes Association, 2. Clasificación y diagnóstico de la diabetes: Estándares de atención en diabetes—2023. Atención de la diabetes 1 de enero de 2023; 46 (Complemento_1): S19–S40. https://doi.org/10.2337/ dc23-S002

"...factores de riesgo comunes..." (Página 20):
Centros para el Control y la Prevención de Enfermedades. (2021). Factores de riesgo para la diabetes. Obtenido de https://www.cdc.gov/ diabetes/basics/risk-factors.html

"...la genética de la diabetes tipo 2 aún son poco entendidas." (Página 20):
Nuha A. ElSayed, Grazia Aleppo, Vanita R. Aroda, Raveendhara R. Bannuru, Florence M. Brown, Dennis Bruemmer, Billy S. Collins, Marisa E. Hilliard, Diana Isaacs, Eric L. Johnson, Scott Kahan, Kamlesh Khunti, Jose Leon, Sarah K. Lyons, Mary Lou Perry, Priya Prahalad, Richard E. Pratley, Jane Jeffrie Seley, Robert C. Stanton, Robert A. Gabbay; on behalf of the American Diabetes Association, 2. Clasificación y diagnóstico de la diabetes: Estándares de atención en diabetes—2023. Atención de la diabetes 1 de enero de 2023; 46 (Complemento_1): S19–S40. https://doi.org/10.2337/ dc23-S002

Complicaciones a largo plazo de la diabetes tipo 2

"...el doble de probabilidades de sufrir un infarto cardíaco o un accidente cerebrovascular ... (Página 21):
Centros para el Control y la Prevención de Enfermedades. (2021). Diabetes y enfermedades cardíacas. Obtenido de https://www.cdc.gov/diabetes/library/features/diabetes-and-heart.html

"...más del 65% de las personas con diabetes tipo 2..." (Página 21): Laakso M. (2010). Enfermedad cardiovascular en la diabetes tipo 2 de la población al hombre a los mecanismos: La conferencia Kelly West Award del 2008. Cuidado de la diabetes, 33(2), 442-449. https://doi.org/10.2337/dc09-0749

"...principal causa de enfermedad renal..." (Página 21):
Instituto Nacional de Diabetes y Enfermedades Digestivas y Renales. (2021). Nefropatía Diabética. Obtenido de https://www.niddk.nih.gov/health-information/diabetes/ overview/preventing-problems/diabetic-kidney-disease

"...afecta a casi la mitad de todas las personas con diabetes..." (Página 21): Instituto Nacional de Diabetes y Enfermedades Digestivas y Renales. (2021). Neuropatía Periférica. Obtenido de https://www.niddk.nih.gov/health-information/diabetes/ overview/preventing-problems/nerve-damage-diabetic- neuropathies/peripheral-neuropathy

"...más del 30% de las personas..." (Página 21):
Instituto Nacional de Diabetes y Enfermedades Digestivas y Renales. (2021). ¿Qué es la neuropatía diabética? Obtenido de https://www.niddk.nih.gov/health-information/diabetes/ overview/preventing-problems/nerve-damage-diabetic-neuropathies/what-is-diabetic-neuropathy

"...conlleva a amputaciones."(Página 21):
Instituto Nacional de Diabetes y Enfermedades Digestivas y Renales. (2021). Problemas en los pies. Obtenido de https:// www.niddk.nih.gov/health-information/diabetes/ overview/ preventing-problems/foot-problems

"...principales causas de amputaciones..." (Página 21):
Molina CS, Faulk JB. Amputación de extremidades inferiores. [Actualizado el 22 de agosto de 2022]. En: StatPearls [Internet]. Treasure Island (FL): StatPearls

Publishing; 2023 Jan-. Disponible en: https:// www.ncbi.nlm.nih.gov/books/NBK546594/

"...causando visión borrosa." (Página 21):
Centros para el Control y la Prevención de Enfermedades. (2021). Diabetes y pérdida de la visión. Obtenido de https://www.cdc.gov/diabetes/managing/diabetes-vision-loss.html

Se puede revertir o poner en remisión la diabetes tipo 2

"Las pruebas Counterpoint, Counterbalance, y DiRECT..." (Página 22):
Singla, R., Gupta, G., Dutta, D., Raizada, N., & Aggarwal, S. (2022). Reversión de la diabetes: Actualización del conocimiento actual y propuesta de parámetros de puntuación de predicción para la remisión de la diabetes. Diabetes y síndrome metabólico, 16(4), 102452. https://doi.org/10.1016/j.dsx.2022.102452

"La Asociación Americana de Diabetes (ADA) establece..."(Página 22):
Comité de Práctica Profesional de la Asociación Americana de Diabetes; 5. Facilitar el cambio de comportamiento y el bienestar para mejorar los resultados de salud: Estándares de Atención Médica en Diabetes—2022.1 Atención de la Diabetes 1 de enero de 2022; 45 (Complemento_1): S60–S82. https://doi.org/10.2337/dc22-S005

"Basado en la amplia investigación disponible..." (Page 22):
Kirkpatrick, C. F., Bolick, J. P., Kris-Etherton, P. M., Sikand, G., Aspry, K. E., Soffer, D. E., Willard, K. E., & Maki,K. C. (2019). Revisión de la evidencia actual y las recomendaciones clínicas acerca de los efectos de las dietas bajas y muy bajas en carbohidratos (incluidas las dietas cetogénicas) para el control del peso corporal y otros factores de riesgo cardiometabólico: Una declaración científica del grupo de trabajo de nutrición y estilo de vida de la Asociación Nacional de Lípidos. Revista de lipidología clínica, 13(5), 689–711.e1. https://doi.org/10.1016/j.jacl.2019.08.003

"...más difícil de mantener a largo plazo..." (Página 22):
Comité de Práctica Profesional de la Asociación Americana de Diabetes; 5. Facilitar el cambio de comportamiento y el bienestar para mejorar los resultados de salud: Estándares de Atención Médica en Diabetes—2022.1 Atención de la Diabetes 1 de enero de 2022; 45 (Complemento_1): S60–S82. https://doi.org/10.2337/dc22-S005

CAPÍTULO 2

Densidad nutricional vs Densidad calórica

"...puede conducir a un exceso de peso—un factor que contribuye a la resistencia a la insulina. "(Página 26):
Nuha A. ElSayed, Grazia Aleppo, Vanita R. Aroda, Raveendhara R. Bannuru, Florence M. Brown, Dennis Bruemmer, Billy S. Collins, Marisa E. Hilliard, Diana Isaacs,

Eric L. Johnson, Scott Kahan, Kamlesh Khunti, Jose Leon, Sarah K. Lyons, Mary Lou Perry, Priya Prahalad, Richard E. Pratley, Jane Jeffrie Seley, Robert C. Stanton, Robert A. Gabbay; on behalf of the American Diabetes Association, 2. Clasificación y diagnóstico de la diabetes: Estándares de atención en diabetes—2023. Atención de la diabetes 1 de enero de 2023; 46 (Complemento_1): S19–S40. https://doi.org/10.2337/ dc23-S002

"Dan Buettner se asoció con National Geographic..." (Página 27):
Buettner, Dan. La solución de las zonas azules: Comiendo y viviendo como las personas más sanas del mundo. Sociedad de National Geographic, 2015.

"...reduzca el riesgo de diabetes tipo 2, trate la diabetes tipo 2 y reduzca las complicaciones principales relacionadas a la diabetes." (Página 27):
Rinaldi S, Campbell EE, Fournier J, O'Connor C, Madill J. Una revisión exhaustiva de la literatura que respalda las recomendaciones de la Asociación Canadiense de Diabetes para el uso de una dieta a base de plantas para el manejo de la diabetes tipo 2. Can J Diabetes 2016; 40: 471-477 de Carvalho GB, Dias-Vasconcelos NL, Santos RKF, Brandao-Lima PN, da Silva DG, Pires LV. Efecto de diferentes patrones dietéticos sobre el control glucémico en individuos con diabetes mellitus tipo 2: Una revisión sistemática. Crit Rev Food Sci Nutr 2020;60:1999–2010 Papamichou D, Panagiotakos DB, Itsiopoulos C. Patrones dietéticos y manejo de la diabetes tipo 2: Una revisión sistemática de ensayos clínicos aleatorios. Nutr Metab Cardiovasc Dis 2019;29: 531–543 Pawlak R. Dietas vegetarianas en la prevención y el tratamiento de la diabetes y sus complicaciones. Diabetes Spectr 2017;30:82–88

"Los Estándares de Atención 2023 de la Asociación Americana de la Diabetes..." (Página 27):
Comité de Práctica Profesional de la Asociación Americana de Diabetes; 5. Facilitar el cambio de comportamiento y el bienestar para mejorar los resultados de salud: Estándares de Atención Médica en Diabetes—2022.1 Atención de la Diabetes 1 de enero de 2022; 45 (Complemento_1): S60–S82. https://doi.org/10.2337/dc22-S005

"...Guía dietética 2021 para mejorar la salud cardiovascular" " (Página 27):
Lichtenstein, A. H., Appel, L. J., Vadiveloo, M., Hu, F. B., Kris-Etherton, P. M., Rebholz, C. M., Sacks, F. M.,Thorndike, A. N., Van Horn, L. y Wylie-Rosett, J. (2021). Guía dietética 2021 para mejorar la salud cardiovascular: Una declaración científica de la Asociación Americana del Corazón. Circulación, 144(23), e472–e487. https://doi.org/10.1161/CIR.0000000000001031

"..Asociación Americana de Endocrinología Clínica..." (Página 27): Asociación Americana de Endocrinólogos Clínicos. (2021). Algoritmo de Diabetes AACE 2019.

Obtenido de https://pro.aace.com/pdfs/diabetes/AACE_2019_Diabetess_ Algorithm_03.2021.pdf

"...Colegio Americano de Medicina del Estilo de Vida... (Página 27):
Rosenfeld RM, Kelly JH, Agarwal M, et al. Intervenciones dietéticas para tratar la diabetes tipo 2 en adultos con el objetivo de alcanzar la remisión: Una declaración del consenso de expertos del Colegio Americano de Medicina del Estilo de Vida. Revista Americana de Medicina del Estilo de Vida. 2022;16(3):342-362. doi:10.1177/15598276221087624

Los elementos de una dieta a base de plantas para la diabetes tipo 2

"...mejora el control glucémico y la sensibilidad a la insulina." (Página 28):
Fu, L., Zhang, G., Qian, S., Zhang, Q., y Tan, M. (2022). Asociaciones entre la ingesta de fibra dietética y factores de riesgo cardiovascular: Una revisión general de metanálisis de ensayos controlados aleatorios. Fronteras en nutrición, 9, 972399. https://doi.org/10.3389/fnut.2022.972399 Kim, Y., Keogh, J. B. y Clifton, P. M. (2016). Polifenoles y control glucémico. Nutrientes, 8(1), 17. https://doi.org/10.3390/nu8010017

"...mejora la HbA1c, el azúcar en sangre en ayunas, la insulina en ayunas y la resistencia a la insulina."
Fu, L., Zhang, G., Qian, S., Zhang, Q., y Tan, M. (2022). Asociaciones entre la ingesta de fibra dietética y factores de riesgo cardiovascular: Una revisión general de metanálisis de ensayos controlados aleatorios. Fronteras en nutrición, 9, 972399. https://doi.org/10.3389/fnut.2022.972399

"...promueve la saciedad y se ha relacionado con la pérdida de peso..." (Página 28): Lattimer, J. M. y Haub, M.D. (2010). Efectos de la fibra dietética y sus componentes en la salud metabólica. Nutrientes, 2 (12), 1266-1289. https://doi.org/10.3390/nu2121266

"...mejore la respuesta de la glucosa, la señalización de la insulina, la sensibilidad a la insulina y la disfunción pancreática."(Página 28)
Puddu, A., Sanguineti, R., Montecucco, F. y Viviani, G. L. (2014). Evidencia de los ácidos grasos de cadena corta de la microbiota intestinal como moléculas fisiopatológicas clave que mejoran la diabetes. Mediadores de la inflamación, 2014, 162021. https:// doi.org/10.1155/2014/162021

Mandaliya, D. K., y Seshadri, S. (2019). Ácidos grasos de cadena corta, disfunción pancreática y diabetes tipo 2. Pancreatología: revista oficial de la Asociación Internacional de Pancreatología (IAP, por sus siglas en inglés)... [et al.], 19(2), 280–284. https://doi.org/10.1016/j.pan.2019.01.021 Tilg, H., & Moschen, A. R. (2014). Microbiota and diabetes: an evolving relationship. Tilg, H., y Moschen, A. R. (2014). Microbiota y diabetes: una relación en evolución. Intestino, 63(9), 1513–1521. https://doi.org/10.1136/gutjnl-2014-306928

Baothman, O. A., Zamzami, M. A., Taher, I., Abubaker, J. y Abu-Farha, M. (2016). El rol de la microbiota intestinal en el desarrollo de la obesidad y la diabetes. Lípidos en la salud y la enfermedad, 15, 108. https://doi.org/10.1186/s12944-016-0278-4

"...asociado con la reducción de marcadores de inflamación." (Página 28)
Fu, L., Zhang, G., Qian, S., Zhang, Q., y Tan, M. (2022). Asociaciones entre la ingesta de fibra dietética y factores de riesgo cardiovascular: Una revisión general de metanálisis de ensayos controlados aleatorios. Fronteras en nutrición, 9, 972399. https://doi.org/10.3389/fnut.2022.972399

"...solo el 7% de los estadounidenses..." (Página 28):
Miketinas, D. C., Tucker, W. J., Douglas, C. C., y Patterson, M. A. (2023). Ingesta habitual de fibra dietética de acuerdo con el estado de diabetes en adultos estadounidenses: NHANES 2013-2018. Revista británica de nutrición, 1-26. Anticipo de publicación en línea https://doi.org/10.1017/S0007114523000089

"...estimula la secreción de insulina y mejora la absorción celular de glucosa."(Página 28)
Kim, Y., Keogh, J. B. y Clifton, P. M. (2016). Polifenoles y control glucémico. Nutrientes, 8(1), 17. https://doi.org/10.3390/nu8010017

"...no ha sido demostrado que prevengan enfermedades." (Página 28)
Centro Nacional de Salud Complementaria e Integrativa. (2021). Antioxidantes en profundidad. Obtenido de https://www.nccih.nih.gov/health/antioxidants-in-depth

"... relacionado con la resistencia a la insulina y un mayor riesgo de diabetes tipo 2." (Página 29)
Xiao, C., Giacca, A., Carpentier, A. y Lewis, G. F. (2006). Efectos diferenciales de la ingesta de grasas monoinsaturadas, poliinsaturadas y saturadas sobre la secreción, sensibilidad y eliminación de la insulina estimulada por la glucosa en humanos no diabéticos, con sobrepeso y obesidad. Diabetología, 49 (6), 1371–1379. https://doi.org/10.1007/s00125-006-0211-x
Wang, L., Folsom, Ar, Zheng, Zj, Pankow, JS, Eckfeldt, JH e Investigadores del Estudio ARIC (2003). Composición de ácidos grasos en plasma e incidencia de diabetes en adultos de mediana edad: Estudio de Riesgo de Aterosclerosis en Comunidades (ARIC, por sus siglas en inglés). Revista americana de nutrición clínica, 78(1), 91-98. https://doi.org/10.1093/ajcn/78.1.91 von Frankenberg, A. D., Marina, A., Song, X., Callahan, H. S., Kratz, M., y Utzschneider, K. M. (2017). Una dieta alta en grasas y alta en grasas saturadas disminuye la sensibilidad a la insulina sin cambiar la grasa intraabdominal en adultos con peso estable, con sobrepeso y obesidad. Revista europea

de nutrición, 56(1), 431–443. https://doi.org/10.1007/s00394-015-1108-6 Luukkonen, P. K., Sädevirta, S., Zhou, Y., Kayser, B., Ali, A., Ahonen, L., Lallukka, S., Pelloux, V., Gaggini, M., Jian, C., Hakkarainen, A., Lundbom, N., Gylling, H., Salonen, A., Orešič, M., Hyötyläinen, T., Orho-Melander, M., Rissanen, A., Gastaldelli, A., Clément, K., ... Yki-Järvinen, H. (2018). Las grasas saturadas son metabólicamente más dañinas para el hígado humano que las grasas insaturadas o los azúcares simples. Cuidado de la diabetes, 41(8), 1732-1739. https://doi.org/10.2337/dc18-0071
Riccardi, G., Giacco, R. y Rivellese, A. A. (2004). Grasa dietética, sensibilidad a la insulina y síndrome metabólico. Nutrición clínica (Edimburgo, Escocia), 23(4), 447-456. https://doi.org/10.1016/j.clnu.2004.02.006

"La lipotoxicidad altera la señalización de la insulina..." (Página 29) Ertunc, M. E. y Hotamisligil, G. S. (2016). Señalización lipídica y lipotoxicidad en la metaflamación: indicaciones para la patogénesis y el tratamiento de las enfermedades metabólicas. Revista de investigación lipídica, 57(12), 2099-2114. https://doi.org/10.1194/jlr. R066514
Nolan, C. J. y Larter, C. Z. (2009). Lipotoxicidad: ¿por qué los ácidos grasos saturados la causan y los monoinsaturados le protegen de ella?. Revista de gastroenterología y hepatología, 24 (5), 703-706. https://doi.org/10.1111/j.1440-1746.2009.05823.x
Estadella, D., da Penha Oller do Nascimento, C. M., Oyama, L. M., Ribeiro, E. B., Dâmaso, A. R., & de Piano, A. (2013). Lipotoxicidad: efectos de los ácidos grasos saturados y ácidos transgrasos en la dieta. Mediadores de la inflamación, 2013, 137579. https://doi.org/10.1155/2013/137579

"...las grasas insaturadas pueden mejorar el control glucémico..." (Página 29): Imamura, F., Micha, R., Wu, J. H., de Oliveira Otto, M. C., Otite, F. O., Abioye, A. I., y Mozaffarian, D. (2016). Efectos de las grasas saturadas, las grasas poliinsaturadas, las grasas monoinsaturadas y los carbohidratos en la homeostasis glucosa-insulina: Una revisión sistemática y un metanálisis de ensayos aleatorizados de alimentación controlada. PLoS medicine, 13(7), e1002087. https://doi.org/10.1371/journal.pmed.1002087 Vessby, B., Uusitupa, M., Hermansen, K., Riccardi, G., Rivellese, A. A., Tapsell, L. C., Nälsén, C., Berglund, L., Louheranta, A., Rasmussen, B. M., Calvert, G. D., Maffetone, A., Pedersen, E., Gustafsson, I. B., Storlien, L. H., y Estudio KANWU (2001). La sustitución de grasas saturadas por grasas monoinsaturadas en la dieta afecta la sensibilidad a la insulina en hombres y mujeres sanos: El estudio KANWU. Diabetologia, 44(3), 312-319. https://doi.org/10.1007/s001250051620

"...promueve la pérdida de peso y grasa..." (Página 29): Tonstad S, Butler T, Yan R, et al. Tipo de dieta vegetariana, peso corporal y prevalencia de diabetes tipo 2. Atención de la Diabetes. 2009;32:791–796.

Spencer EA, Appleby PN, Davey GK, et al. Dieta e índice de masa corporal en 38000 EPIC-Oxford comedores de carne, comedores de pescado, vegetarianos y veganos. Int J Obes Relat Metab Disord. 2003;27:728–734.

Turner-McGrievy GM, Davidson CR, Wingard EE, et al. Efectividad comparativa de dietas a base de plantas para bajar de peso: Un ensayo controlado aleatorio de cinco dietas diferentes. Nutrición. 2015;31:350–358.

Barnard ND, Levin SM, Yokoyama Y. Una revisión sistemática y metanálisis de los cambios en el peso corporal en ensayos clínicos de dietas vegetarianas. Dieta J Acad Nutr. 2015;115:954– 969.

Huang RY, Huang CC, Hu FB, et al. Dietas vegetarianas y reducción de peso: Un metanálisis de ensayos controlados aleatorios. J Gen Intern Med. 2016;31:109–116.

"...implicado en el aumento de peso y la resistencia a la insulina." (Página 29):
Vang A, Singh PN, Lee JW, et al. Carnes, carnes procesadas, obesidad, aumento de peso y aparición de diabetes en adultos: hallazgos de Estudios Adventistas de Salud. Ann Nutr Metab. 2008;52:96–104.

Vergnaud AC. Consumo de carne y cambio prospectivo de peso en participantes del estudio EPIC-PANACEA. Soy J Clin Nutr. 2010;92:398–407.

Vergnaud AC. Composición de macronutrientes de la dieta y cambio prospectivo de peso en participantes del estudio EPIC - PANACEA. PLoS One. 2013; 8:e57300.

Wang Y, Beydoun MA. El consumo de carne está asociado con la obesidad y la obesidad central entre los adultos estadounidenses. Int J Obes (Lond) 2009;33:621-628.

Rosell M. Aumento de peso en un lapso de 5 años en 21,966 hombres y mujeres que comen carne, comen pescado, vegetarianos y veganos en EPIC-Oxford. Int J Obes. 2006;30:1389–1396.

Halkjaer J, Olsen A, Overvad K, et al. Ingesta de proteínas totales, animales y vegetales y cambios posteriores en el peso o la circunferencia de la cintura en hombres y mujeres europeos: El proyecto diógenes. Int J Obes (Lond) 2011;35:1104-1113.

You W, Henneberg M. El consumo de carne que proporciona un excedente de energía en la dieta moderna contribuye a la prevalencia de la obesidad: un análisis ecológico. BMC Nutrition. 2016;2:22.

AlEssa HB, Bhupathiraju SN, Malik VS, et al. Calidad y cantidad de carbohidratos y riesgo de diabetes tipo 2 en mujeres estadounidenses. Soy J Clin Nutr. 2015;102:1543–1553.

Malik VS, Hu FB. Fructosa y salud cardiometabólica: Lo que la evidencia nos dice acerca de las bebidas endulzadas con azúcar. J Am Coll Cardiol. 2015;66:1615–1624.

Bhupathiraju SN, Tobias DK, Malik VS, et al. Índice glucémico, carga glucémica y riesgo de diabetes tipo 2: resultados de 3 cohortes grandes en EE.UU. y un metanálisis actualizado. Soy J Clin Nutr. 2014;100:218–232

CAPÍTULO 3

Relación de carbohidratos a fibra

"...la Escuela de Salud Pública de Harvard..." (Página 40):

Mozaffarian, R., Lee, R., Kennedy, M., Ludwig, D., Mozaffarian, D., & Gortmaker, S. (2013). Identificación de alimentos integrales: Una comparación de diferentes enfoques para seleccionar productos integrales más saludables. Nutrición de Salud Pública, 16(12), 2255-2264. doi:10.1017/S1368980012005447

Consejos para el éxito

"... mejoras en el control de la alimentación, el peso corporal, los niveles de HbA1c y la presión arterial." (Página 42):

Dasgupta, K., Hajna, S., Joseph, L., Da Costa, D., Christopoulos, S., & Gougeon, R. (2012). Efectos de la capacitación en la preparación de comidas sobre el peso corporal, la glucemia y la presión arterial: resultados de un ensayo de fase 2 en diabetes tipo 2. Revista internacional de nutrición conductual y actividad física, 9, 125. https://doi.org/10.1186/1479-5868-9-125

CAPÍTULO 4

¿Qué puedo beber durante el plan de alimentación?

"...beber de 9 a 13 tazas..." (Página 51):
Escuela de Salud Pública Harvard T. H. Chan. (2021). Agua. Obtenido de https://www.hsph.harvard.edu/nutritionsource/water/

"...reduzca su riesgo de padecer diabetes tipo 2."(Página 52):
Carlström, M. y Larsson, S. C. (2018). Consumo de café y riesgo reducido de desarrollar diabetes tipo 2: Una revisión sistemática con metanálisis. Revisiones de nutrición, 76 (6), 395-417. https://doi.org/10.1093/nutrit/nuy014

"...Asociación Americana del Corazón (AHA, por sus siglas en inglés)..." (Página 53):
Asociación Americana del Corazón. (2021). Azúcares agregados. Obtenido de https://www.heart.org/en/healthy-living/healthy-eating/eat-smart/sugar/added-sugars

¿Es seguro comer soja?

"disminución del riesgo de cáncer de próstata, gastrointestinal y de mama..."
Applegate, C. C., Rowles, J. L., Ranard, K. M., Jeon, S., & Erdman, J. W. (2018). El consumo de soja y el riesgo de cáncer de próstata: Una revisión sistemática actualizada y metanálisis. Nutrientes, 10(1), 40. https://doi.org/10.3390/nu10010040 Lu, D., Pan, C., Ye, C., Duan, H., Xu, F., Yin, L., Tian, W., y Zhang, S. (2017). Metanálisis del consumo de soja y el riesgo de cáncer gastrointestinal. Informes científicos, 7(1), 4048. https://doi.org/10.1038/s41598-017-03692-y Tse, G., y Eslick, G. D. (2016). Consumo de soja e isoflavonas y riesgo de cáncer gastrointestinal: Una revisión

sistemática y un metanálisis. Revista europea de nutrición, 55 (1), 63-73. https://doi.org/10.1007/s00394- 014-0824-7

Boutas, I., Kontogeorgi, A., Dimitrakakis, C. y Kalantaridou, S. N. (2022). Isoflavonas de soja y riesgo de cáncer de mama: Un metanálisis. In vivo (Atenas, Grecia), 36(2), 556-562. https://doi.org/10.21873/invivo.12737

"...disminución del riesgo de diabetes tipo 2..." (Página 57):
Li, W., Ruan, W., Peng, Y. y Wang, D. (2018). La soja y el riesgo de diabetes mellitus tipo 2: Una revisión sistemática y un metanálisis de estudios observacionales. Investigación y práctica clínica de la diabetes, 137, 190-199. https://doi.org/10.1016/j.diabres.2018.01.010

"...prevenir la osteoporosis, o el debilitamiento de los huesos."(Página 57):
Castelo-Branco, C., & Cancelo Hidalgo, M. J. (2011). Isoflavonas: efectos sobre la salud ósea. Climaterio: revista de la Sociedad Internacional de Menopausia, 14(2), 204-211. https://doi.org/10.3109/13697137.2010.529198

"...mejore su colesterol y peso corporal " (Página 57):
Taku, K., Umegaki, K., Sato, Y., Taki, Y., Endoh, K. y Watanabe, S. (2007). Las isoflavonas de soja reducen el colesterol total sérico y el colesterol LDL en humanos: Un metanálisis de 11 ensayos controlados aleatorios. Revista americana de nutrición clínica, 85(4), 1148-1156. https://doi. org / 10.1093/ajcn / 85.4.1148

Zhang, Y. B., Chen, W. H., Guo, J. J., Fu, Z. H., Yi, C., Zhang, M., & Na, X. L. (2013). La suplementación con isoflavonas de soja podría reducir el peso corporal y mejorar el metabolismo de la glucosa en mujeres posmenopáusicas no asiáticas – un metanálisis. Nutrición (Burbank, Condado de Los Ángeles, California, Ee.), 29(1), 8–14. https://doi.org/10.1016/j.nut.2012.03.019

¿Debo preocuparme por la sal/sodio?

"...para enfermedades cardíacas y accidentes cerebrovasculares." (Página 58)
Centros para el Control y la Prevención de Enfermedades. (2021). Sodio y sal. Obtenido de https://www.cdc.gov/heartdisease/sodium.htm

"..las 10 mejores fuentes de sodio..." (Página 58):
Centros para el Control y la Prevención de Enfermedades. (2021). Fuentes de sodio. Obtenido de https://www.cdc.gov/salt/food.htm

"...La Asociación Americana del Corazón recomienda..." (Página 58):
Asociación Americana del Corazón. (2016). ¿Por qué debería limitar el sodio? Obtenido de https://www.heart.org/-/media/files/health-topics/answers-by-heart/why-should-i-limit-sodium.pdf

Cómo afectará el plan de alimentación a mi presupuesto

"reduzca los costos de alimentos en más de un 30%."(Página 61) Springmann, M., Clark, M. A., Rayner, M., Scarborough, P. y Webb, P. (2021). Los costos globales y regionales de los patrones dietéticos saludables y sostenibles: un estudio de modelado. The Lancet. Salud planetaria, 5 (11), e797-e807. https://doi.org/10.1016/S2542-5196(21)00251-5

CAPÍTULO 6

"El estudio adventista de salud 2..." (Página 95):
Tonstad, S., Butler, T., Yan, R., & Fraser, G. E. (2009). Tipo de dieta vegetariana, peso corporal y prevalencia de la diabetes tipo 2. Cuidado de la diabetes, 32(5), 791-796. https://doi.org/10.2337 / dc08-1886

"mejore el control glucémico y la HbA1c..." (Página 97)
Hyun, M. K., Lee, J. W., Ko, S. H., y Hwang, J. S. (2022). Mejora del control glucémico en la diabetes tipo 2 mediante aplicaciones y coaching electrónico: Un Metanálisis de una red de comparación de tratamientos mixtos. Revista de ciencia y tecnología de la diabetes, 16(5), 1239–1252. https://doi. org/10.1177/19322968211010153

"...ayuda a través del coaching virtual..." (Página 97):
Shen, Y., Wang, F., Zhang, X., Zhu, X., Sun, Q., Fisher, E., y Sun, X. (2018). Efectividad de las intervenciones basadas en internet sobre el control glucémico en pacientes con diabetes tipo 2: Metanálisis de ensayos controlados aleatorios. Revista de investigación médica en internet, 20 (5), e172. https://doi.org/10.2196 / jmir.9133

"Los programas grupales crean..." (Página 97):
Steinsbekk, A., Rygg, L. Ø., Lisulo, M., Rise, M. B., y Fretheim, A. (2012). Educación grupal para el autocontrol de la diabetes en comparación con el tratamiento de rutina para personas con diabetes mellitus tipo 2. Una revisión sistemática con metanálisis. BMC investigación de servicios de salud, 12, 213. https:// doi.org/10.1186/1472-6963-12-213

"...equipo multidisciplinario..." (Página 98):
Centros para el Control y la Prevención de Enfermedades. (2021). Equipo Multidisciplinario de Educación y Apoyo para el Autocontrol de la Diabetes (DSMES, por sus siglas en inglés). Obtenido de https:// www.cdc.gov/diabetes/dsmes-toolkit/staffing-delivery/multidisciplinary-dsmes-team.html

"La actividad física puede llevar a..." (Página 99):
Schuch, F. B., Vancampfort, D., Firth, J., Rosenbaum, S., Ward, P. B., Silva, E. S., Hallgren, M., Ponce De Leon, A., Dunn, A. L., Deslandes, A. C., Fleck, M. P., Carvalho, A. F., y Stubbs, B. (2018). Actividad física y depresión incidente: Un metanálisis de estudios de cohortes prospectivos. Revista americana de psiquiatría, 175 (7), 631-648. https://doi.org/10.1176/appi.ajp.2018.17111194 de Kam, D., Smulders, E., Weerdesteyn, V., & Smits- Engelsman, B. C. (2009). Intervenciones del ejercicio para reducir

las fracturas relacionadas con caídas y sus factores de riesgo en individuos con baja densidad ósea: una revisión sistemática de ensayos controlados aleatorios. Osteoporosis international: una revista establecida como resultado de la cooperación entre la Fundación Europea para la Osteoporosis y la Fundación Nacional de Osteoporosis de los Estados Unidos, 20(12), 2111-2125. https://doi. org/10.1007/s00198-009-0938-6

Batrakoulis, A., Jamurtas, A. Z., Metsios, G. S., Perivoliotis, K., Liguori, G., Feito, Y., Riebe, D., Thompson, W. R., Angelopoulos, T. J., Krustrup, P., Mohr, M., Draganidis, D., Poulios, A., y Fatouros, I. G. (2022). Eficacia comparativa de 5 tipos de ejercicio sobre la salud cardiometabólica en adultos con sobrepeso y obesidad: Una revisión sistemática y un metanálisis en red de 81 ensayos controlados aleatorios. Circulación. Calidad y resultados cardiovasculares, 15 (6), e008243. https://doi.org/10.1161/CIRCOUTCOMES.121.008243

"...impacto en el azúcar en la sangre." (Página 99):
Pahra, D., Sharma, N., Ghai, S., Hajela, A., Bhansali, S., y Bhansali, A. (2017). Impacto del ejercicio diario después de las comidas y una sola vez al día en pacientes con diabetes mellitus tipo 2: Un estudio cruzado aleatorizado. Diabetología y síndrome metabólico, 9, 64. https://doi. org/10.1186/s13098-017-0263-8

"...mayor incidencia de resistencia a la insulina y diabetes tipo 2." (Página 99):
Perry, B. D., Caldow, M. K., Brennan-Speranza, T. C., Sbaraglia, M., Jerums, G., Garnham, A., Wong, C., Levinger, P., Asrar Ul Haq, M., Hare, D. L., Price, S. R., y Levinger, I. (2016). Atrofia muscular en pacientes con diabetes mellitus tipo 2: Funciones de las vías inflamatorias, la actividad física y el ejercicio. Revisión inmunológica del ejercicio, 22, 94-109.

"...glucosa en sangre elevada y puede llevar a..." (Página 100):
Yaribeygi, H., Maleki, M., Butler, A. E., Jamialahmadi, T., y Sahebkar, A. (2022). Mecanismos moleculares que vinculan el estrés y la resistencia a la insulina. Revista EXCLI, 21, 317–334. https:// doi.org/10.17179/excli2021-4382
Hackett, RA, y Steptoe, A. (2017). Diabetes mellitus tipo 2 y estrés psicológico: un factor de riesgo modificable. Nature reviews. Endocrinología, 13 (9), 547-560. https://doi. org/10.1038/nrendo.2017.64

"La falta de sueño puede afectar..." (Página 100):
Briançon-Marjollet, A., Weiszenstein, M., Henri, M., Thomas, A., Godin-Ribuot, D. y Polak, J. (2015). El impacto de los trastornos del sueño en el metabolismo de la glucosa: Mecanismos endocrinos y moleculares. Diabetología y síndrome metabólico, 7, 25. https://doi.org/10.1186/ s13098-015-0018-3
Antza, C., Kostopoulos, G., Mostafa, S., Nirantharakumar, K. y Tahrani, A. (2021). La relación entre la duración del sueño, la obesidad y la diabetes mellitus tipo 2. La revista de endocrinología, 252(2), 125-141. https://doi. org/10.1530/JOE-21-0155

RECETAS

"...reduce la resistencia a la insulina." (Página 122):
Li, W., Ruan, W., Peng, Y. y Wang, D. (2018). La soja y el riesgo de diabetes mellitus tipo 2: Una revisión sistemática y un metanálisis de estudios observacionales. Investigación y práctica clínica de la diabetes, 137, 190-199. https://doi. org/10.1016/j.diabres.2018.01.010

"...el jengibre puede reducir los niveles de azúcar en la sangre." (Página 133).
Ebrahimzadeh, A., Ebrahimzadeh, A., Mirghazanfari, S. M., Hazrati, E., Hadi, S. y Milajerdi, A. (2022). El efecto de la suplementación con jengibre en los perfiles metabólicos en pacientes con diabetes mellitus tipo 2: Una revisión sistemática y metanálisis de ensayos controlados aleatorios. Terapias complementarias en medicina, 65, 102802. https:// doi.org/10.1016/j.ctim.2022.102802

"...mejore el control del azúcar en la sangre y la sensibilidad a la insulina." (Página 134)
Viguiliouk E, Stewart SE, Jayalath VH, Ng AP, Mirrahimi A, de Souza RJ, Hanley AJ, Bazinet RP, Blanco Mejia S, Leiter LA, Josse RG, Kendall CW, Jenkins DJ, Sievenpiper JL. Efecto del reemplazo de proteína animal por proteína vegetal sobre el control glucémico en la diabetes: una revisión sistemática y un metanálisis de ensayos controlados aleatorios. Nutrientes. 1 de diciembre de 2015; 7 (12): 9804-24. doi:10.3390/nu7125509. PMID: 26633472; PMCID: PMC4690061.

"... reduce los niveles de azúcar en la sangre y mejora la resistencia a la insulina." (Página 145):
Anitha, S., Kane-Potaka, J., Tsusaka, T. W., Botha, R., Rajendran, A., Givens, D. I., Parasannanavar, D. J., Subramaniam, K., Prasad, K. D. V., Vetriventhan, M. y Bhandari, R. K. (2021). Una revisión sistemática y metanálisis del potencial del mijo para el control y la reducción del riesgo de desarrollar diabetes mellitus.Fronteras en nutrición, 8, 687428. https://doi.org/10.3389/fnut.2021.687428

"... mejore la sensibilidad a la insulina" (Página 153):
Viguiliouk E, Stewart SE, Jayalath VH, Ng AP, Mirrahimi A, de Souza RJ, Hanley AJ, Bazinet RP, Blanco Mejia S, Leiter LA, Josse RG, Kendall CW, Jenkins DJ, Sievenpiper JL. Efecto del reemplazo de proteína animal por proteína vegetal sobre el control glucémico en la diabetes: una revisión sistemática y un metanálisis de ensayos controlados aleatorios. Nutrientes. 1 de diciembre de 2015; 7 (12): 9804-24. doi:10.3390/ nu7125509. PMID:26633472; PMCID: PMC4690061.

"...el consumo de soja está asociado con..." (Página 161):
Li, W., Ruan, W., Peng, Y. y Wang, D. (2018). La soja y el riesgo de diabetes mellitus tipo 2: Una revisión sistemática y un metanálisis de estudios observacionales. Investigación y práctica clínica de la diabetes, 137, 190-199. https://doi. org/10.1016/j.diabres.2018.01.010

"Reemplazar la carne roja con proteínas de origen vegetal..." (Página 162): Viguiliouk E, Stewart SE, Jayalath VH, Ng AP, Mirrahimi A, de Souza RJ, Hanley AJ, Bazinet RP, Blanco Mejia S, Leiter LA, Josse RG, Kendall CW, Jenkins DJ, Sievenpiper JL. Efecto del reemplazo de proteína animal por proteína vegetal sobre el control glucémico en la diabetes: una revisión sistemática y un metanálisis de ensayos controlados aleatorios. Nutrientes. 1 de diciembre de 2015; 7 (12): 9804-24. doi:10.3390/nu7125509. PMID: 26633472; PMCID: PMC4690061.

"Consumo regular de mijo...." (Página 171): Anitha, S., Kane-Potaka, J., Tsusaka, T. W., Botha, R., Rajendran, A., Givens, D. I., Parasannanavar, D. J., Subramaniam, K., Prasad, K. D. V., Vetriventhan, M. y Bhandari, R. K. (2021). Una revisión sistemática y metanálisis del potencial del mijo para el control y la reducción del riesgo de desarrollar diabetes mellitus. Fronteras en nutrición, 8, 687428. https://doi.org/10.3389/fnut.2021.687428

"Los polifenoles pueden influir..." (Página 175) Kim, Y., Keogh, J. B. y Clifton, P. M. (2016). Polifenoles y control glucémico. Nutrientes, 8(1), 17. https://doi.org/10.3390/nu8010017

"...el consumo de una dieta rica en antioxidantes puede ayudar a mejorar..." (Página 181) Kim, Y., Keogh, J. B. y Clifton, P. M. (2016). Polifenoles y control glucémico. Nutrientes, 8(1), 17. https://doi.org/10.3390/nu8010017

"Dietas altas en magnesio.." (página 201): Dubey, P., Thakur, V. y Chattopadhyay, M. (2020). Papel de los minerales y oligoelementos en la diabetes y la resistenciaa la insulina. Nutrientes, 12(6), 1864. https://doi.org/10.3390/nu12061864

"...puede ayudar a mejorar la resistencia a la insulina."(Página 210): Vuksan V, Jenkins AL, Brissette C, Choleva L, Jovanovski E, Gibbs AL, Bazinet RP, Au-Yeung F, Zurbau A, Ho HV, Duvnjak L, Sievenpiper JL, Josse RG, Hanna A. Salba chia (Salvia hispanica L.) en el tratamiento de pacientes con sobrepeso y obesidad y diabetes tipo 2: Un ensayo controlado aleatorio doble ciego. Nutr Metab Cardiovasc Dis. Febrero 2017;27 (2): 138-146. doi: 10.1016/j. numecd.2016.11.124. Epub 9 de diciembre del 2016. PMID: 28089080.

"...con menor riesgo de desarrollar diabetes tipo 2." (Página 213): Muraki, I., Imamura, F., Manson, J. E., Hu, F. B., Willett, W. C., van Dam, R. M. y Sun, Q. (2013). Consumo de frutas y riesgo de diabetes tipo 2: resultados de tres estudios prospectivos de cohortes longitudinales. BMJ (Investigación clínica ed.), 347, f5001. https://doi.org/10.1136/bmj.f5001

"Comer alimentos ricos en polifenoles está asociado..."(Página 214): Kim, Y., Keogh, J. B. y Clifton, P. M. (2016). Polifenoles y control glucémico. Nutrientes, 8(1), 17. https://doi.org/10.3390/nu8010017

"...los polifenoles del cacao pueden ayudar... (Página 216)) Kim, Y., Keogh, J. B. y Clifton, P. M. (2016). Polifenoles y control glucémico. Nutrientes, 8(1), 17. https://doi.org/10.3390/nu8010017

"...el consumo de nueces está asociado con..." (Página 222): Pan, A., Sun, Q., Manson, J. E., Willett, W. C. y Hu, F. B. (2013). El consumo de nueces está asociado a un menor riesgo de diabetes tipo 2 en las mujeres. Revista de nutrición, 143 (4), 512-518. https://doi.org/10.3945/jn.112.172171

"...el zinc influye en el funcionamiento de la insulina Page..." Página 231: Dubey, P., Thakur, V. y Chattopadhyay, M. (2020). Papel de los minerales y oligoelementos en la diabetes y la resistencia a la insulina. Nutrientes, 12(6), 1864. https://doi.org/10.3390/nu12061864

"... el selenio en las nueces de brasil en la dieta" (Page 239): Ouyang, J., Cai, Y., Song, Y., Gao, Z., Bai, R., & Wang, A. (2022). Beneficios potenciales de la suplementación con selenio para reducir la resistencia a la insulina en pacientes con enfermedades cardiometabólicas: Una revisión sistemática y metanálisis. Nutrientes, 14 (22), 4933. https://doi.org/10.3390 / nu14224933

"...ayuda a mejorar la resistencia a la insulina." (Página 243): Jackson, C. L. y Hu, F. B. (2014). Asociaciones a largo plazo del consumo de frutos secos con el peso corporal y la obesidad. Revista americana de nutrición clínica, 100 Suppl 1 (1), 408S-11S. https://doi.org/10.3945/ajcn.113.071332

"... también puede ayudar a reducir la resistencia a la insulina." (Página 247): Takahashi, F., Hashimoto, Y., Kaji, A., Sakai, R., Miki, A., Okamura, T., Kitagawa, N., Okada, H., Nakanishi, N., Majima, S., Senmaru, T., Ushigome, E., Hamaguchi, M., Asano, M., Yamazaki, M., y Fukui, M. (2021). El consumo habitual de miso (pasta de soja fermentada) está asociado con la variabilidad glucémica en pacientes con diabetes tipo 2: Un estudio transversal. Nutrientes, 13 (5), 1488. https://doi.org/10.3390/nu13051488 (en inglés)

Índice

Los números de página en *cursivas* se refieren a figuras.

A

Açaí, Tazón de Bayas 113
accidentes cerebrovasculares 21
aceite
  alternativas 60
  preguntas frecuentes 59–60
aceite de aguacate 59
aceite de oliva 59, *59*
  en aerosol 60–61
  alternativas 60
aceitunas 59, *59*
actividad física 19, 56, 99
aderezos
  Aderezo César Tahini 247
  Aderezo Cremoso de Naranja y
  Jengibre 245
  Aderezo de Maní 148
  Aderezo Green Goddess 243
  alternativas al aceite en 60
  para frascos de ensaladas 155
  recetas 219–247
Administración de Alimentos y
Medicamentos 59–60
agenda ocupada 61
agua 51, 51
aguacate
  Aderezo Green Goddess 243
  Guacamole Cargado
  de Proteínas 229
  Sándwich Cremoso de Garbanzos
  y Aguacate 142
  Tostadas de Aguacate
  Cargadas de Proteínas 107
  Tostadas de Aguacate
  y Tomate 192
ajo
  Edamame Especiado con Ajo 188
  Hummus de Ajo Asado 226
  albahaca
  Aderezo Green Goddess 243
  Pesto de Albahaca y
  Espinacas 223
  Salsa de Tomate y Albahaca
  Fresca 224
Alcachofas, Hummus
de Espinacas y 226 alcaparras 247
alergias alimentarias 61
alimentos, véase *también* plan de
alimentación
  disminuir el desperdicio de 113,
  115,122, 132, 137, 159, 160, 162,
  164, 184, 211, 238
  de origen animal 95
  para su congelador 46
  para su despensa 44–45
  para su refrigerador 46

alimentos enlatados/embotellados
y en cajas listas de compras 80, 86
  para su despensa 44
alimentos integrales 32
alimentos ultraprocesados 26
almacenar alimentos
  opciones para sobrantes 121, 122,
  126,131, 135, 137, 139, 142, 144,
  145, 158,159, 160, 162, 168, 202,
  203, 212, 213, 220, 221, 223, 224,
  225, 229, 230, 232, 235, 236, 237,
  238, 240, 241, 243, 244, 245, 247
  recipientes para 47
almendras, mantequilla de 44
almuerzo
  semana 1 68–69
  semana 2 76–77
  semana 3 82–83
  semana 4 88–89
amputaciones 21
anacardos
  alternativas 232, 244
  Crema Agria de Anacardos 241
  Salsa para Nachos de "Queso"
  de Anacardos 232
  Vinagreta Balsámica Cremosa 244
anticipación
  planificación con 119, 171, 206
  preparación de comidas con 42,
  67, 75, 81, 87
antioxidantes
  alimentos alta en 28–29
  beneficios 28–29, 181, 211, 230
  dietas ricas en 211
aquafaba 240
arándanos 79, 85
  Avena Cortada en Acero
  de Arándanos 110
  Ensalada de Frutas
  Epic Rainbow 211
  Muffins de Arándanos
  para Desayunar126
Arroz Frito con Vegetales 161
arroz integral alimentos
  para su despensa 44
  en Platos principales 158, 161
  asar 60
Asociación Americana
de Diabetes 27
Asociación Americana de
Endocrinología Clínica 27
Asociación Americana del Corazón
(AHA) 27, 53, 58
aspartamo 54
avena
  alimentos para su despensa 44

Avena Cortada en Acero
  de Arándanos 110
Avena Nocturna 125
  en desayuno 110, 111,
  121, 125,126
azúcar
  recomendaciones diarias 53
  sustitutos del 54
azúcar en sangre
  preguntas frecuentes 55, 56
  reducir los picos después de
  comer 56, 64
  seguimiento diario 64

B

bananas
  Batido de Fresa y Banana
  116–117
  en desayuno 116–117, 121, 126
  hornear con 60
  Panqueques de Banana y Proteína
  121en postres 202, 214
  para su congelador 46
batata
  Batatas Fritas con Salsa de Yogur
  de Pepino y Yogur 199
  Ensalada de Batata Asada con
  Rúcula y Mijo 145
  Quinua Horneada con Batata
  y Frijoles Negros 159–160
batidos
  Batido de Fresa
  y Banana 116–117
  Batido de Latte
  de Vainilla 116–117
  Batido de Máquina
  Verde 116–117
  Batido de Tahini
  con Chocolate 116–117
bayas
  Frasco de PB&J 125
  Mantequilla de Nueces
  y Bayas 192
  Mermelada de Chía y Bayas
  Sin Azúcar Agregada 238
  Parfait de Yogur de Vainilla
  y Bayas 115
  Tazón de Bayas Açaí 113
  Tostadas de Mantequilla de
  Nueces y Bayas 192
bebidas
  sin azúcar 51
  a evitar 52
  preguntas frecuentes 51–52
bebidas deportivas 52
bebidas energéticas 52

berenjena
    alternativas 175
    Rollitos de Berenjena con
    "Ricotta" 175
Bok Choy, Sopa de Fideos,
Tofu y 133
Bolitas de Chocolate de Dátiles 203
bolsas con cierre hermético
reutilizables 47
brócoli
    en Platos principales 168, 178,
    182, 183
    Salteado de Tempeh Teriyaki
    y Brócoli 178
Brownies Fudgy 214
Buettner, Dan 27

C

café
    en desayuno 116–117
    preguntas frecuentes 52
calabaza
    Frasco de Tarta de Calabaza 125
    semillas de 44
    Sopa de Calabaza Asada y Frijoles
    Blancos 131
calabaza "espagueti"
    alternativas 164
    Espagueti de Calabaza con Salsa
    de Lentejas "Sin Carne" 164
calorías
    aumentar, en el plan de
    alimentación 41
    densidad calórica 26, 26–27
    recomendaciones diarias 41
calorías vacías 53
cáñamo, semillas de 44
canela
    Compota de Manzana y Canela
    en Olla de Cocción Lenta 212
    Melocotones a la Plancha
    con Canela 213
    Muesli Tostado con Canela 111
carbohidratos
    dieta baja en 22
    mejorando tu tolerancia a 30,
    30–31
    opciones para agregar más 181
    preguntas frecuentes 55
    proporción de fibra a 40
carne 32
ceguera 21
cena
    Platos principales (recetas)
    157–184
    semana 1 68–69
    semana 2 76–77
    semana 3 82–83
    semana 4 88–89
cereales integrales
    alimentos para su despensa 44
    marcas favoritas 248

cerezas
    Mermelada de Chía y Bayas Sin
    Azúcar
    Agregada 238
    Sorbete Frutal de Cereza
    y Menta 205
champiñones
    Hamburguesas de Frijoles Negros
    con Champiñones 162
    en Platos principales 162, 184
chía, semillas de
    Mermelada de Chía y Bayas Sin
    Azúcar Agregada 238
    Pudín Cremoso de Semillas de
    Chía 108
    Pudín de Chocolate de Chía 208
Chili, Suculento 134–135 chocolate
    Batido de Tahini con Chocolate
    116–117
    Bolitas de Chocolate de Dátiles
    203
    Dátiles Snicker Cubiertos de
    Chocolate 206
    Fresas Cubiertas
    de Chocolate 217
    Helado Sin Azúcar
    de Chocolate 202
    Helado Sin Azúcar de Chocolate y
    Mantequilla de Maní 202
    Helado Sin Azúcar de Vainilla
    y Chispasde Chocolate 202
    marcas favoritas 249
    Pudín de Chocolate de Chía 208
Cobertura de "Queso"
de Nueces 237
cocinar
    elementos esenciales 43
    al vapor 60
Coco, Sorbete Frutal
de Mango y 205
Colegio Americano de Medicina
del Estilo de Vida 27
coliflor
    arroz de 134–135, 161
    Lentejas al Curry con Col Rizada
    y Coliflor 158
    Salsa "Alfredo" de Coliflor 225
col rizada
    Lentejas al Curry con Col Rizada
    y Coliflor 158
    Sopa de Col Rizada con Frijoles
    Blancos y Limón 137
Compota de Manzana y Canela en
Olla de
Cocción Lenta 212
comunidad 97
condimentos
    alimentos para su despensa 45
    listas de compras 66, 66, 74, 74,
    80, 86
Copitas de "Huevo" Sin Huevo 119
cortadora de vegetales 47

costos 60–61
Crema Agria de Anacardos 241
cremas lácteas 52
cremas no lácteas 250
cucharas medidoras 47
cuchillos de chef 47

D

daño neurológico 21
dátiles
    Bolitas de Chocolate de Dátiles
    203
    Dátiles Snicker Cubiertos de
    Chocolate
    206
    preguntas frecuentes 53–54
    Sorbete Frutal de Dátil con Fresa y
    Limón 205
Deditos de "Pescado" de Tofu
Empanizados 173
densidad calórica 26, 26–27
densidad nutricional 26, 26–27
desayuno
    recetas 105–126
    semana 1 68–69
    semana 2 76–77
    semana 3 82–83
    semana 4 88–89
desperdicio de alimentos, disminuir
    113, 115, 122, 132, 137, 159,
    160, 162, 164, 184, 211, 238
diabetes mellitus (DM)
    alcanzar la remisión con una
    dieta a base de plantas 25–32
    conceptos básicos 13–14, 13–22
    diagnóstico 14, 14–15
    equipo de atención médica
    multidisciplinario para 98
    factores importantes para el éxito
    a largo plazo 97
    niveles de glucosa en sangre
    después de una comida 30, 30–31
diabetes tipo 1 (DT1) 13–14
diabetes tipo 2 (DT2) 2
    cómo la resistencia a la insulina
    conduce a 18, 18–19
    complicaciones a largo plazo
    20–21
    conceptos básicos 13–14
    diagnóstico 14, 14, 15
    factores de riesgo 20
    prevalencia 5, 19, 95
    remisión 93–94
    revertir o poner en remisión 22
    tratar 27
dieta basada en plantas 22, 25–32
    elementos esenciales 28–29
    recomendaciones para 32
dieta DASH 27
dieta Mediterránea 22, 27
dieta vegana o vegetariana 32
dieta yoyo 25

dietistas 98
dips 219–247
disminuir el desperdicio de alimentos 113, 115, 122, 132, 137, 159, 160, 162, 164,184, 211, 238
duraznos 211

E

Edamame Especiado con Ajo 188
edulcorantes 53–54
edulcorantes artificiales 54
edulcorantes naturales 53, 54
edulcorantes no nutritivos 54
ejercicio 56, 64, 98, 99
electrodomésticos de utilidad 47
elementos esenciales 43
endocrinólogos 98
enfermedad cardíaca 21
enfermedad renal crónica 21
ensaladas
    Bolsillos de Pita con Ensalada Picada 141
    Ensalada "César" de Garbanzos 153
    Ensalada Crujiente con Aderezo de Maní 148
    Ensalada de Batata Asada con Rúculay Mijo 145
    Ensalada de Farro y Frijoles Negros 150
    Ensalada de Frijoles Negros y Maíz 146
    Ensalada Verde Sencilla 151
    Frascos de Ensaladas para Mezclar y Combinar 155
    recetas 129–155
    Rollitos de Lechuga con Toona de Garbanzos 139
    semana 1 70
enzimas digestivas 57
equipo de atención médica multidisciplinario 98
Espagueti de Calabaza con Salsa de Lentejas "Sin Carne" 164
especias secas
    alimentos para su despensa 45
    listas de compras 66, 74, 80, 86
    espinacas
    Hummus de Espinacas y Alcachofas 226
    Pesto de Albahaca y Espinacas 223
espiralizador 47
Esselstyn, Caldwell 20
estilo de vida 19
estilo libanés, Salsa de Yogur de Pepino al 235
estrés, reducir 100
estrés crónico 100

F

factores importantes para el éxito a

largo plazo 97
Fajitas de Frijoles Pintos 172
Falafel Horneado 179
farro alimentos para su despensa 44
    Ensalada de Farro y Frijoles Negros 150
    fibra
    alimentos alta en 28–29
    beneficios 28–29
    proporción de carbohidratos a 40
    recomendaciones diarias 28
    fideos de arroz integral
    alimentos para su despensa 44
    Fideos Pad Thai de Vegetales 183
    Sopa de Fideos, Tofu y Bok Choy 133
Fideos de Garbanzos, Sopa de 132
Fideos Pad Thai de Vegetales 183
fisiólogos del ejercicio 98
fitoestrógeno 56–57
Frasco de PB&J 125
Frasco de Tarta de Calabaza 125
Frasco de Tarta de Manzana 125
frascos de cristal 47
Frascos de Ensaladas para Mezclar y Combinar 155
freidora de aire 47
fresas
    Batido de Fresa y Banana 116–117
    Ensalada de Frutas Epic Rainbow 211
    Fresas Cubiertas de Chocolate 217
    Helado Sin Azúcar de Fresa Cremosa 202
    Mermelada de Chía y Bayas Sin Azúcar Agregada 238
    Sorbete Frutal de Dátil con Fresa y Limón 205
frijoles
    alimentos para su despensa 44
    ensaladas 146, 150
    evitar gases 57
    Hamburguesas de Frijoles Negros con Champiñones 162
    preguntas frecuentes 57
    Suculento Chili de 3 Frijoles 134–135
frijoles blancos
    alternativas 114
    Guacamole Cargado de Proteínas 229
    Sopa de Calabaza Asada y Frijoles Blancos 131
    Sopa de Col Rizada con Frijoles Blancos y Limón 137
frijoles negros
    alternativas 162, 184
    Ensalada de Farro y Frijoles Negros150

Ensalada de Frijoles Negros y Maíz 146
    Hamburguesas de Frijoles Negros con Champiñones 162
    Quesadillas de Frijoles Negros con Salsa para Nachos de "Queso" de Anacardos 184
    Quinua Horneada con Batata y Frijoles Negros 159–160
    Suculento Chili de 3 Frijoles 134–135
frijoles pintos
    Fajitas de Frijoles Pintos 172
    Suculento Chili de 3 Frijoles 134–135
fruta del monje 53, 54
    alternativas 115, 208, 238
    convertir a otros edulcorantes 54
    marcas favoritas 249
frutas 27, 28–29, *véase también las frutas específicas*
    edulcorantes naturales 53–54
    Ensalada de Frutas Epic Rainbow 211 listas de compras 65, 73, 79, 85
    preguntas frecuentes 53–54
    Sorbete Frutal (3 Maneras) 205
    Tostadas de Mantequilla de Nueces y Bayas 192

G

galletas integrales 248
garbanzos
    alimentos para su despensa 44
    alternativas 139, 141, 168
    Ensalada "César" de Garbanzos 153
    Garbanzos Crujientes (3 Maneras)191
    Garbanzos de una Sartén con Arcoíris de Vegetales 168
    Hummus Sin Aceite (6 Maneras) 226
    Rollitos de Lechuga con Toona de Garbanzos 139
    Sándwich Cremoso de Garbanzos y Aguacate 142
    Sopa de Fideos de Garbanzos 132
    Suculento Chili de 3 Frijoles 134–135
glucosa
    cómo funciona 16–17, *17*
    manejar 99, 100
    prueba oral de tolerancia a (OGTT) *14, 15*
glucosa en la sangre
    en ayunas (FPG) *14, 15*
    niveles después de una comida *30,* 30–31
    prueba aleatoria (o casual) de 15
gluten, opciones libres de 61, 107,

110,111, 121, 122, 125, 126, 132, 141, 142, 150, 165, 172, 173, 184, 192
granos enteros o integrales 27
listas de compras 65, 73, 79, 86
grasas insaturadas 29
grasas saturadas 29
  tolerancia a 95
guacamole
  Guacamole Cargado de Proteínas 229
  Tostones Doblemente Fritos con Aire
  con Guacamole Cargado de Proteínas195

H
hábitos duraderos 101
hábitos positivos 101
Hamburguesas de Frijoles Negros con Champiñones 162
hamburguesas vegetarianas 249
Helado Sin Azúcar Agregada (4 Maneras) 202
hemoglobina glicosilada (HbA1C) 14, 15 hierbas alimentos para su despensa 45
  Relleno de "Ricotta" con Hierbas 221
hoja de stevia 54
hojas de papel de arroz 181
hojuelas de coco 111
hornear
  alternativas al aceite en 60
  tapete de silicona para 47
huevo de lino 60
hummus
  Hummus Sin Aceite (6 Maneras) 226
  Tostadas de Hummus y Pepino 192

I
Instant Pot® 47
Instituto Nacional del Envejecimiento 27
insulina
  cómo funciona 16–17, 17
  resistencia a 2, 18, 18–19
isoflavonas 122

J
Jengibre, Aderezo Cremoso de Naranja y 245
jugo de limón 44

L
lácteos 32
lacto-ovo 95
leche de coco 44
leches vegetales 52
lechuga
  alternativas 139

Rollitos de Lechuga con Toona de Garbanzos 139
  Sándwich de Tempeh, Lechuga y Tomate 144
legumbres 27
lentejas
  alimentos para su despensa 44
  Lentejas al Curry con Col Rizada y Coliflor 158
  Pimientos Rellenos de Lentejas 176
  Salsa de Lentejas "Sin Carne" 220
  Sopa de Lentejas Clásica 138
  Tortillas de Lentejas Rojas 196
Licalzi, Diana 5–6
licuadora de alta potencia 47
limón jugo de 44
  Sopa de Col Rizada con Frijoles Blancos y Limón 137
  Sorbete Frutal de Dátil con Fresa y Limón 205
linaza molida 44, 111
lipotoxicidad 29
listas de compras
  semana 1 65–66
  semana 2 73–74
  semana 3 79–80
  semana 4 85–86
longevidad, secretos de 27

M
maíz
  Ensalada de Frijoles Negros y Maíz 146
  Palomitas de Maíz con Queso 197
  Suculento Chili de 3 Frijoles 134–135
mango
  Ensalada de Frutas Epic Rainbow 211
  Salsa de Mango Rica En Vitamina C 230
  Sorbete Frutal de Mango y Coco 205
maní
  Ensalada Crujiente con Aderezo de Maní 148
  Salsa de Maní 236
  Tortitas de Mijo con Vegetales y Salsa de Maní 171
mantequilla de almendras 44
mantequilla de maní
  alimentos para su despensa 44
  Helado Sin Azúcar de Chocolate y Mantequilla de Maní 202
  Salsa de Maní 236
mantequilla de nueces
  alimentos para su despensa 44
  Tostadas de Mantequilla de Nueces y Bayas 192
manzanas

Compota de Manzana y Canela en Olla
  de Cocción Lenta 212
  Frasco de Tarta de Manzana 125
  hornear con 60
marcas favoritas 248–250
Mayonesa sin Huevo 240
medicamentos 94
Melocotones a la Plancha con Canela 213
Menta, Sorbete Frutal de Cereza y 205
mentalidad 42
meriendas
  recetas 187–199
  semana 1 70
  semana 2 78
  semana 3 84
  semana 4 90
Mermelada de Chía y Bayas Sin Azúcar Agregada 238
mijo
  alimentos para su despensa 44
  Ensalada de Batata Asada con Rúcula
  y Mijo 145
  Tortitas de Mijo con Vegetales y Salsa de Maní 171
miso 245
motivación 42
Muesli Tostado con Canela 111
Muffins de Arándanos para Desayunar 126

N
Nachos, Salsa para 232
Naranja, Aderezo Cremoso de 245
National Geographic 27
neuropatía autonómica 21
neuropatía periférica diabética 21
no vegetarianos 95
nueces de Brasil 237
nueces y semillas 27
  alimentos para su despensa 44
  alternativas en lugar de nueces 113, 115, 125, 160, 192, 202, 203, 206, 214, 220, 232, 236, 237, 241
  Cobertura de "Queso" Nueces 237
  listas de compras 66, 74, 80, 86
  Mantequilla de Nueces y Bayas 192
  Pudín Cremoso de Semillas de Chía 108
nutrientes
  alimentos ricos en 26, 28–29, 38
  densidad nutricional 26, 26–27
  información nutricional de las recetas 40

O
olla de presión 135

olla eléctrica multiusos 47

P
Palomitas de Maíz con Queso 197
pan integral 248
Panqueques de Banana
y Proteína 121
Parfait de Yogur de Vainilla
y Bayas 115 pastas, *véase también*
fideos
alimentos para su despensa 44, 44
    Pasta Penne con Pesto de
    Espinacas y
    Tomates Cherry 166
    Pasta Primavera 182
patrón dietético 80/20 25, 96
patrones de sueño saludables 100
PB&J 125
Pepino, Salsa de Yogur al Estilo
Libanés
de 235
pérdida de peso 19, 22
pescatarianos 95
peso corporal saludable 29
Pesto de Albahaca y Espinacas 223
pies, problemas en 21
Pimiento Rojo Asado, Hummus de
226
Pimientos Rellenos de Lentejas 176
piña 211
piñones
    alternativas 223
    Pesto de Albahaca y Espinacas
    223
plan de alimentación 63–90
    aumentar las calorías en 41
    cómo funciona 38
    consejos para tener éxito 42
    costos 60–61
    preguntas frecuentes 51–61
    preparación para 37–49
    recomendaciones para 32
    seguirlo 61
    semana 1 64–71, 68–69
    semana 2 72–78, 76–77
    semana 3 79–84, 82–83
    semana 4 85–90, 88–89
planificación con anticipación
    para desayuno 119
    para Platos principales 171
    para postres 206
plantas, dieta basada en 22, 25–32
plátanos 195
Platos principales 157–184
porciones 96
postres
    recetas 201–217
    semana 1 71
    semana 2 78
    semana 3 84
    semana 4 90
prediabetes

diagnóstico 14, *14*
factores de riesgo 20
niveles de glucosa en sangre
después
de una comida *30,* 30–31
prevalencia 5, 19
preguntas frecuentes 51–61
prensa de tofu 47
prensar tofu 48, *49*
preparación 37–49
preparación de comidas con
anticipación
42, 67, 75, 81, 87
presupuesto 60–61
procesador de alimentos 47
productos de caja y enlatados 66, 74
productos no lácteos 66, 74, 80, 86
proteína(s)
    barritas 250
    en frascos de ensaladas 155
    Guacamole Cargado de Proteínas
    229
    listas de compras 65, 73, 80, 86
    opciones para agregar más 113,
    125
    Panqueques de Banana y Proteína
    121
    en polvo 250
prueba oral de tolerancia a la
glucosa
(OGTT) *14,* 15
Pudín Cremoso de Semillas
de Chía108
Pudín de Chocolate de Chía 208

Q
Quesadillas de Frijoles Negros con
Salsa para Nachos de "Queso" de
Anacardos 184
"Queso" de Anacardos, Salsa para
Nachos de 232
"Queso" de Nachos 191
"Queso" de Nueces, Cobertura de
237
quinua
    alimentos para su despensa 44
    en Platos principales 158,159
    160,176
    Quinua Horneada con Batata y
    Frijoles Negros 159–160

R
recetas
    desayuno 105–126
    información nutricional 40
    meriendas 187–199
    Platos principales 157–184
    postres 201–217
    preparación para 37–49
    salsas, dips y aderezos 219–247
    Sopas, sándwiches y ensaladas
    129–155

recipientes para almacenar alimentos
47
Relleno de "Ricotta" con Hierbas 221
Remolachas, Hummus de 226
resistencia a la insulina *18,* 18–19
Revoltillo de Vegetales y Tofu 114
Rollitos de Berenjena con "Ricotta"
175
Rollitos de Lechuga con Toona de
Garbanzos 139
Rollitos de Primavera Frescos con
Salsade Maní 181
Rúcula, Ensalada de Batata Asada
con 145

S
sabor, opciones para agregar más
114,142, 159, 208
sacarina 54
sal
    alternativas 249
    Garbanzos Crujientes de Sal y
    Vinagre
    191
    preguntas frecuentes 58
salsas, *véase también* aderezos
    alternativas al aceite en 60
    para Arroz Frito con Vegetales 161
    para Fideos Pad Thai de Vegetales
    183 para Garbanzos Crujientes (3
    Maneras) 191
    recetas 219–247
    Salsa "Alfredo" de Coliflor 225
    Salsa Alioli Picante Vegana 173
    Salsa de Lentejas "Sin Carne" 220
    Salsa de Mango Rica
    En Vitamina C
    230
    Salsa de Maní 236
    Salsa de Tomate y Albahaca
    Fresca 224
    Salsa de Yogur de Pepino al Estilo
    Libanés 235
    Salsa para Nachos de "Queso" de
    Anacardos 232
    Salsa Teriyaki 178
Salteado de Tempeh Teriyaki y
Brócoli 178
saltear 60
Sal y Vinagre 191
sandía 211
sándwiches
    Bolsillos de Pita con Ensalada
    Picada141
    recetas 129–155
    Rollitos de Lechuga con Toona de
    Garbanzos 139
    Sándwich Cremoso de Garbanzos
    y Aguacate 142
    Sándwich de Tempeh, Lechuga y
    Tomate 144
selenio 237

semillas 44, *véase también* nueces y semillas
semillas de calabaza 44
semillas de cáñamo 44
semillas de chía
    Mermelada de Chía y Bayas Sin Azúcar
    Agregada 238
    Pudín Cremoso de Semillas de Chía 108
    Pudín de Chocolate de Chía 208
semi-vegetarianos 95
situaciones sociales 96
sobrantes almacenar 114, 121, 126, 131, 135,137, 139, 142, 144, 145, 158, 159, 160,162, 168, 202, 203, 212, 213, 220, 221,223, 224, 225, 229, 230, 232, 235, 236,237, 238, 240, 241, 243, 244, 245, 247
    semana 1 70
    semana 2 74, 78
    semana 3 80, 84
    semana 4 86–87, 90
sodio, *véase también* sal
    principales fuentes en la dieta 58
    recomendaciones diarias 58
soja
    alternativas 114, 122, 133, 148,160,165, 173, 175, 178, 183, 188, 221,236, 245
    preguntas frecuentes 56–57
    salsa de 161
sopas
    recetas 129–155
    Sopa de Calabaza Asada y Frijoles Blancos 131
    Sopa de Col Rizada con Frijoles Blancos y Limón 137
    Sopa de Fideos, Tofu y Bok Choy 133
    Sopa de Fideos de Garbanzos 132
    Sopa de Lentejas Clásica 138
    Suculento Chili de 3 Frijoles 134–135
Sorbete Frutal (3 Maneras) 205
sucralosa 54
Suculento Chili de 3 Frijoles 134–135
sueño 100
suplementos prebióticos 57
sustitutos del azúcar 54

T
Tacos de Tofu Desmenuzado 165
tahini 44
    Aderezo César Tahini 247
    Aderezo Cremoso de Naranja y Jengibre 245
    Batido de Tahini con Chocolate 116–117
    Hummus Sin Aceite (6 Maneras)

226
tapete de silicona para hornear 47, 60
Tarta de Calabaza 125
Tarta de Manzana 125
tazas medidoras 47
té 52
Tejero, José 5–6
tempeh
    Salteado de Tempeh Teriyaki y Brócoli 178
    Sándwich de Tempeh, Lechuga y Tomate 144 tiempo
    opciones para ahorrar 145, 148, 150,155, 158, 160, 168, 171, 188, 211opciones para atentar 188, 195, 197,206
tofu
    cocinando con 48
    Copitas de "Huevo" Sin Huevo 119
    Deditos de "Pescado" de Tofu Empanizados 173
    en desayuno 114, 119, 122
    en ensaladas 148
    Mayonesa sin Huevo 240
    en Platos principales 161, 165, 173, 181prensar 47, 48, *49*
    Relleno de "Ricotta" con Hierbas 122
    Revoltillo de Vegetales y Tofu 114
    Sopa de Fideos, Tofu y Bok Choy 133
    Tacos de Tofu Desmenuzado 165
tolerancia a la glucosa, prueba oral de (OGTT) *14, 15*
tomates
    alimentos para su despensa 44
    Hummus de Tomates Secados al Sol 226
    Pasta Penne con Pesto de Espinacas y
    Tomates Cherry 166
    Salsa de Tomate y Albahaca Fresca 224
    Sándwich de Tempeh, Lechuga y Tomate 144
    Tostadas de Aguacate y Tomate 192
    Tostadas de "Ricotta" con Tomates Cherry 122
tortillas 249
Tortillas de Lentejas Rojas 196
Tortitas de Mijo con Vegetales y Salsa de
Maní 171
Tostadas (3 Maneras) 192
Tostadas de Aguacate Cargadas de Proteínas 107
Tostadas de "Ricotta" con Tomates Cherry 122
Tostones Doblemente Fritos con Aire con Guacamole Cargado de Proteínas

195

U
utensilios 47

V
vainilla
    alternativas 115
    Batido de Latte de Vainilla 116–117
    Helado Sin Azúcar de Vainilla y Chispas de Chocolate 202
    Parfait de Yogur de Vainilla y Bayas 115
    veganos 95
vegetales, *véase también los vegetales específicos*
    sin almidón 38–39, 56
    Arroz Frito con Vegetales 161
    cortadora de 47
    Ensalada Verde Sencilla 151
    Fideos Pad Thai de Vegetales 183
    en frascos de ensaladas 155
    Garbanzos de una Sartén con Arcoíris
    de Vegetales 168
    listas de compras 65, 73, 79, 85
    opciones para agregar 113, 145,153,165, 196
    Revoltillo de Vegetales y Tofu 114
    Salsa para Nachos de "Queso" de Anacardos 232
    Tortitas de Mijo con Vegetales y Salsa de Maní 171
verduras 27, 28–29
vinagre balsámico 122, 144, 166, 244
vinagre de arroz 148, 245
vinagre de sidra de manzana 146, 173,241, 243 vinagres
    Garbanzos Crujientes de Sal y Vinagre 191
    para su despensa 45
Vinagreta Balsámica Cremosa 244
visión, pérdida de 21
Vitamina C, Salsa de Mango Rica en 230

Y
yogur de coco natural 205
yogur no lácteo
    alternativas 115
    marcas favoritas 250
    Parfait de Yogur de Vainilla y Bayas 115
    Salsa de Yogur de Pepino al Estilo Libanés 235

Z
Zonas Azules 27

Agradecimientos

Si bien puede haber ocasiones en las que haya "demasiados cocineros en la cocina", ¡la preparación de este libro no fue una de esas ocasiones! Se requirió una cantidad prodigiosa de trabajo, y muchos hicieron un gran esfuerzo, incluyendo:

Cristina García y Margarita Marcelino: gracias por su incansable trabajo en la cocina. Sus excelentes habilidades culinarias y sus impecables papilas gustativas ayudaron a transformar estas recetas en nutritivas obras de arte.

Si hay una persona que conoce las recetas mejor que nosotros, es Cristina. Su pasión por la cocina a base de plantas y sus innatas habilidades culinarias deslumbraron a todos los que la rodeaban.

Bob Licalzi y Diane Maldonado: gracias por permitirnos convertir su hermosa cocina en nuestro espacio de trabajo. Diane, gracias por ser nuestra maestra probadora de sabores; su estándar se convirtió en nuestro punto de referencia para el libro. Si una receta no superaba su exigente paladar, entonces debía ser devuelto a la cocina.

Bob, tienes un don con las palabras; gracias por brindar tus habilidades de edición y ayudarnos a hacer que nuestro libro sea más atractivo.

Todos en nuestro fenomenal equipo en Reversing T2D, incluyendo a la doctora Sandra Sobel, Amy Brownstein, Cara Berger, Lauren Ranley, Xavier Toledo, Gia Padula y Nisreen Shumayrikh.

Sandra, gracias por tu tutoría y por estar siempre tan dispuesta a compartir tu experiencia y orientación; Amy, por ir más allá para apoyarnos con cualquier cosa que necesitáramos; y Nisreen, por ayudarnos a incluir recetas más diversas.

Nuestro equipo de fotografía: Robert Alvarez, Andrea Pérez y Cristina Cardona. Robert, nos dejaste totalmente asombrados con tus habilidades fotográficas. Fue un placer trabajar contigo y no podríamos haber pensado en una mejor persona para el trabajo. Andrea, ¡naciste para dirigir! Gracias por tu dirección y orientación a lo largo de la sesión de fotos. Cristina, tienes un don para el estilismo culinario. Esperamos que brindes ese regalo a muchos otros.

Peter y Brenna Licalzi, Lindsay Wilkes-Edrington, Megan Kesting, Christine McKnight y el resto del equipo de Blue Star Press. Gracias, Peter, por darnos esta oportunidad y por creer en nuestra visión. Brenna, estamos asombrados con tu motivación y ética de trabajo. Gracias por ver nuestro potencial y hacer todo lo que está a tu alcance para garantizar el éxito del libro. A Lindsay, por manejar todos los aspectos logísticos en la creación de este libro y ser tan receptiva a todas nuestras solicitudes para aplazar nuestros tiempos de entrega. Megan, estamos hipnotizados por tu talento de diseño y por dar vida a nuestro libro, y Christine, tus habilidades de edición son incomparables.

Individualmente, Diana desea agradecerles a las siguientes personas:

Mi madre, Diane Maldonado, por su infinito apoyo, aliento, atención a los detalles y su disposición a siempre dar más; mi padre, Bob Licalzi, y su contribución a la sostenibilidad al no dejar que se desperdicie una sola migaja de comida; mi esposo, Andrew Pettersen, por no dudar ni una sola vez de mi capacidad de hacer malabares entre ser una nueva mamá y escribir un libro de cocina y por siempre ser mi roca; Ruth Bader Ginsburg por su inspiradora historia posparto, que me motivó a "levantarme y encontrar un camino"; y, por supuesto, mi socio, José Tejero, por creer en mis habilidades y dirección para este libro.

Individualmente, José quisiera agradecer a:

Mi madre, Gladys Del Pozo, por su eterno apoyo y la seguridad de que cualquier cosa en la que crea se puede lograr; mi novia, Kelley Johnson, por su ánimo y sus inigualables habilidades culinarias; y a mi socia, Diana Licalzi, por tener la visión de este libro de cocina y ejecutarlo de manera impecable.

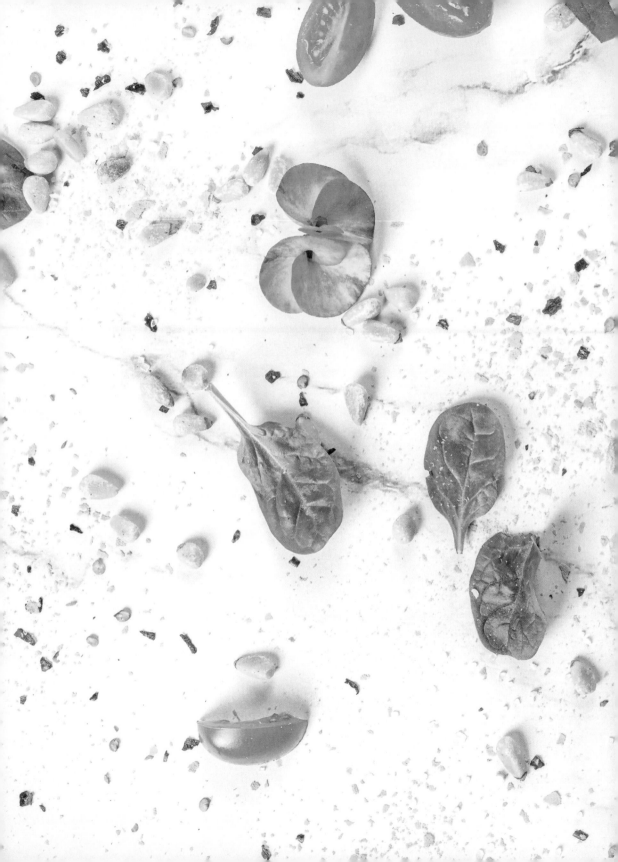

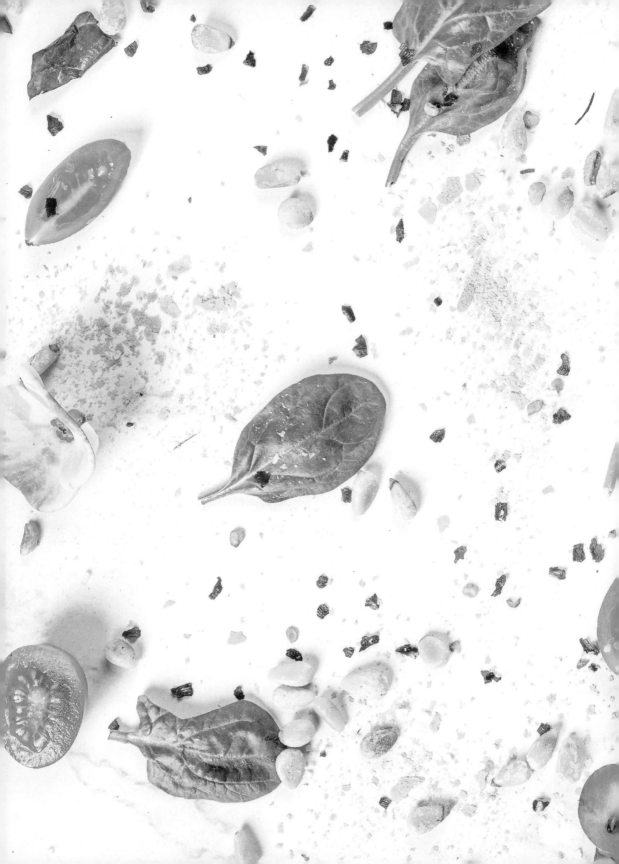